O PODER DE CURA DA RESPIRAÇÃO

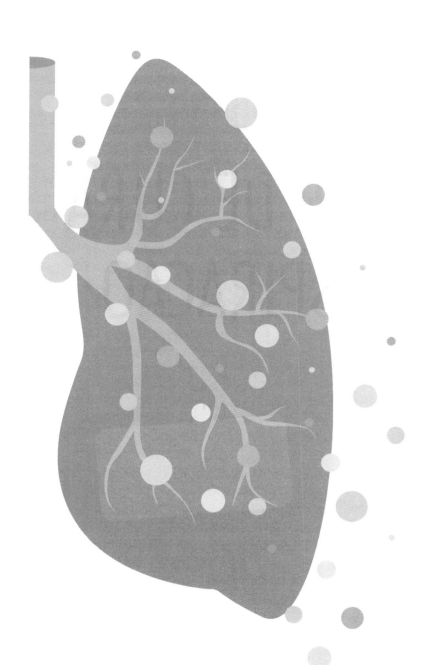

STUART SANDEMAN
Especialista em respiração e fundador da Breathpod

O PODER DE CURA DA RESPIRAÇÃO

40 exercícios simples para restaurar a **saúde física** e **mental**

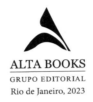

ALTA BOOKS
GRUPO EDITORIAL
Rio de Janeiro, 2023

O Poder de Cura da Respiração

Copyright © 2023 da Starlin Alta Editora e Consultoria Eireli.
ISBN: 978-85-7881-655-1

Originally published in the English language by HarperCollins Publishers Ltd. under the title Breathe in, Breathe Out © Stuart Sandeman 2022. Translation © Starlin Alta Editora e Consultoria Eireli 2023, translated under license from HarperCollins Publishers Ltd. The author asserts the moral right to be acknowledged as the author of this work.

Impresso no Brasil — 1ª Edição, 2023 — Edição revisada conforme o Acordo Ortográfico da Língua Portuguesa de 2009.

Todos os direitos estão reservados e protegidos por Lei. Nenhuma parte deste livro, sem autorização prévia por escrito da editora, poderá ser reproduzida ou transmitida. A violação dos Direitos Autorais é crime estabelecido na Lei nº 9.610/98 e com punição de acordo com o artigo 184 do Código Penal.

A editora não se responsabiliza pelo conteúdo da obra, formulada exclusivamente pelo(s) autor(es).

Marcas Registradas: Todos os termos mencionados e reconhecidos como Marca Registrada e/ou Comercial são de responsabilidade de seus proprietários. A editora informa não estar associada a nenhum produto e/ou fornecedor apresentado no livro.

Erratas e arquivos de apoio: No site da editora relatamos, com a devida correção, qualquer erro encontrado em nossos livros, bem como disponibilizamos arquivos de apoio se aplicáveis à obra em questão.

Acesse o site www.altabooks.com.br e procure pelo título do livro desejado para ter acesso às erratas, aos arquivos de apoio e/ou a outros conteúdos aplicáveis à obra.

Suporte Técnico: A obra é comercializada na forma em que está, sem direito a suporte técnico ou orientação pessoal/exclusiva ao leitor.

A editora não se responsabiliza pela manutenção, atualização e idioma dos sites referidos pelos autores nesta obra.

Dados Internacionais de Catalogação na Publicação (CIP) de acordo com ISBD

S214p Sandeman, Stuart
O Poder de Cura da Respiração: 40 exercícios simples para restaurar a saúde física e mental / Stuart Sandeman ; traduzido por Alberto Gassul ; ilustrado por Andrew Joyce. - Rio de Janeiro : Alaúde, 2023.
320 p. : il. ; 15,7cm x 23cm.

Tradução de: Breathe In Breathe Out
Inclui índice.
ISBN: 978-85-7881-655-1

1. Medicina. 2. Saúde. 3. Medicina alternativa. I. Gassul, Alberto. II. Joyce, Andrew. III. Título.

2023-267   CDD 610
            CDU 61

Elaborado por Vagner Rodolfo da Silva - CRB-8/9410

Índice para catálogo sistemático:
1. Medicina 610
2. Medicina 61

Atuaram na edição desta obra:

Tradução
Alberto Gassul Streicher

Copidesque
Rafael de Oliveira

Revisão Gramatical
Vinicius Barreto
Tatiane Diniz

Produção Editorial
Grupo Editorial Alta Books

Diretor Editorial
Anderson Vieira
anderson.vieira@altabooks.com.br

Editor
Ibraíma Tavares
ibraima@alaude.com.br
José Ruggeri
j.ruggeri@altabooks.com.br

Gerência Comercial
Claudio Lima
claudio@altabooks.com.br

Gerência Marketing
Andréa Guatiello
andrea@altabooks.com.br

Coordenação Comercial
Thiago Biaggi

Coordenação de Eventos
Viviane Paiva
comercial@altabooks.com.br

Coordenação ADM/Finc.
Solange Souza

Coordenação Logística
Waldir Rodrigues

Gestão de Pessoas
Jairo Araújo

Direitos Autorais
Raquel Porto
rights@altabooks.com.br

Diagramação e Capa
Rita Motta

Assistente Editorial
Caroline David

Produtores Editoriais
Illysabelle Trajano
Maria de Lourdes Borges
Paulo Gomes
Thales Silva
Thiê Alves

Equipe Comercial
Adenir Gomes
Ana Claudia Lima
Andrea Riccelli
Daiana Costa
Everson Sete
Kaique Luiz
Luana Santos
Maira Conceição
Nathasha Sales
Pablo Frazão

Equipe Editorial
Ana Clara Tambasco
Andreza Moraes
Beatriz de Assis
Beatriz Frohe
Betânia Santos
Brenda Rodrigues

Erick Brandão
Elton Manhães
Gabriela Paiva
Gabriela Nataly
Henrique Waldez
Isabella Gibara
Karolayne Alves
Kelry Oliveira
Lorrahn Candido
Luana Maura
Marcelli Ferreira
Mariana Portugal
Marlon Souza
Matheus Mello
Milena Soares
Patricia Silvestre
Viviane Corrêa
Yasmin Sayonara

Marketing Editorial
Amanda Mucci
Ana Paula Ferreira
Beatriz Martins
Ellen Nascimento
Livia Carvalho
Guilherme Nunes
Thiago Brito

Editora afiliada à:

Rua Viúva Cláudio, 291 — Bairro Industrial do Jacaré
CEP: 20.970-031 — Rio de Janeiro (RJ)
Tels.: (21) 3278-8069 / 3278-8419
www.altabooks.com.br — altabooks@altabooks.com.br
Ouvidoria: ouvidoria@altabooks.com.br

Para Tiff. Obrigado por me guiar.
E para você, leitor. Obrigado por estar aqui.

SUMÁRIO

Introdução

VAMOS COMEÇAR   4
- Exercício 1:   Estabeleça Suas Intenções   13
1. **Respirar, Pensar e Sentir**   15

PARTE 1: CONSERTE
2. **O que Sua Respiração Diz Sobre Você**   33
- Exercício 2:   Percepção da Respiração   35
- Exercício 3:   Descubra seu Arquétipo de Respiração   44
3. **Feche Sua Boca e Diminua o Ritmo**   59
- Exercício 4:   Técnica de desentupimento nasal   62
- Exercício 5:   Feche com Fita   64
- Exercício 6:   Deixe o Nariz Trabalhar   68
- Exercício 7:   Respiração com Narinas Alternadas   72
- Exercício 8:   Libere a Tensão do Diafragma   77
- Exercício 9:   Empurre o Céu   79
- Exercício 10:   Respiração Diafragmática   82
- Exercício 11:   Respiração na Proporção Mágica   87
- Exercício 12:   Teste de Tolerância a Dióxido de Carbono   93
- Exercício 13:   Devagar se Vai ao Longe   94
4. **Estresse-se Menos, Durma Melhor e Administre a Dor**   97
- Exercício 14:   Na Dúvida, Expire   102
- Exercício 15:   Entre na Terra do Sono: A Respiração 4-7-8   112
- Exercício 16:   Mamão com Açúcar: Melhorando a Digestão por meio da Respiração   117
- Exercício 17:   Visualização para Alívio da Dor   123
- Exercício 18:   Panela de Pressão: A Respiração 7-11   125
- Exercício 19:   Vença o Calor   126
- Exercício 20:   Têmporas Tensas   127

PARTE 2: TRABALHO MAIS PROFUNDO

5. **Entenda Suas Emoções** — 133
- Exercício 21: Reconheça-Respire-Ressignifique — 140
- Exercício 22: Você é viciado em estresse? — 147
- Exercício 23: Respiração Infinita — 160

6. **Libere o Trauma e Reprograme Sua Mente** — 163
- Exercício 24: Respiração para Abrir Seu Coração — 169
- Exercício 25: Respiração Infinita com Som — 172
- Exercício 26: Você Quer Agradar Todo Mundo? — 181
- Exercício 27: O que Há em Sua Mala? — 183
- Exercício 28: Respiração Infinita com Sons e Afirmações — 190

7. **Deixe Ir e Transforme** — 193
- Exercício 29: Respiração Infinita e Deixar Ir — 205
- Exercício 30: Confronte a Morte e Viva Melhor — 209

PARTE 3: OTIMIZE

8. **Encontre Fluxo, Foco e Energia** — 213
- Exercício 31: Respiração da Caixa — 218
- Exercício 32: Respiração de Jedi — 225
- Exercício 33: Barriga-Peito-Expiração — 228
- Exercício 34: Respiração Bombeada — 230
- Exercício 35: Bem Dito — 241

9. **Melhore Sua Condição Física** — 243
- Exercício 36: Visualização da Mecânica Respiratória — 248
- Exercício 37: Respiração Rítmica para Correr — 263
- Exercício 38: Prática de retenção respiratória para os esportes — 265
- Exercício 39: Mergulho Profundo de Desempenho — 268

10. **Acesse Estados Transcendentes** — 273
- Exercício 40: Estados de Visão Ampla para Manifestação e Cura — 289

Notas — 297

Índice — 303

Agradecimentos — 309

INTRODUÇÃO

Como você está respirando neste momento?
Não mude sua respiração.
Apenas observe-a e pense nela por um minuto.
Está respirando pelo nariz?
Seu peito se expande mais do que sua barriga?
Há alguma tensão em seu corpo enquanto respira?

Essas podem parecer perguntas triviais, mas as respostas podem lhe dizer muito: quanta energia tem, quanto estresse está lhe sobrecarregando, qual é seu estado emocional de forma geral. Elas contêm até mesmo o segredo para curar o trauma.

E isso com base apenas em sua respiração nos últimos 60 segundos.

•

Este livro fala sobre respiração. Sobre como o poder da respiração pode ajudá-lo a assumir o controle do seu dia, a abrir mão do passado e transformá-lo na melhor versão de si mesmo. Sobre as lições que aprendi na minha experiência pessoal, com a sabedoria milenar e com a ciência. E sobre como as pessoas de todos os tipos descobriram que algo que fazem o dia inteiro, todos os dias, pode reprogramar seus cérebros e mudar a forma como pensam e sentem.

Neste livro, você encontrará exercícios que lhe trarão energia, o relaxarão e melhorarão seu desempenho em qualquer área. Você aprenderá a desenvolver um foco melhor, impulsionar sua criatividade e encontrar seu ritmo. Você receberá ferramentas que o ajudarão a diminuir o estresse e a ansiedade, reduzir a dor e superar a perda. E verá como pode usar sua respiração para libertá-lo de hábitos, padrões e crenças que não o permitem seguir em frente.

Você também encontrará histórias: de pessoas que estavam à beira do desespero e redescobriram a felicidade, de pessoas que precisavam de algo a mais em sua vida — superar medos, realizar planos ou atingir objetivos. E você lerá minha história, pois não tinha uma mente aberta quanto a este assunto. Eu era cético. Tinha dúvidas de que algo aparentemente tão comum quanto a respiração tivesse tanto impacto. Muitas das coisas que aprendi desde então desafiaram meus preconceitos, forçando-me a pensar um pouco mais intensamente sobre como vivo. Sobre como *todos nós* vivemos.

Por meio desse processo, observei algumas transformações incríveis e fui exposto a algumas ideias fascinantes. Algumas delas têm uma base sólida de pesquisa, algumas são anedóticas e outras são exploradas, mas ainda como hipóteses. E, embora eu tenha percebido que muitas culturas entenderam o poder curador da respiração há milhares de anos, meu interesse está naquilo que pode ser provado. Fundamentei a maior parte de minha compreensão no que se tornou o trabalho de minha vida na ciência e na prática. Este livro foi projetado para refletir isso. É prático e científico, acessível e divertido. Ao longo destas páginas, apresentarei a você inúmeros exercícios de respiração que mudarão a forma pela qual pensa e sente. Alguns serão uma solução rápida; outros exigirão práticas diárias para que obtenha resultados mais longos e duradouros.

Independentemente de quem seja, este livro o ajudará a prosperar física, mental e emocionalmente em sua vida. Ele o ajudará a ligar os pontos entre como você respira e como se sente, pensa, age e performa. Ele lhe mostrará como resetar padrões disfuncionais de respiração e lhe dará formas com as quais usar a respiração para controlar suas emoções, em vez de ser controlado por elas. Ele explorará como sua respiração muda em reação à dor, ao estresse, à fatiga, ao medo, ao luto, ao trauma e à tristeza.

Assim, esta é minha promessa para você: seja lá o que experienciar, você pode aprender como respirar para ter saúde, desempenho e vida melhores. Você pode aprender a desenvolver um relacionamento mais íntimo consigo mesmo, com outros e com o mundo. Você pode deixar para trás as coisas que não estão funcionando, e crescer. Então... vamos começar.

INSPIRE.
EXPIRE.

Você
pode
aprender
como
respirar

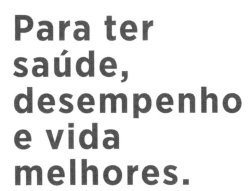

Para ter
saúde,
desempenho
e vida
melhores.

VAMOS COMEÇAR...

Cada autor tem um tipo de esperança a respeito de como seu livro pode mudar a vida de seus leitores. Em geral, tal esperança tem raízes na experiência do próprio autor — algum evento que o transformou de alguma maneira. Esse é o meu caso. Passei por algo que mudou minha vida e me fez ir em busca de respostas.

COMO COMECEI A RESPIRAR NOVAMENTE

Apertei a mão dela três vezes. Era o nosso código. *Estou aqui. Eu me importo. Amo você.* Precisei ser forte por ela. Mas quando olhei o médico verificando suas anotações do outro lado da mesa, mal conseguia respirar. Minhas pernas não paravam de se mexer.

Apenas dois meses antes, Tiff, minha namorada, havia descoberto um caroço do tamanho de uma ervilha em seu seio. Até aquele dia, havíamos tido os melhores momentos de nossa vida. Divertida e amorosa, ela tinha 30 anos e trabalhava como *fashion buyer*. Eu tinha 31 e era DJ, sem qualquer preocupação na vida. Mas então, o câncer apareceu e nos passou uma rasteira. Lá estávamos nós, sentados em silêncio na unidade de oncologia do Centro Médico da UCLA em Los Angeles, esperando que o especialista nos desse notícias.

Podem ter sido apenas dois segundos antes de o médico falar, mas pareceram horas. Ele respirou fundo, preparando-nos para o que estava prestes a dizer.

"Os exames confirmam que houve metástase de seu câncer. Encontramos tumores em seu fígado, baço e cérebro."

A cultura ocidental não nos encoraja a enfrentarmos a morte quando ainda estamos bem vivos. Então, é algo difícil de processar quando você se dá conta de que alguém que ama pode morrer. Fiz o que sempre havia feito: escondi os sinais de fraqueza, enterrei minhas emoções, lidei da única maneira que sabia. *Sendo forte. Sendo durão.* Virei-me para Tiff. Havia lágrimas em seus olhos.

"Nós vamos vencê-lo", encorajei-a.

Ser forte era algo natural para mim. Havia crescido na Escócia com um ursinho de pelúcia chamado Ursinho Durão. Tinha pôsteres do *Rocky* nas paredes do quarto. Havia treinado judô desde os 4 anos de idade e, aos 16, já era faixa preta; fui campeão escocês por anos. Vivia minha vida assim. O câncer era apenas outro oponente.

Quanto a Tiff, ela era de Taiwan, mas crescera em Nova York. Era inteligente, incrivelmente instruída e sagaz. Ela sabia como agitar as coisas. Juntos, estávamos determinados a provar que os médicos estavam errados.

No ano que se passou após aquela conversa no Centro Médico da UCLA, fizemos tudo que era possível. Viajamos de Los Angeles a Nova York, de Londres a Taipei, em busca da cura. Passamos por especialistas, consultores e médicos. Buscamos até curandeiros, xamãs e monges. Prometemos um ao outro que estaríamos abertos a qualquer coisa e que tentaríamos de tudo. Contudo, nada parecia funcionar. A saúde dela começou a se abalar.

E então, seis meses depois, algo milagroso aconteceu. Parecia que o coquetel de quimioterapia, a cirurgia, os sucos e a meditação estavam dando resultado. Tiff começou a mostrar sinais de recuperação. Os médicos disseram que nunca haviam visto algo parecido. Parecia que ela estava retornando da beira da morte. Seus tumores no cérebro desapareceram, suas convulsões pararam e seu sorriso voltou. Era como se aquilo que nenhum médico havia dito que fosse possível — que Tiff de fato *melhoraria* — estivesse prestes a acontecer.

Encorajado por isso, saí de seu lado na cama. Precisava consertar um vazamento no telhado do meu apartamento; estava postergando isso há meses, e não demoraria muito. Mas quando estava voltando, com flores nas mãos, percebi quatro chamadas perdidas e uma mensagem da mãe de Tiff. Meu coração quase parou. De alguma forma, sabia o que a mensagem diria mesmo antes de abri-la.

"Volte o mais rápido possível. O coração de Tiff parou."

E depois:

"Os médicos não podem fazer mais nada."

Era 14 de fevereiro de 2006. Ela deu seu último suspiro no Dia de São Valentim.

UM ENCONTRO FORTUITO

Quando Tiff faleceu, eu não conseguia pensar. Não conseguia sentir. Ocupei-me com todos os pormenores da morte: dar apoio à sua mãe e providenciar o funeral. Quando tudo isso passou, me fechei. Não sabia como expressar minhas emoções ou lidar com a perda. Saía de explosões de raiva a isolamento total. Achava que me afastar de tudo e de todos era uma maneira de lidar com meu luto, só que não. Eu não conseguia me engajar com o mundo nem encontrar meu lugar nele sem Tiff. A imagem de força que sempre havia projetado estava começando a rachar. Precisava de algo mais.

Sempre me achei um pensador lógico, o que considero uma qualidade. Venho de um mundo de desempenho e ciência. Além de meu treinamento em judô, cursei matemática na universidade e comecei a trabalhar com finanças. Mesmo quando mudei drasticamente de carreira, deixando para trás o caos do *trading* na bolsa rumo ao estilo de vida nômade de um DJ, fiz isso com meus olhos abertos: coletando informações, avaliando o risco, aplicando a mudança e observando os resultados. Eu fazia as coisas assim. O que a morte de Tiff me mostrou, da forma mais trágica que pudesse imaginar, era que havia falhas em tal abordagem.

Oito longas semanas após a morte de Tiff, me vi, por acaso, em um workshop de respiração com minha mãe. Era um presente que havia lhe dado para o Dia das Mães. Tiramos nossos calçados e entramos em uma sala banhada por luz natural, com teto alto e bordados coloridos nas paredes. Música ambiente preenchia o espaço; as plantas e estatuetas pareciam estar cantando. Sentia o aroma do palo santo queimando, o incenso de "madeira sagrada" que os xamãs usaram nas sessões de cura para Tiff.

— Olá! — disse uma mulher sorridente vestida de branco. — Você deve ser Stuart. Venha, tome um assento no círculo de compartilhamento.

Repousei meu olhar no restante do grupo. Perdi as esperanças. *Minha nossa*, pensei. *Odeio esse tipo de coisa.*

Tenho culpa? No ano anterior havia visto médicos e curandeiros o suficiente para uma vida inteira, e todos alegavam ter curas milagrosas para fosse lá o que estivesse lhe causando mal. Minha tolerância para qualquer coisa que parecesse mesmo que remotamente "espiritual" havia praticamente acabado — e isso foi *antes* de pressionarem uma "pedra no formato de coração" em minhas palmas e pedirem que "compartilhasse minha intenção".

— Me chamo Stuart — disse timidamente. — Perdi recentemente minha namorada para o câncer. Então, minha intenção é... hum, me sentir um pouco mais leve, eu acho.

Apesar do meu cinismo, me senti grato pelos olhares de amor e apoio que recebi após ter dito isso, mesmo que tenha me sentido muito incomodado ao mesmo tempo. Mas se tudo que havia acontecido até aquele momento durante o workshop não era o bastante para me tirar da zona de conforto, o que ocorreu em seguida certamente foi. Fui apresentado a um método de respiração que envolvia deitar-se de costas no chão e alternar entre respiração pesada e o que parecia ser um ataque de raiva. *Ah se a Tiff me visse agora*, pensei.

Uma música New Age *trance* começou a tocar e, logo, todos na sala começaram a bufar e baforar. Abri um olho para verificar se aquilo não era nada além de uma pegadinha bem elaborada. Mas minha mãe parecia estar entrando no clima, e o workshop era meu presente para ela. Queria estar lá ao seu lado, assim como ela esteve ao meu. Tudo que precisava fazer era cooperar. Já que estava na chuva, tinha que me molhar.

Após duas rodadas de respiração, tremedeira e gritos, algo bem bizarro aconteceu. Eu podia sentir a eletricidade subindo por todo o meu corpo, o tipo de vibração que você sente quando está na frente de uma caixa de som enorme em um show. As luzes dançavam e piscavam atrás de meus olhos. Uma onda enorme de emoção bramiu em meu interior. E então, pela primeira vez desde que consigo me lembrar, chorei. Chorei e chorei sem parar. E não apenas senti o peso do luto sendo retirado, como também senti como se a vida inteira de tensão que eu vinha carregando de forma inconsciente estivesse se dissolvendo na atmosfera. Senti uma forte presença ao meu redor, era como se Tiff estivesse lá, segurando minha mão. Ainda me arrepio só de lembrar. Foi estranho. Poderoso. Mudou minha vida.

Mesmo no meu luto, sabia que minha experiência não era lógica. Nada sobre ela fazia sentido. Meu lado racional conseguia ver apenas duas possibilidades: havia ficado totalmente louco ou alguém havia colocado um alucinógeno no meu copo.

Perguntei a uma das facilitadoras sobre o que acontecera. Minha experiência era normal? O que tinha acabado de acontecer? Seus brincos de ametista brilhavam na luz. Ela sorriu.

— Você se conectou com o espírito — foi tudo que ela disse.

Essa resposta talvez fosse suficiente para alguns, mas não para mim. Precisava saber o que havia acontecido e de uma maneira que meu cérebro pudesse entender.

Tinha perguntas que precisavam de respostas. Estava na hora de trabalhar.

 ## O MUNDO DA RESPIRAÇÃO

Nunca poderia ter imaginado que algo tão simples quanto a respiração pudesse curar meu luto e transformar minha vida. Quer dizer, sério? Essa coisa que fazemos o dia todo? Como fazer isso de forma diferente poderia mudar qualquer coisa? Nunca havia pensado na respiração como uma ferramenta ou prática. Estava sempre *ocupado* demais para respirar. E, de qualquer modo, se alguém me dissesse para *apenas respirar* durante o câncer de Tiff, a pessoa teria ouvido poucas e boas ou recebido um baita olhar de desprezo.

E, contudo, no ano após aquela sessão no Dia das Mães, uma prática regular de respiração não apenas me libertou da dor e da incerteza do luto, como também aumentou minha energia, clareou minha mente e elevou meus níveis de preparo físico. Meus pesadelos foram interrompidos e meu sono estava mais profundo. Até mesmo a voz em minha cabeça começou a parecer um pouco mais gentil. Senti-me apto a seguir em frente. Senti esperança para a vida novamente.

Quanto mais aprendia, praticava e observava, mais convencido ficava. Não estava louco. Ninguém tinha batizado minha garrafa de água. A libertação que experienciara, a habilidade de expressar e entender os sentimentos que tinha com relação à morte de Tiff e a mim mesmo, de me conectar com um estado poderoso e mais profundo do que qualquer meditação que havia feito, resumia-se ao poder da respiração. Se havia me ajudado, então poderia ajudar outros também.

Mergulhei de cabeça no mundo da respiração. Estudei inúmeras modalidades — e, sim, há várias: algumas muito práticas e científicas, outras mais espirituais e místicas. Li periódicos de pesquisa. Conheci especialistas em respiração. Encontrei-me com consultores, iogues, curandeiros e gurus. Enquanto o mundo dormia, eu assistia a documentários, enterrava-me em livros ou praticava profundamente. Estava obcecado.

Por muito tempo, nada mais importava. Toda a energia, determinação e entusiasmo que haviam motivado meus anos de judô e minha carreira profissional foram dedicados a essa nova missão. Sentia que Tiff estava ao meu lado, me encorajando, e queria deixá-la orgulhosa. Bolei o curso mais consistente que podia para ajudar as pessoas a se tornarem mais felizes e saudáveis por meio da respiração. Em 12 meses, estava com meu próprio espaço com o objetivo de apresentar mais pessoas a esse poder que muda vidas.

Cliente a cliente, as pessoas passavam por transformações milagrosas. Testemunhei profissionais estressados encontrando a calma. Vi crianças dolorosamente tímidas ficarem mais confiantes. Observei pessoas dominadas pela depressão se tornando mais felizes e otimistas quanto ao futuro. Até ajudei insones crônicos a dormirem a noite inteira. Jovens e velhos, céticos e inovadores abriram mão do peso das emoções negativas que vinham carregando há anos.

Apesar disso, não tinha a ilusão de que as coisas que estava testemunhando em meus clientes e que eu mesmo havia experimentado eram algo novo. Sabia que muitas culturas e tradições tinham um longo histórico de uso da respiração para ajudar as pessoas a suportar as pedradas e flechadas da fortuna. *Qi* chinês, *prana* sânscrito, *ka* egípcio, *nefesh* e *ruah* hebraicos, *psuhcē* e *pneuma* gregos, *anima* e *spiritus* latinos, *mana* polinésio, *orenda* iraquiano... Até na Bíblia, Deus sopra o fôlego de vida em Adão. Tudo isso destaca a importância da respiração para o corpo e a mente, e sua conexão com algo mais profundo. Mas eu não estava satisfeito. Precisava aumentar o conhecimento que vinha acumulando. Se quisesse ajudar o máximo possível de pessoas, tinha que começar a preencher os espaços em nosso conhecimento coletivo e coletar dados da forma que conseguisse. Claramente, algo poderoso estava acontecendo com as pessoas durante as sessões de respiração, assim como algo poderoso havia acontecido comigo. Elas estavam experienciando mudanças em seu bem-estar, libertando-se de traumas profundos e descobrindo a habilidade de seguir em frente e obter novos insights sobre sua vida. Mas definir exatamente *o que* estava acontecendo no corpo e na mente ainda era algo incerto. Minha busca por respostas não havia acabado.

Fui encorajado pelo Dr. Norman Rosenthal, um cientista renomado mundialmente e agora um amigo próximo, a registrar as experiências de meus clientes e tentar entender melhor o que estava acontecendo nas sessões. As informações existentes por aí eram irregulares. Queríamos começar a preencher os buracos. E, embora isso não signifique que a ciência moderna não entenda o potencial curador da respiração, ainda há muita coisa que estamos tentando compreender. Tem sido fascinante ver os ensinamentos de tradições milenares, filosofias que outrora pareciam místicas, começarem a fazer sentido cientificamente. Você conhecerá Norm e lerá sobre nossas descobertas mais adiante neste livro.

Passei a entender que nosso fôlego é a ponte entre nossos estados físico, mental e emocional. É uma ferramenta poderosa para melhorar nossa saúde, nos curar de eventos negativos do passado e até mesmo acessar estados mais altos de consciência. É a chave para a porta que conecta as mentes consciente e inconsciente. Se pudermos controlar uma, poderemos controlar a outra.

E a prática da respiração não é exclusiva à elite espiritual ou aos círculos de compartilhamento. Você não precisa de um guru, mestre ou sensei. A respiração é sua, e quando souber como usá-la, poderá fazer isso em qualquer lugar, em um monastério no topo da montanha ou no trem que o leva ao trabalho. Não importa se a usa para relaxar, alcançar um objetivo ou transformar a si mesmo. Você está no controle.

Nosso fôlego é a ponte entre nossos estados físico, mental e emocional

O PODER DA INTENÇÃO

Há algo que você precisa fazer antes de continuar. E tem a ver com a intenção.

Como disse, fiquei muito cético quando me pediram que compartilhasse minha intenção naquela sessão no Dia das Mães. Talvez você esteja também. Mas, desde então, aprendi que quando o assunto é fazer uma mudança transformadora em sua vida, é preciso começar com uma intenção. Foi só quando me comprometi — quando expressei a intenção de "me sentir mais leve" — que as coisas começaram a acontecer. Quero isso para você também. Uma intenção positiva leva a uma atitude positiva. Uma atitude positiva é a base do caminho à frente.

Definir intenções permite que você foque sua energia física, mental e emocional. Gosto de pensar nisso como se fosse digitar seu destino no Google Maps ou mirar sua visão em um objetivo ou alvo. Se não souber aonde está indo, pode acabar andando em círculos. As intenções têm o poder de mudar seu corpo e sua mentalidade de forma positiva. São a semente do que você busca criar. Elas o ajudam a preparar-se para ser a mudança que quer ver no mundo.

Com a intenção, você faz um acordo consigo mesmo para superar suas resistências e se comprometer com a mudança. Isso nem sempre é fácil. Pode haver momentos nesse processo em que você se sente instável ou fora de sua zona de conforto. Pode haver ocasiões em que você precisa parar de ler e simplesmente processar o que aprendeu. Pode haver instâncias em que você precisará reler algumas seções. E está tudo bem. É chamada de "respirAÇÃO" por um motivo! Se quer resultados, precisa agir.

No entanto, este é seu momento, sua chance de dar um passo à frente. É sua oportunidade de aprender mais sobre si mesmo e chegar a um nível físico, mental e emocional que talvez nunca achasse ser possível. É seu "passo gigante". Estarei ao seu lado a cada passo neste caminho, mas depende de você. Pode deixar o livro de lado e ir embora, ou pode continuar lendo e dizer:

— Sim, Stuart, estou dentro!

EXERCÍCIO 1

ESTABELEÇA SUAS INTENÇÕES

Entre em quantos detalhes quiser ao estabelecer suas intenções. Elas lhe são únicas. Pense em sua vida, sua saúde, seus hábitos, seu trabalho, seus relacionamentos e sobre o mundo ao seu redor. Pense sobre seus pensamentos e sentimentos. Pense em quem quer ser.

Acrescentei algumas perguntas para ajudar a refinar e definir suas intenções. As respostas talvez não lhe surjam imediatamente. Mas dê seu melhor e continue voltando a este exercício o quanto quiser. Perceberá que, à medida que vai progredindo na leitura, as respostas podem mudar ou começar a se cristalizar em sua mente.

- Como quer se sentir quando acorda pela manhã? *Por exemplo, bem, descansado, energizado e animado para o dia.*
- Como quer pensar e se sentir ao longo do dia? *Por exemplo, focado, otimista e calmo.*
- Como quer se sentir quando for dormir à noite? *Por exemplo, relaxado, orgulhoso e agradecido pelo que fiz durante o dia.*
- Gostaria de abrir mão e se libertar do quê? E como se sentirá quando isso acontecer? *Por exemplo, gostaria de abrir mão dos meus péssimos hábitos de respiração, de pensar em excesso e de me preocupar. Então, me sentirei mais vivo e calmo.*
- Quais são os desafios em sua vida? *Por exemplo, dor constante nas costas, finanças turbulentas e um relacionamento desafiador.*
- O que gostaria que viesse à sua vida? *Por exemplo, mais alegria, paz e confiança.*
- O que quer ser mais para sua família/parceiro/amigos/colegas de trabalho/comunidade? *Por exemplo, gostaria de parar de tentar agradar a todo mundo e encontrar a confiança para falar o que penso. Gostaria de confiar mais facilmente nas pessoas, ser mais bondoso e ajudar quem está ao meu redor.*
- Do que precisa para sentir que está sendo mais você mesmo? *Por exemplo, mais tempo para eu fazer o que gosto.*
- O que quer para o mundo ao seu redor? *Por exemplo, quero que o mundo seja pacífico e equilibrado.*

Seu último estágio é afirmar suas intenções aqui e agora. Se está sempre "com a intenção" ou "querendo", então está sempre olhando para algo no futuro. É como balançar uma cenoura na sua frente — ela criará o movimento à frente, embora talvez nunca consiga pegá-la de fato. Mas se pode transformar suas intenções em afirmações que sejam verdadeiras agora, isso ajudará a colocar a cenoura em sua mão, criando mais energia e foco no presente.

Usando suas respostas às perguntas anteriores, crie três declarações (ou afirmações), garantindo que estejam todas no presente e que sejam positivas (sou, escolho, acredito e assim vai).

Por exemplo:

- Sou agradecido e otimista.
- Escolho ser confiante.
- Tiro tempo para fazer as coisas de que gosto.

Capítulo 1

Respirar, Pensar e Sentir

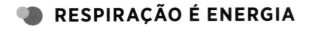# RESPIRAÇÃO É ENERGIA

Gostaria que parasse de respirar agora.
Isso mesmo. Segure seu fôlego.
Continue lendo até que eu lhe diga para respirar novamente.

Você não se surpreenderá em aprender que a respiração é fundamental para sua sobrevivência. Pode ficar dias sem água, semanas sem comida. Mas tente ficar 3 minutos sem respirar e estará com problemas. Mesmo agora, durante essa pausa relativamente curta da respiração, provavelmente está se sentindo um pouco desconfortável. Então, chega de tortura.

Respire.

Sua vida toda é uma dança de fôlego. É a primeira coisa que sua mãe ficou esperando ouvir quando você nasceu. É a última coisa que seu(ua) amado(a) te verá fazer no momento de sua morte. Bem embaixo do seu nariz, cerca de 20 mil vezes por dia, uma orquestra de sistemas corporais toca uma sinfonia à medida que seu coração e pulmão fazem um dueto, trazendo energia ao seu corpo e vida às suas células.

Espera aí, *energia*? Sempre pensei que *comida* fosse nosso combustível. É provável que você também tenha pensado isso. Talvez pense que sua energia diária venha do alimento que consome. Mas isso está apenas parcialmente correto. A maneira mais comum e eficaz para que o alimento que consome seja transformado em fonte utilizável de energia requer oxigênio, o que depende da respiração. Então, olhando sob esse ângulo, dois terços de toda sua energia na verdade vêm do ar que respira. E, como a maior parte do resíduo celular é dióxido de carbono, quer dizer que cerca de 70% do resíduo de seu corpo é expelido por meio de seus pulmões quando você expira — o restante é removido por sua pele (suor), seus rins (urina) e intestinos (fezes).

Caso nos direcionemos ao básico, entenderemos que é disto que se trata a respiração: energia entrando, a partir do ar ao seu redor; resíduos saindo. Tudo bem, é um *pouquinho* mais complicado que isso. Mas é um bom ponto de partida.

O QUE VOCÊ ESTÁ FAZENDO = COMO ESTÁ RESPIRANDO

Se a respiração lhe dá energia, então *como* você respira depende de quanta energia precisa. Vemos isso em ação diariamente. Digamos que você dobra a esquina após um longo dia e vê que o último ônibus que pode levá-lo para casa está prestes a sair do ponto. Você sai correndo para tentar pegá-lo. O que acontece com sua respiração? Bem, os músculos em suas pernas precisam de mais energia, assim, sua respiração acelera e seu coração bate mais rápido para bombear mais oxigênio para aquelas suas células esforçadas e para remover o excesso de dióxido de carbono no processo. Provavelmente você precisará recuperar o fôlego em seguida para se recuperar, pois ainda estará produzindo dióxido de carbono. Ainda neste dia, mais tarde, quando for se deitar, sua respiração diminuirá para acalmar sua mente e permitir que a tensão saia de seu corpo para que seja mais fácil dormir. Desta forma, a respiração é influenciada pelo que você está fazendo. Esse é o primeiro ponto.

OXIGÊNIO + GLICOSE = ENERGIA

O oxigênio no ar é transportado para suas células, onde combina-se com a glicose para produzir trifosfato de adenosina (ou ATP, sigla em inglês para adenosine triphosphate). É uma fonte de energia que permite que suas células desempenhem suas diversas funções. Com isso, seu cérebro pode enviar impulsos elétricos, seu coração pode bater, seus olhos podem ver, seus músculos podem se contrair e você pode se movimentar e crescer. Nesse processo — denominado *respiração aeróbica* —, dióxido de carbono, água e calor também são produzidos e removidos do corpo quando você expira.

Tal mudança na energia por meio de seu fôlego não acontece apenas em situações nas quais decidimos conscientemente que precisamos nos movimentar mais ou menos. Seu cérebro sempre está escaneando o ambiente em busca de sinais de segurança e perigo. Ele está tentando manter você vivo. Ele lê milhares de deixas sociais e ambientais ao seu redor e escolhe automaticamente um tipo de respiração — rápida ou lenta, profunda ou superficial — que propiciarão ao seu corpo a energia certa de que precisa para reagir ao ambiente sem ter que pensar sobre ele. Seu cérebro também monitora o sinal que recebe de volta do padrão de sua respiração para provocar uma reação física e emocional: alerta, emergência, relaxamento, atenção, animação ou ansiedade. Mesmo ao interagir com outros, você escolhe as expressões faciais, o tom de voz, o movimento corporal e muito mais. Isso também altera sua respiração.

Tudo isso acontece porque há uma ligação entre sua respiração e algo chamado de sistema nervoso autônomo (SNA). Essa conexão permite que sua respiração fique curta e superficial em situações estressantes, e que seu coração bata e bombeie oxigênio para seus músculos de modo a deixá-lo pronto para agir. É um daqueles alarmes que nossa espécie tem há milhões de anos para nos livrar do perigo. O SNA também permite que você respire longamente para descansar, recuperar-se e reparar suas células quando está seguro.

Parece técnico demais? Bem, não entre em pânico, vamos dar uma de nerds! Armado com esse conhecimento, em breve você compreenderá o quão efetivamente sua respiração pode mudar a forma como você pensa e sente.

Primeiro, no entanto, vamos dar uma olhada no cérebro.

A RESPIRAÇÃO É A PONTE

Não importa se você é um eterno perfeccionista, um otimista extrovertido, um introvertido introspectivo ou algo totalmente diferente disso — sua personalidade e seus comportamentos são derivados de níveis diferentes dentro de sua mente: consciente, subconsciente e inconsciente.

A mente consciente contém os pensamentos, as memórias, os sentimentos e desejos sobre os quais você está ciente a qualquer momento, incluindo as coisas que sabe sobre si mesmo e sobre o que está ao seu redor. É a noção que está experienciando neste momento ao ler este livro. Esse é o aspecto de sua mente sobre o qual podemos pensar e conversar com outros.

A mente subconsciente está logo abaixo da superfície de nossa percepção. Ela contém qualquer coisa que poderia ser potencialmente levada

à mente consciente a qualquer momento. Por exemplo, se eu lhe perguntasse sobre o que comeu no café da manhã, qual é o nome do seu pet ou
o número da sua casa, você conseguiria se lembrar. Seu subconsciente
armazena suas memórias e experiências recordadas. Quando você desenvolve um hábito ou pratica algo repetidamente, isso fica armazenado em
seu subconsciente e se torna parte de seu comportamento.

A mente inconsciente contém pensamentos, sentimentos reprimidos,
memórias e hábitos escondidos fora de sua percepção consciente. É a fonte de nossos instintos, impulsos, desejos e motivações primitivos. É onde
você armazena memórias, emoções e até experiências negativas da infância que são dolorosas, constrangedoras, vergonhosas ou angustiantes
demais para encarar. Sua mente subconsciente enterra tudo isso dentro da
mente inconsciente como uma forma de protegê-lo. Se seu cérebro fosse
uma casa, sua mente inconsciente seria o porão com cadeado que fica embaixo das escadas. Ele armazena crenças, medos e inseguranças centrais
que conduzem seus comportamentos hoje.

O que isso tem a ver com a respiração? Bem, como mencionei, a respiração é uma das pouquíssimas funções corporais vitais que são controladas
tanto pelas partes consciente como inconsciente de sua mente. Você pode
direcionar seu fluxo — acelerar, diminuir ou até mesmo interromper usando sua mente *consciente* — ou pode deixá-lo seguir por conta e permitir
que sua mente *inconsciente* assuma o controle (o que é bem prático, pois em
seus dias mais ocupados, talvez você se esqueça de fazer isso). Embora muito provavelmente você se relacionará com as funções da mente consciente,
a inconsciente, como o nome sugere, é a parte de seu cérebro sobre a qual
você provavelmente não se dará conta, apesar de ela afetar seus comportamentos, pensamentos, sentimentos e respiração diariamente.

UM CONTO DE DOIS LADOS

Seu sistema nervoso autônomo (SNA) é controlado por sua mente inconsciente. E é a forma pela qual você respira que influencia seu SNA e faz
com que se movimente entre os dois estados: ativo e em repouso. Esses
dois estados são determinados pela divisão mais dominante de seu SNA.
Por exemplo, quando uma ameaça é detectada, você aciona uma divisão
de seu SNA chamada *sistema nervoso simpático*. Pense no "S" como se
fosse de "stress", o estado comumente descrito como "lutar ou fugir".

Tal estado estressado aciona e é acionado pela respiração rápida, curta e superficial. Isso também ocorre ao realizar exercícios físicos (como sair correndo atrás do ônibus). Por outro lado, você tem a divisão do SNA conhecida como *sistema nervoso parassimpático*. Pense no "P" como se fosse de "pausa", o estado normalmente descrito como "descansar, digerir e reparar". Tal estado relaxado aciona e é acionado por uma respiração lenta, suave e profunda. Ela ocorre quando você está relaxando, recuperando-se ou dormindo.

Uma vez que entenda e reconheça essas divisões e os estados físico, mental e emocional correspondentes que elas produzem, você poderá usar sua respiração para trocar de uma para outra ou para ficar em um meio termo.

É importante reconhecer que um estado não é melhor que o outro. Você precisa de ambos, dependendo da situação em que se encontra. No entanto, talvez esteja preso em um estado ou use um deles muito mais do que o outro. Talvez sinta que está sempre "ligado" e que precisa apertar o botão "desligar", ou que perdeu suas forças e precisa de uma dose extra de energia. Ou, ainda, apenas precisa encontrar o equilíbrio e aprender a usar o piloto automático.

ATÉ BUDA SE ESTRESSOU

O estresse é inevitável. Até Buda o experimentou. Em um caso simpático, o centro do medo em seu cérebro, a amígdala, assume o controle e sinaliza para suas glândulas adrenais liberarem hormônios de estresse na corrente sanguínea para colocar seu corpo em ação. Isso faz com que seu coração bata mais rápido e mais forte, aumente a pressão sanguínea e engaje seus músculos. Suas pupilas se dilatam e sua respiração se expande para obter mais ar. Sua respiração se torna rápida, curta e superficial, à medida que redireciona seu sangue rico em oxigênio para as áreas do corpo que precisam dele durante a intensa demanda física. Você começa a suar. Tal reação também faz com que você aja de forma mais reativa. Seus sentidos mudam. Você vê as coisas, inclusive as pessoas, mais como uma ameaça. Até mesmo sua audição muda, tornando-se mais aguçada.

Quando seu sistema nervoso simpático é dominante, ou quando você está preso nele, qualquer coisa que não seja necessária em uma emergência entra no modo "avião" — sua digestão, os órgãos sexuais e até as funções executivas cerebrais mais altas (razão, memória e criatividade) são desligadas. Toda sua energia se concentra em mantê-lo vivo.

Esse tipo de reação já foi crucial para nossa sobrevivência como espécie. Se entrasse em uma máquina do tempo e viajasse 40 mil anos para o passado, quando seus ancestrais eram caçadores-coletores nômades, você descobriria que os sentimentos que eles experimentavam eram idênticos aos seus. A vida deles era mais difícil que a sua — nada de água corrente, entrega de comida, Netflix ou relaxamento —, mas, de muitas formas, era mais descomplicada. Seus dias resumiam-se a encontrar comida e manter-se seguro.

Manter-se seguro geralmente envolvia evitar os predadores. A respiração dos nossos ancestrais desempenhou uma grande parte nisso. Caso se deparassem com um urso pardo enquanto colhiam bagas, seus sentidos — o que podiam ver, ouvir e cheirar — canalizariam informações para o cérebro. O cérebro, numa fração de segundo, analisaria e registraria a ameaça e, então, acionaria o sistema simpático: o centro de controle respiratório aumentaria a taxa de respiração e facilitaria uma dose extra de energia, seu corpo seria inundado com hormônios de estresse, seu coração bateria forte e o cérebro entraria em alerta máximo. Seus órgãos digestivos e reprodutivos desligariam (como qualquer outra coisa que não fosse necessária em uma emergência perante um urso), e o sangue oxigenado fluiria para seus músculos, de modo que pudessem correr em busca de segurança ou se preparar para uma luta que, sejamos sinceros, provavelmente perderiam. Se você sempre está sendo bombardeado com notificações ou lutando para conseguir cumprir sua lista de atividades do dia, pode ficar preso nesse estado simpático estressado o tempo todo, e é como se estivesse fugindo de ursos pardos o dia inteiro.

ACALME-SE

O estado parassimpático, por outro lado, é aquele no qual todos querem estar — provavelmente porque sofremos com tanto estresse em nosso mundo acelerado. Quem não quer estar de boa, calmo e sereno?

Esse estado é comumente referido como sua reação de "descansar, digerir e reparar". Sua respiração fica mais lenta, permitindo que seu cérebro e corpo conservem energia. Sua frequência cardíaca reduz, a pressão arterial cai, os músculos relaxam, a digestão é iniciada e suas células se reparam e regeneram. Tal modo o ajuda a digerir alimentos, dormir profundamente, fazer sexo, sentir-se seguro e relaxado. Quando o impulso parassimpático domina, o lobo frontal de seu cérebro também é ativado, o que desempenha um papel importante em níveis cognitivos superiores. É crucial para planejamento, tomada de decisões, criatividade, raciocínio e julgamento. Em outras palavras, em um estado parassimpático, você está calmo o suficiente para conseguir considerar sua reação a estímulos externos, em vez de recorrer a atitudes impulsivas.

Porém, se passar tempo demais nesse estado, pode perder sua motivação e nada será feito. Em geral, isso é causado por uma experiência traumática ou por um período longo e difícil, como quando está na luta para conseguir um emprego. Tive clientes sofrendo de depressão, desconexão e letargia que estavam presos em um estado parassimpático. No entanto, mais uma vez, funciona para os dois lados — ficar aprisionado nesse estado também leva à depressão e a outras emoções introvertidas. Permita-me explicar isso com mais detalhes por meio de uma terceira reação.

FINGINDO-SE DE MORTO

Há uma terceira reação importante sobre a qual talvez tenha ouvido ou até experienciado: travar/congelar. É outra forma pela qual nossos ancestrais podem ter reagido perante um urso pardo; travavam, ficavam imobilizados e fingiam-se de mortos. Talvez fosse mesmo a opção mais segura. Inclusive, ainda a experienciamos. Tecnicamente, é uma reação ao estresse, mas pertence ao braço parassimpático do SNA. Você trava quando seu cérebro inconsciente acredita que fugir ou lutar está fora de alcance, estando totalmente sobrecarregado ou encurralado. Não é uma decisão consciente. O cérebro primitivo assume, deixando você imóvel e anestesiado. A descarga intensa de estresse faz com que o sistema parassimpático entre em cena novamente para imobilizar você: sua frequência cardíaca reduz, a respiração diminui ou até mesmo para. Essa parada tão repentina pode até fazê-lo desmaiar. É a última esperança de seu cérebro de que a ameaça, seja lá qual — como o bom e velho urso pardo —, perderá o interesse em você e irá embora, ou, se acabar sendo devorado por ela, não sentirá nada.

Mas qual é o papel dessa reação na vida moderna? Foi sugerido que travar é uma forma de proteção psicológica que pode bloquear sua habilidade de experienciar conscientemente algo avassalador ou traumático. Você se desliga e fecha completamente. Talvez não consiga evitar que algo aconteça, mas tem uma chance de evitar sentir dor ao bloquear-se profundamente em sua mente inconsciente. Às vezes, aqueles que passam por uma infância traumática, vivem nesse estado fechado. Consequentemente, quando adultos, mal conseguem se lembrar desse período.

Quando alguém está deprimido, em geral fica preso nesse estado, uma condição permanente de congelamento parassimpático. Isso também pode acontecer, menos intensamente, em situações sociais, em que algumas pessoas percebem que saem de um estado ansioso para um de total introversão. Eu costumava sentir uma versão debilitante dessa reação de congelamento ao me apresentar publicamente no colégio ou na faculdade. Recusei até a oportunidade de fazer o discurso no casamento de um bom amigo por causa disso.

Ambas as divisões simpática e parassimpática do seu sistema nervoso estão sempre ativas, mas uma delas domina. É a interação natural entre as duas que permite à sua respiração e ao seu sistema cardíaco reagirem rapidamente a situações diferentes. É como um cabo de guerra. Seu estado simpático sempre puxa você para um estado de alerta maior, buscando aumentar sua respiração e seus batimentos cardíacos para deixá-lo pronto para a ação. Pense nele como o amigo superprotetor e hipervigilante que o ama tanto que quer mantê-lo seguro o tempo todo — "Não faça isso, cuidado com aquilo, vamos sair daqui, isso não é seguro."

Seu estado parassimpático é o oposto. Ele busca diminuir sua respiração e seus batimentos cardíacos. É o amigo que o ama muito e quer apenas que esteja calmo, relaxado e que tenha tempo para digerir seu alimento — "Relaaaaxa, sente-se, faça uma pausa, digira seu jantar e descanse um pouco." Você precisa desses dois amigos em sua vida em momentos diferentes.

Embora seja muito improvável que encontre um urso hoje, essas reações instintivas continuam a afetá-lo diariamente. Permita-me dar um exemplo de como elas podem influenciar seu dia. Você teve uma manhã caótica, então deixa tudo de lado e sai para almoçar. Não há uma nuvem no céu — para variar — e é o dia perfeito para uma caminhada relaxante. Você compra um sanduíche em algum lugar na avenida principal e segue

Respirar, Pensar e Sentir / **23**

rumo a um parque nas redondezas. E embora o sanduíche não seja lá aquelas coisas (e supercaro), seu estado parassimpático domina. Você está relaxado.

Você chega à rua em frente ao parque, olha para os dois lados e se prepara para atravessar. Mas quando coloca o pé na rua, ouve um alto "ding, ding, ding!" Sua cabeça se move e você vê um "borrão". Um ciclista apareceu do nada. Seu estado simpático entra em cena e os hormônios de estresse inundam seu corpo.

Sem pensar, você inspira bastante ar pela boca — um gatilho inicial para seu sistema simpático. Sua digestão para e seu coração dispara, enviando sangue rico em oxigênio para os músculos da sua perna. Suas células transformam esse oxigênio em energia, os músculos da sua perna se contraem e você salta de volta à calçada em busca de segurança. Lá, você dá um grande suspiro de alívio, que o leva de volta ao sistema parassimpático. As batidas de seu coração diminuem, você começa a se acalmar e volta a digerir seu almoço (meia-boca).

Ainda que não esteja em uma situação de perigo físico (como atravessar uma rua movimentada), essas reações ainda o afetam diariamente. Isso porque sua mente inconsciente não consegue distinguir uma experiência estressante que está acontecendo ao seu redor de uma caótica que é produzida apenas por seus pensamentos. Ambas desencadeiam a mesma resposta. Isso significa que se está remoendo continuamente o passado, relembrando de antigos erros ou preocupando-se com o futuro, pode ficar preso em uma reação simpática ao estresse com uma respiração estressada. Pode até ficar aprisionado nesse padrão de respiração estressada, que é como acionar constantemente o alarme em seu cérebro. Igualmente, se está se sentido introvertido, indisposto a sair da cama antes do meio-dia e até completamente desmotivado, pode estar preso no estado parassimpático.

O LOOP DO PENSAMENTO NEGATIVO

Em 2005, a Fundação Nacional da Ciência dos EUA publicou um artigo resumindo as pesquisas sobre o número de pensamentos que uma pessoa tem por dia. Descobriu-se que dos 12 mil aos 60 mil pensamentos diários que uma pessoa comum tem, 80% são negativos e cerca de 95% são repetidos. Esse viés negativo inconsciente, ou uma tendência de pender para os pensamentos negativos, não é uma falha no design humano. Bem pelo contrário — é outra ferramenta de sobrevivência, um instinto inato. Alguma vez já acordou no meio da noite achando que tinha alguém no seu quarto, entrou em pânico, ligou a luz e descobriu que era apenas um casaco pendurado na porta? Estamos todos em alerta máximo e, como espécie, temos estado assim por milhares de anos, avaliando os riscos: aqueles tigres e ursos que geralmente não nos ameaçam mais. O viés negativo inconsciente é como estamos programados. Isso significa que a maioria de nós está presa em um loop de pensamentos negativos que acionam padrões respiratórios estressantes.

RESPIRAÇÃO, PENSAMENTO E SENTIMENTO

Estudar o SNA desse modo revela o princípio mais fundamental da respiração: a maneira pela qual você respira não apenas afeta a forma como pensa e sente, mas também *a maneira pela qual pensa e sente afeta a forma como respira*. É um loop de retroalimentação. Explicarei os detalhes. Pensar acontece na mente. Sentir ocorre no corpo acionado por sua respiração. Seus pensamentos e sentimentos mudam a maneira como você respira, e sua respiração muda a forma como você sente, o que altera sua forma de pensar.

Quando seu pensamento e seus sentimentos estão alinhados, isso cria seu estado de espírito. Assim, se está tendo pensamentos e sentimentos ansiosos, você está no modo simpático. Enquanto seu coração está acelerado, respira de forma curta, superficial e ansiosa, e seu estado é "estou ansioso".

Na maioria dos casos, você pode quebrar esse loop de "estado de espírito" de duas maneiras. Pode pensar diferentemente, aceitando ou

Respirar, Pensar e Sentir / **25**

substituindo os pensamentos ansiosos por outros mais positivos, algo que pode ser difícil quando está ansioso. Ou você pode respirar diferentemente para mudar como se sente com seu corpo, para que não mais se alinhe com seus pensamentos, quebrando o loop do seu estado de espírito. Seu cérebro diz, "Espera aí, *não* estou ansioso. Meu coração não está acelerado, minha respiração está relaxada." Esse loop de estado de espírito se aplica a qualquer estado, positivo ou negativo. Por exemplo, respirar calmamente criará um sentimento de calma, e sentimentos calmos seguirão.

Ao longo deste livro trabalharemos tanto para pensar como para se sentir de forma diferente. Porque o lance é o seguinte: se está preso em um loop, está aprisionado em um estado de espírito. Pode até começar a se identificar com essa condição como parte de sua personalidade. Isso se dá porque um estado de espírito que dura uma semana se transforma em um humor. Um humor que dura meses se torna um temperamento. Um temperamento que dura anos se transforma em um traço de personalidade.[1] Isso significa que alguns traços de personalidade podem ser relacionados com a forma pela qual você respira. Quer dizer, uma parte de seu caráter que parece ser permanente e profundamente pessoal pode ter começado com apenas uma respiração.

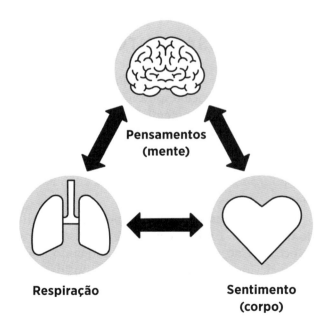

Tudo isso mostra como é importante prestar atenção à sua respiração, pois ao controlá-la, você pode começar a se reconectar com sua mente inconsciente, assumir o controle de seus pensamentos e sentimentos e fazer mudanças positivas em sua mente.

Porém, como sua mente inconsciente tem um controle automático de sua respiração, precisamos explorar o que está programado nela.

SEU PESO MORTO

Já viu um bebê respirar? Bebês são nossos gurus da respiração. Observe um respirar e verá um exemplo do tipo perfeito de respiração que iogues, cantores, atores e outros artistas passam anos treinando para conseguir. A menos que o bebê esteja chorando, ele apenas respira pelo nariz. A cada inspiração, seu torso inferior se expande como um balão. Sua barriguinha se incha primeiro, depois as costelinhas e, por último o peito. Sua expiração é relaxada, eficiente e feita sem qualquer esforço.

Desde esse primeiro momento, parece que seu fôlego fixa a vida em seu corpo e você parte em seu caminho. Mas como aprenderá em breve, a maioria das pessoas tem respirações disfuncionais, saibam elas disso ou não. Então, o que muda nos anos seguintes? Se a maioria de nós nasce com uma respiração perfeita, o que acontece entre a primeira infância e nossa fase adulta que nos transforma de mestres em amadores? Bem, a vida acontece. Ao longo de nossa vida, todos temos experiências que afetam como respiramos. Não apenas os estressores e os pensamentos negativos. A forma como respiramos pode ser impactada por outros fatores — postura, lesões, doenças, só para citar alguns.

Muito raramente pensamos sobre o impacto que nossa postura tem na respiração. De igual modo, dificilmente pensamos no impacto que um trabalho estressante exerce na forma como respiramos ou, inversamente, o efeito que nossa respiração tem em nossos níveis de estresse. E, é claro, a maioria de nós nunca dá bola para como nossa respiração é afetada pelas diferentes experiências que tivemos ao longo da vida, seja a humilhação por não termos feito uma tarefa quando criança, cair da bicicleta, levar a culpa por algo que não fizemos ou o envolvimento em algo mais traumático, como uma separação, divórcio ou luto. Todas suas experiências passadas, por mais importantes ou triviais que possam parecer, têm um efeito em sua respiração hoje.

Quando seu pensamento e seus sentimentos estão alinhados, isso cria seu estado de espírito.

Permita-me dar um exemplo.

Conheça minhas irmãs, Jane e Anna. Quando Jane vê um cachorro, ela registra o fato como uma ameaça. Ao perceber o cão olhando para ela, mostrando seus dentes grandes e afiados, sente que ele está prestes a atacá-la. Seu sistema simpático é ativado. O estresse se precipita por seu corpo, sua respiração aumenta rapidamente e seu coração envia sangue oxigenado para suas pernas. Ela sai correndo pela porta.

Agora considere a Anna. Quando ela vê o mesmo cachorro, seu rosto se ilumina. Ela o vê sorrindo e sorri de volta. Ela se lembra da alegria de infância quando brincava com Milo, o cachorrinho da família de sua amiga, a animação preenche seu corpo, sua respiração flui abertamente. Ela sai correndo para fazer um carinho atrás das orelhas do cachorro.

O que aconteceu aqui? Por que Jane e Anna se comportam de formas tão diferentes em uma situação idêntica? Claramente, Jane tem medo de cachorros. Quando era mais jovem, o terrier de latido estridente do vizinho abocanhou sua mão quando ela tentou acariciá-lo. Quanto a Anna, ela tem memórias felizes de rolar no jardim com Milo. Para ela, todos os cães são leais e adoráveis.

As experiências de sua vida moldam suas percepções e, consequentemente, como você respira e opera no mundo. Mesmo se Jane e Anna fossem gêmeas idênticas, suas experiências de vida as tornariam únicas e as impulsionariam a formar crenças distintas. E isso, inevitavelmente, informaria como elas respiram.

Assim, quando a vida começa, é como se você saísse com uma mochila vazia nas costas. À medida que vai vivendo, suas experiências são como itens colocados dentro da mochila — pedrinhas, pedronas e tijolos. Às vezes, outras pessoas começam a "enterrar" suas pedras em sua mochila também.

Todos temos essa mochila. Até os monges zen mais experientes a possuem. (Claro, a deles é bem leve e toda organizada.) Para a maioria de nós, a mochila fica cada vez mais pesada com o passar do tempo, tão pesada que nem conseguimos ver aonde estamos indo. Ela talvez até transborde. A vida se torna uma luta e não conseguimos mais seguir em frente.

As pedrinhas, pedronas e os tijolos são amontoados na mochila na forma de tensão física. Quando você está sobrecarregado, pode fingir que a mochila não existe ou que não é tão pesada quando realmente é. Pode fingir, em outras palavras, que ao suprimir ou reprimir suas emoções, elas desapareceram. Mas esse é um mecanismo de defesa, protegendo-o de um ataque de raiva ou de sentir dor emocional. Tal processo ocorre de forma inconsciente, e controla sua respiração.

Você já aprendeu que respiração significa energia, e como é a ponte que liga as partes consciente e inconsciente da mente. Deixada por conta própria, ela aciona uma divisão do sistema nervoso autônomo: simpática ou parassimpática. Elas afetam como você pensa e sente: "ligado" ou "desligado", estressado ou relaxado. Mas ao controlar sua respiração, você pode escolher em qual estado o SNA ficará, e assim, mudar seu estado de espírito.

O que tudo isso quer dizer é que, ao entender como você respira e ao aprender o básico sobre a respiração, você pode tirar aquela mochila cheia de pedras por um momento. Pode aprender a decidir como reagirá. Assumir o controle de como se sente em qualquer situação. Os exercícios na Parte 1: *Conserte*, o ajudarão a realizar algumas mudanças rápidas para transformar seu estresse em calma, sua sobrecarga em equilíbrio e até a administrar sua dor.

Claro, a vida ainda acontece, e você precisará pegar a mochila novamente. Porém, com mais prática, usando os exercícios da Parte 2: *Trabalho Mais Profundo*, você aprenderá como esvaziar sua mochila completamente de todas as experiências passadas que o afetam hoje e deixar a página em branco. Você conseguirá reprogramar quem é, ir além de lidar com os estresses diários da vida e chegar à causa raiz daquilo com que está lutando hoje. E quando fizer isso — quando a mochila estiver vazia —, você se sentirá mais leve, dormirá melhor, terá mais energia e sentirá menos estresse. Você será a melhor versão de si mesmo, aliviado das experiências passadas negativas, dos padrões reativos e das crenças limitantes.

Uma vez que tenha dominado a arte de esvaziar sua mochila, saberá como melhorar sua respiração. Na Parte 3: *Otimize*, mostrarei como aproveitar sua respiração para melhorar seu desempenho e foco em todas as áreas da vida, para que possa realizar mais e estar mais presente e conectado com o mundo ao seu redor.

Para juntar tudo isso, agora você precisa começar a prestar mais atenção em como está respirando. Isso pode lhe dizer muito sobre como está pensando e sentindo, o que abre a porta à mudança.

PARTE 1: CONSERTE

Capítulo 2

O que Sua Respiração Diz Sobre Você

COMO VOCÊ ESTÁ RESPIRANDO?

Como espécie, parece que perdemos nossa habilidade de respirar adequadamente. Talvez presuma que não há nada de errado com sua respiração diária. No entanto, a maioria de nós desenvolveu maus hábitos respiratórios e têm experiências armazenadas na mente inconsciente, o que constringe nossa respiração. É quase impossível se sentir e dormir bem, pensar claramente, superar doenças ou se beneficiar de exercícios ou de uma dieta saudável se sua respiração estiver fora de sintonia. Caso não esteja respirando corretamente, suas células, seu cérebro e seus órgãos não obtêm o combustível necessário para uma saúde ideal. Seu corpo deve fazer hora extra para se libertar das toxinas. A má respiração nos deixa cansados, estressados, ansiosos e impacta nossa saúde física, mental e emocional.

A boa notícia é que isso pode ser consertado.

Tudo começa com a percepção.

Perceber significa observar seu padrão inconsciente de respiração. A consciência de sua respiração envolve espiar pelo buraco de sua mente inconsciente, dando-lhe um insight sobre como seu cérebro e corpo estão reagindo à sua realidade percebida. Ao dominar a percepção da respiração e aplicá-la ao longo de seu dia, você saberá de quais exercícios precisa para mudá-la e alterar como se sente.

A percepção da respiração pode ser feita em qualquer lugar e ocasião. Então, vamos fazer isso neste momento. O mais importante é não tentar mudar sua respiração enquanto realiza este exercício. Seja um observador neutro, um detetive da respiração. Procure prestar atenção a cada detalhe enquanto eu o guio.

EXERCÍCIO 2

PERCEPÇÃO DA RESPIRAÇÃO

- Faça uma pausa.
- Como está sua postura? Está curvado ou tenso? Seu peito está expandido?
- O que está vestindo? Suas roupas são soltas ou apertadas?
- Agora, sinta o ar ao seu redor. Qual é sua temperatura? Qual é sua textura?
- Siga o ar para dentro de seu corpo. Você está respirando pelo nariz ou pela boca?
- Não tente mudar nada ainda. Quero que você seja o observador de sua própria respiração.
- Como se sente apenas sendo e respirando?
- Quais músculos estão levando o ar para dentro de seu corpo?
- Quais partes de seu corpo se movimentam enquanto inspira? Quais partes se movimentam quando expira?
- Se possível, coloque uma mão sobre seu peito e outra sobre sua barriga. Qual mão sobre primeiro ao inspirar?
- Está inspirando pela barriga ou pelo peito?
- Olhe para baixo enquanto respira. Sua barriga se expande ou se contrai, em direção à espinha?
- Não mude nada, apenas siga sua respiração.
- Seus ombros se movimentam enquanto respira?
- Há alguma tensão em seu corpo, rosto ou pescoço?
- Há alguma tensão em sua mente?
- Sua mente está agitada ou calma?
- Consegue sentir seu batimento cardíaco enquanto respira?
- Consegue ouvir seu fluxo de inspiração e expiração, ou é silencioso?
- Se sua mente começar a vagar, tudo bem; traga-a de volta à sua respiração.
- Apenas esteja com sua respiração.
- O que vem primeiro: sua inspiração ou expiração?
- Está respirando rápido ou devagar?

- Sua respiração é profunda ou superficial?
- Há uma pausa natural entre as respirações ou está ofegante?
- Perceba quaisquer mudanças em sua respiração.
- Ela está suave e regular ou um pouco irregular?
- Sua expiração está controlada, forçada ou relaxada?
- Colete o máximo possível de informações sobre como respira.
- Agora, retorne ao seu espaço.
- Tire um momento para escrever qualquer coisa que tenha percebido sobre sua respiração, por exemplo, *nariz/boca, barriga/peito, rápida/devagar, superficial/profunda, ritmo, fluxo etc.*

IAN

Uma vez que obtiver a percepção sobre sua própria respiração, poderá começar a perceber como outras pessoas respiram. Quando Ian atravessou a porta do meu estúdio de respiração em Londres, notei que ele não respirava de maneira funcional. Mas, por mais estranho que possa soar, eu só conseguia pensar no Capitão Cook.

Havia acabado de encerrar uma ligação com um amigo que se mudara recentemente para o Havaí. Empolgado, ele me contou a lenda sobre a chegada do Capitão Cook e sua tripulação na ilha em 1778, além de como os havaianos acharam que o motivo daqueles visitantes terem a pele pálida era porque não estavam respirando corretamente. Eles até mudaram o cumprimento que todos conhecemos — "Aloha", que significa "a presença da respiração" — para "Haole": *ha* significa respiração e *ole*, não. "Sem respiração" é uma gíria que os locais usam até hoje para descrever os estrangeiros (como meu amigo). Usando bombachas apertadas e coletes com botões de ouro fechados até o pescoço, não havia como Cook e sua tripulação estar respirando confortavelmente, e os havaianos devem ter percebido. Agora, lá estava Ian, diretor sênior em uma corporação, em seu terno ajustado, camisa abotoada e gravata com um nó apertado em seu pescoço. Eu logo percebi que ele estava muito aprumado, rígido e tenso. Quase consegui ouvir sua mente zumbindo, correndo para cima e para baixo com sua lista de afazeres quando ele entrou.

— Minha esposa me disse que é você quem pode me consertar — afirmou.

Ele não achava que havia qualquer coisa errada com sua respiração. Explicou que a esposa o havia enviado até mim por causa de sua insônia, mas que ainda se sentia altamente funcional. Fazia sessões de CrossFit às 6h, chegava à sua mesa às 7h30 com o café na mão, passava o dia fazendo reunião atrás de reunião e seu smartwatch acompanhava cada passo. Porém, apesar de estar prosperando em sua vida diária, ele chegava ao fim de cada dia cansado e com cada vez menos energia e motivação. Quando se deitava, ficava encarando o teto por horas.

O que Sua Respiração Diz Sobre Você **/ 37**

A má respiração é como usar roupas de inverno

●

em um dia quente de verão.

LONGE DE FUNCIONAL

Só os iguais se reconhecem. Passei anos como Ian — um Capitão Cook. Levava uma vida agitada e direcionada a objetivos, usando um uniforme — vestimenta que potencializou meu estresse, fosse o terno e gravata da vida corporativa ou o jeans skinny que usava como DJ. Há muita gente exatamente como eu e Ian. E ainda há muitos outros ao nosso redor que estão alegremente inconscientes de como sua respiração se tornou disfuncional. A má respiração é como usar roupas de inverno em um dia quente de verão, mas sem perceber (e sem saber que seu short está na mochila). Isso torna tudo um pouco mais difícil.

Embora haja notícias de que 1 em cada 10 pessoas tenha "respiração disfuncional",[1] as definições do termo variam e é muito provável que o número seja muito maior. Os especialistas dizem que só a prevalência de rinite crônica na população geral pode chegar a 40%.[2] E antes que diga, "Rinite? Que palavra engraçada, não tenho isso", talvez valha a pena saber que rinite — inflamação dentro da cavidade nasal, em geral causada por vírus, alergênico ou pó — é melhor conhecida por seu principal sintoma: nariz entupido. Então, some a isso as pessoas que respiram superficialmente, as que seguram a respiração quando digitam, as que respiram rápido demais ou de forma errática, as que dão suspiros profundos e periódicos ou que bocejam com frequência, assim como as que respiram pelo peito ou aquelas com padrões sonoros ou pesados, que param de respirar e voltam a fazê-lo durante o sono, ou que sentem falta de fôlego ao praticar esportes... bem, você pegou a ideia. É justo dizer que, como espécie, nossa respiração está longe de ser funcional.

Permita-se tomar ciência de sua respiração novamente. Como ela está enquanto você lê este livro? Em geral, quando nos sentamos, nossos ombros se voltam para frente e nossas costas se curvam, restringindo o fluxo de nossa respiração para dentro e fora do corpo. É seu caso? Se sim, coloque os ombros para trás, alinhe sua coluna, arrume sua postura, respire suave e gentilmente de forma profunda, sentindo sua barriga subir, e solte o ar de forma lenta e relaxada. Agora, pode continuar a leitura.

Apesar do relacionamento próximo entre a maneira pela qual respiramos, pensamos e sentimos ao longo do dia, poucos de nós buscam ajuda médica para a respiração quando estão ansiosos, sem foco, com baixa energia ou até mesmo quando sentem emoções mais complexas, como o luto. Não enxergamos a respiração da mesma maneira que vemos uma dor crônica nas costas, por exemplo, ou qualquer outro problema "físico" mais óbvio que tenha um impacto negativo em nossa vida. A menos que esteja tendo um problema respiratório físico como asma. Aposto que você nunca pensou em se consultar com um médico para falar sobre sua respiração, muito menos relacionou a forma que respira com qualquer reclamação mental ou emocional.

 PUGS DO MUNDO PRIMITIVO

Você pode argumentar que *todos* respiramos de forma disfuncional em comparação com nossos ancestrais primatas. Durante nossa evolução de símios para humanos, em vez de evoluir conosco, nossa respiração *involuiu*. Há cerca de 2 ou 3 milhões de anos, o cérebro primata dos nossos ancestrais cresceu, significando que precisavam de mais espaço dentro do crânio. Assim como placas tectônicas em colisão, nosso rosto diminuiu, nossa boca encolheu e nossas vias aéreas se estreitaram. Nossas cavidades nasais foram forçadas a ficar expostas, criando a protuberância funcionalmente comprometida que chamamos de nariz, e nosso novo filtro de ar vertical ficou exposto a mais bactérias e patógenos carregados pelo ar. Esse grande passo adiante no desenvolvimento do cérebro humano foi acompanhado por um passo para trás em nossa função respiratória. A natureza pode ter priorizado nossa mente, mas preteriu um dos melhores meios que temos para mantê-la sob controle. É como se tivéssemos nos tornado pugs do mundo primitivo.

> **QUALIDADE DO AR**
> Nosso nariz insuficiente mostra suas falhas quando há bactérias e poluição no ar que respiramos. É por isso que, quando a qualidade do ar diminui como resultado do aumento de emissões tóxicas e outras influências humanas, mais e mais pessoas sofrem com os sintomas de um nariz entupido. Por um lado, isso acontece para proteger nossos pulmões de receber ar sujo, mas o resultado é que acabamos respirando pela boca e sem proteção. E a maioria de nós fica afetada: o Health Effects Institute disse que, em 2018, 95% dos humanos viviam em lugares onde a poluição do ar excedia os limites seguros.[3] Esse é um lembrete real para prestar mais atenção no impacto que a forma pela qual você vive pode estar causando no ar ao seu redor. Não é apenas como, mas o que respira.

"RESPIRAÇÃO É VIDA"

Em 1948, o Congresso dos Estados Unidos comissionou um estudo sobre os residentes da cidade de Framingham, Massachusetts. O Framingham Heart Study, como passou a ser conhecido, foi uma empreitada gigantesca; começou com 5.209 homens e mulheres, e agora está em sua terceira geração de participantes. Originalmente liderado pelo Dr. Thomas Royle Dawber, esse estudo contínuo é responsável por descobrir o quanto sabemos sobre doenças cardíacas. Mas o que os pesquisadores também descobriram no processo é que o maior indicador de expectativa de vida não são os genes, a dieta ou a quantidade de exercícios que fazemos. É a capacidade do pulmão e a saúde respiratória. Os pesquisadores da Universidade de Buffalo, Nova York, chegaram a uma conclusão semelhante quando acompanharam 1.195 homens e mulheres ao longo de 29 anos com o objetivo de explorar a relação entre o funcionamento do pulmão e a longevidade.[4] Eles descobriram que o funcionamento pulmonar é "um previsor de longo prazo da taxa geral de sobrevivência para ambos os sexos, e pode ser usado como uma ferramenta nas avaliações gerais de saúde". Quando leio estudos científicos como esse, me vem à mente o provérbio sânscrito: "respiração é vida, e se você respira bem, viverá longamente na Terra."

Nosso nariz continuou evoluindo para se adaptar a climas diferentes.[5] Para aqueles humanos estabelecidos em regiões tropicais quentes e úmidas, as narinas se tornaram mais largas e achatadas para ajudar a esfriar o ar circundante. Aqueles que se estabeleceram na Europa, desenvolveram um nariz muito mais longo e estreito, para ajudar a acrescentar calor e umidade ao ar inalado.

Embora a ciência moderna tenha provado que os havaianos e muitas outras culturas estavam certos ao nos demonstrar a importância da respiração, a relação entre respirar e boa saúde física e mental ainda passa muito despercebida. Apenas um pequeno número de médicos, se é que está crescendo, está desenvolvendo planos de tratamento ao redor da respiração, e há uma falta muito maior de entendimento social acerca da influência da respiração sobre como pensamos e nos sentimos. A ótima notícia é que isso está começando a mudar.

Respiração é vida, e se você respira bem, viverá longamente na Terra.

Provérbio sânscrito

A CEREJA DO BOLO

A maioria das pessoas respira mal, e isso está afetando negativamente como pensamos e sentimos. E aqui vai a cereja do bolo: nossos padrões de respiração são contagiosos.

Alguma vez já percebeu que estava espelhando a linguagem corporal de um amigo ao conversar com ele, talvez ao cruzar os braços ou as pernas para ficarem parecidos? Isso geralmente acontece de forma subconsciente ou inconsciente, mas talvez já tenha até mesmo notado líderes mundiais igualando sua linguagem corporal conscientemente com a do outro líder para desenvolver uma conexão. Nossa respiração não é diferente. Normalmente, espelhamos os padrões respiratórios dos outros para que possamos nos vincular a eles. É uma maneira não verbal de dizer, "sinto o mesmo que você", uma expressão involuntária de empatia. E visto que a respiração afeta como sentimos, espelhar os padrões de outra pessoa significa que também queremos estar em um mesmo patamar emocional. Espelhar a respiração é outra ferramenta inata de sobrevivência evolutiva — precisamos ser sensíveis às necessidades de nossa prole, e nossa espécie depende da cooperação grupal para sobreviver.

Talvez você já tenha percebido isso ao conversar com um amigo que chegou atrasado e afobado para o jantar ou café. Você registra seu rosto corado, com a respiração errática, buscando retomar o fôlego. Inconscientemente, seus sentidos são alterados. Seu cérebro deduz que seja lá o que tenha causado estresse a seu amigo representa uma ameaça a você também. Seu coração bate mais rápido para se igualar ao dele, seus padrões de respiração sincronizam. Você o encontra em seu nível fisiológico e emocional.

Isso também funciona ao contrário. Já esteve perto de alguém que o faz sentir-se calmo, mas não sabe *por que* o clima fica tão zen ao lado dele? Ou alguém que o faz sentir-se energizado e pulando com positividade?

Isso se dá porque provavelmente você se alinhou com a energia e com os padrões respiratórios da pessoa. Como a respiração é contagiosa, você pode escolher passar seu tempo com pessoas que compartilham dos mesmos padrões respiratórios que o seu. Ou, talvez, queira fazer o oposto e sentir-se atraído a pessoas que respiram de forma diferente, na esperança de que isso possa romper os seus próprios padrões respiratórios, talvez disfuncionais, e, também, de que o ajudará a sentir-se como a pessoa.

Também é muito comum que as crianças imitem os hábitos respiratórios disfuncionais de seus pais. Literalmente, "tal pai, tal filho". Dessa forma, uma geração de maus respiradores passa seus hábitos respiratórios para a seguinte. E tudo isso acontece sem você estar consciente. Mas é uma via de mão dupla. Ao dominar sua respiração, você pode ser um exemplo positivo para outras pessoas e para a geração seguinte.

CUIDADO COM QUEM NÃO BOCEJA

Já se perguntou por que um bocejo se espalha por um cômodo como se fosse um incêndio? Assim como a respiração, o bocejo é um fenômeno de eco. É por isso que talvez precise observar quem não "pega o bocejo" com você. Uma equipe de pesquisadores da Universidade Baylor recrutou 135 alunos e avaliou suas personalidades em busca de traços de psicopatia antes de fazê-los passar por um experimento de bocejo contagioso.[6] Adivinhe? Aqueles que tiveram mais pontos na escala de psicopatia bocejaram muito menos, pois demonstraram menos empatia.

EXERCÍCIO 3

DESCUBRA SEU ARQUÉTIPO DE RESPIRAÇÃO

Podemos dizer muito sobre alguém com base em como a pessoa respira. Você perceberá instintivamente uma mudança na postura, nas expressões faciais e potencialmente até na respiração alterada de um amigo que está desempenhando uma tarefa estressante, e saberá imediatamente que há algo acontecendo. Talvez não saiba exatamente o que, mas sabe intuitivamente, a partir de sua respiração, que algo aconteceu. Cada padrão respiratório tem uma assinatura emocional, assim, se entender a forma pela qual a respiração está fluindo (ou não), poderá ter uma ideia melhor sobre o que você ou outra pessoa está sentindo. Cada padrão respiratório — rápido, lento, constringido, irregular — corresponde a uma maneira de pensar, sentir e ser.

É possível que tenha percebido isso sozinho. Pode ter notado que sua respiração muda ao longo do dia quando sente emoções diferentes. Pode ter reconhecido uma mudança na respiração quando está animado, feliz, triste, rindo ou até chorando. Provavelmente reparou que segura sua respiração às vezes, talvez quando está concentrado em um texto ou e-mail. De fato, poderíamos dizer que estudar seu padrão respiratório ao trazer percepção à sua respiração, como fizemos no começo deste capítulo, no Exercício 2 (página 35), é realmente como explorar um mapa: uma representação do território físico, mental e emocional que você ocupa em qualquer ponto no tempo. Sua respiração revela como sua mente inconsciente está percebendo seu mundo atual, e até mapeia suas experiências passadas, ao lhe mostrar, por exemplo, do que tem medo. O medo que Jane tem de cachorros ficou visível em seu estilo de respiração.

Se observar como você e os outros ao seu redor respiram, perceberá variações de profundidade, velocidade, duração e localização no corpo. Tente fazer isso agora. Não é para se transformar em um voyeur, mas veja o que consegue perceber. Talvez identificará que alguém só respira pela boca. Pode ver alguém segurando a respiração. Pode ser que a má postura de alguém esteja realmente restringindo o quanto a barriga da pessoa pode se mover para dentro e para fora. Ou, ainda, pode identificar alguém muito zen e relaxado, com uma postura boa e aberta e com a respiração fluindo facilmente para dentro e para fora.

Os padrões respiratórios variam de pessoa para pessoa. Porém, embora a respiração de alguém seja única, há estilos comuns que são fáceis de reconhecer. A postura tende a desempenhar um papel importante, nos empurrando para uma destas categorias. A seguir, você verá uma descrição de alguns dos padrões respiratórios mais comuns, e o que causa cada um, algo que descobri com a instrutora de ioga internacionalmente reconhecida Donna Fahri, em seu livro *The Breathing Book: Good Health and Vitality Through Essential Breath Work* [O Livro da Respiração: Boa Saúde e Vitalidade por meio de Exercícios Essenciais de Respiração, em tradução livre]. Os arquétipos respiratórios incluem causas para a respiração disfuncional que podem ser físicas (postura, lesão, doença) ou emocionais (estresse, pensamentos habituais, experiências passadas). Pode parecer estranho, mas é muito importante reconhecer que sua mente inconsciente, moldada por suas experiências, controla sua respiração.

Antes de ler as descrições a seguir, gostaria que você consultasse suas respostas ao exercício de percepção de respiração no início deste capítulo (página 35), ou que fizesse uma pausa e verificasse novamente sua respiração. Depois, veja se consegue identificar seu tipo respiratório e os "padrões de segurar a respiração". Talvez não se encaixe perfeitamente em uma opção, talvez perceba que é uma combinação de dois ou mais padrões ou pode até reconhecer que sua respiração se encaixa em um destes arquétipos antes de determinado evento, como uma conversa difícil, uma grande apresentação ou quando está mergulhado nos estudos. Com um pouco mais de percepção, pode ser fácil consertar sua respiração associada a estes arquétipos. Mas caso seu padrão de respiração venha acontecendo há bastante tempo, ele parecerá muito "normal". Vamos trabalhar em algumas correções agora mesmo, e você poderá se libertar de alguns dos padrões mais insistentes de respiração ao trabalhar nos exercícios dos capítulos posteriores. Mas nosso primeiro passo é a percepção.

Então, vamos identificar seu arquétipo.

RESPIRAÇÃO PELO PEITO

O que é?

Como o nome sugere, a respiração pelo peito engaja os pequenos músculos intercostais entre as costelas, em vez do diafragma — o grande músculo em forma de abóboda que fica logo abaixo da caixa torácica. Como os músculos intercostais são pequenos, seu curto alcance de movimentação produz um fluxo mais superficial de respiração. Isso aumenta a taxa respiratória criando um estado de estresse ou ansiedade. Esses músculos pequenos também se cansam facilmente, o que pode limitar sua capacidade para se exercitar.

Por que isso acontece?

A respiração pelo peito surge naturalmente quando você está ansioso, estressado ou surpreso. Imagine novamente que você pisou na ciclovia e que um ciclista está se aproximando — você arfa e a respiração sobe para o peito. Esse fôlego assustado é uma respiração pelo peito. Caso perceba que seu padrão é esse, pode ser um sinal de estresse habitual. Também pode estar relacionado com a ansiedade e com fontes mais profundas de se sentir inadequado, ter uma baixa autoestima ou medos profundamente arraigados. Trabalhar em uma mesa o dia todo, usar roupas apertadas ou comprimir o estômago para parecer mais magro também podem causar a respiração pelo peito habitual.

O que isso causa?

A respiração pelo peito causa tensão crônica em suas costas superiores, ombros e pescoço, que retornará mesmo após uma massagem enquanto você continuar respirando assim. Pode criar uma tensão crônica em seu abdômen e causar falta de circulação aos órgãos da parte inferior do seu corpo. Como sua respiração básica pelo músculo do diafragma não está adequadamente engajada, o fluxo sanguíneo para o coração é afetado. Contrair o estômago na tentativa de aparentar ter uma cintura mais fina tem o efeito oposto ao pretendido: a tensão restringe a circulação necessária para uma digestão suave, enquanto o desengajamento dos músculos da respiração adequada dificulta a assimilação de nutrientes e a eliminação de produtos residuais. O que também dificulta a perda de peso, senão a impossibilita. Psicologicamente, quem respira pelo peito pode experimentar uma mente ocupada que leva à ansiedade e ao estresse, que é provavelmente a razão pela qual a respiração pelo peito vem sendo associada a doenças cardíacas e à alta pressão arterial. É como respirar o tempo todo como se estivesse assistindo a um suspense de roer as unhas.

Faça o teste

Coloque uma mão sobre sua barriga e outra sobre o peito. Respire, sinta e observe. Qual se movimenta mais? O peito ou a barriga? Caso seu peito se movimente primeiro, você provavelmente respira pelo peito. A respiração pelo peito também pode ser acompanhada por seus ombros movimentando-se para cima e para baixo, e o corpo superior fechado.

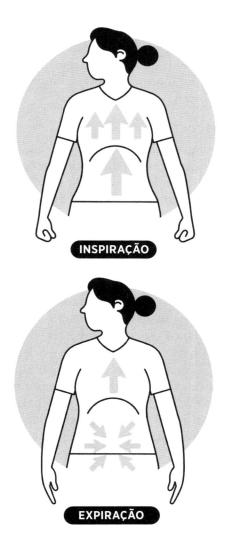

RESPIRAÇÃO REVERSA

O que é?

Na respiração reversa, o peito também se expande antes da barriga durante a inspiração, outra coincidência é que, neste padrão, a barriga também entra em direção à espinha no processo de aspirar o ar, e depois volta para fora na expiração. É uma espécie de gangorra entre o peito e a barriga, mas na direção oposta ao que é natural, na qual a barriga se expande antes do peito durante a inspiração. Na respiração reversa, seu movimento respiratório é de trás para frente: seu abdômen nunca relaxa e seu assoalho pélvico se contrai quando você inspira. Este arquétipo respiratório limita o fluxo de ar em seu corpo, deixando as pessoas que respiram assim com a sensação de que não conseguem obter ar suficiente pelas narinas. Como resultado, é normalmente acompanhada pela respiração bucal, o que cria mais estresse.

Por que isso acontece?

Roupas restritivas, como cintos e jeans apertados, podem ser as culpadas. Também pode ser devido a um diafragma fraco, que, como qualquer músculo, perde a força quando não é usado regularmente. Ou em razão do estresse, choque ou medo, que paralisa o diafragma e impede seu movimento natural. Descobri que em geral há motivos psicológicos por trás deste padrão, normalmente arraigados em experiências da infância, que exploraremos posteriormente.

O que isso causa?

Quem respira reversamente tende a ter uma má coordenação, ser desajeitado e a parecer "duro" ou inábil, especialmente ao fazer qualquer tipo de atividade física como dança ou outros esportes. Isso porque um de seus movimentos corporais básicos — a respiração — está de cabeça para baixo, em certo sentido. A respiração reversa causa tensão crônica nas costas superiores, no pescoço e na mandíbula. Pode causar inchaço, indigestão e azia, além da sensação de que há um caroço na garganta. Mentalmente, pode levar à desorientação e à confusão. Respiradores reversos extremos podem parecer distraídos e, geralmente, são propícios à negatividade.

Faça o teste

Usualmente, quem respira reversamente considera difícil sentir como sua respiração está fluindo, então, gostaria que você verificasse novamente e observasse seu corpo enquanto respira. Coloque uma mão sobre o abdômen e verifique se sua barriga encolhe e entra em direção à espinha na inspiração. Depois, ao expirar, seus ombros e peito se soltam e sua barriga volta para fora? Se sim, você respira reversamente.

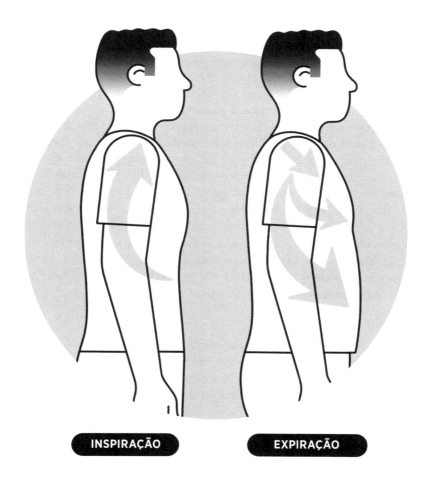

RESPIRAÇÃO CAÍDA

O que é?

Na respiração caída, a pessoa inspira e expira com uma postura curvada para dentro que força sua respiração para baixo. Os ombros se fecham de forma protetiva, o peito é puxado para baixo e seu centro fica desengajado, o que pode dar a aparência de inchaço e pouco tônico muscular no corpo inferior.

Por que isso acontece?

A respiração caída pode ser o resultado de problemas gerais de postura. As pessoas acostumadas a se curvar para ficar no mesmo nível que pessoas mais baixas podem descobrir que respiram assim com o passar do tempo. Usuários obsessivos de smartphone podem desenvolver o "pescoço de digitação" de tanto ficar olhando as telas abaixo o tempo todo, assim como ficar sentado à mesa com o computador ou dirigir o dia todo. Sua postura pode cair com o tempo, fazendo que desenvolva este padrão respiratório. A respiração caída também pode ser o resultado de experiências passadas negativas; seu peito e seus ombros caem como uma forma de protegê-lo da dor emocional. Em alguns casos, a respiração caída também pode ser a resposta a um trauma ou abuso; a mente desenvolve uma técnica de sobrevivência ao desconectar-se das sensações abaixo do pescoço. Este tipo de respiração pode ser uma consequência de problemas com a imagem corporal e pode se desenvolver em pessoas que crescem sentindo-se desconectadas de seu corpo — como uma "cabeça com pernas".

O que isso causa?

Há dois tipos de respiração caída: algumas pessoas suspiram e arfam, geralmente em um esforço para obter mais ar nos pulmões. Elas frequentemente sentem mais cansaço, dores de cabeça e falta de ar. Mental e emocionalmente, podem se sentir abatidas, emocionalmente fechadas e pessimistas. Em alguns casos, porém, a pessoa que tem uma respiração caída pode ser agitada e animada, mas só do pescoço para cima. Ela tem uma percepção fraca de seu aspecto físico e, em geral, vive a maior parte do tempo em sua mente, ocupando um mundo de ideias no qual o corpo parece ter pouco uso, sem conseguir refletir a animação em seus olhos e face. Ambos os tipos causam um fluxo limitado de sangue no coração e nos pulmões, o que pode causar complicações cardíacas.

Faça o teste

Deixe o peito cair, curve os ombros para frente e permita sua barriga se projetar. Isso parece familiar? A postura é algo ao qual nem sempre prestamos atenção, então pergunte às pessoas ao seu redor se elas percebem que você curva os ombros para dentro ou fica corcunda. Se é comum lhe dizerem para sentar-se ou ficar em pé com a coluna reta, muito provavelmente é porque é um arquétipo que você experiencia com frequência.

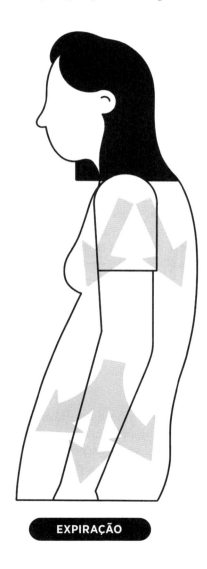

RESPIRAÇÃO CONGELADA

O que é?

A respiração congelada é uma tendência de interromper o movimento de respiração e restringir o fluxo para dentro e para fora. Imagine sua postura quando se assusta com algo ou quando está ao ar livre e sem jaqueta em um dia de inverno. Isso é semelhante à postura da respiração congelada, visto que as pessoas que respiram assim tendem a restringir sua respiração e segurar o ar inconscientemente. Na respiração saudável, há uma pausa bem curta e natural entre a inspiração e a expiração. Pense nisso como um microdescanso entre os ciclos respiratórios. Se essa pausa inconsciente dura mais que um segundo, então sua respiração pode estar congelada.

Por que isso acontece?

A respiração congelada pode acontecer após um período de respirações superficiais rápidas (que regularmente estão relacionadas ao estresse). Isso reduz a quantidade de dióxido de carbono em seu corpo, segurando a respiração até obter um equilíbrio; um suspiro fará com que o ciclo se inicie novamente. Muitas pessoas, especialmente quem é orientado a objetivos, também podem entrar nesse padrão sob a mentalidade de "vou respirar quando terminar aqui". Podem, por exemplo, parar de respirar até clicarem no botão "enviar" em um e-mail. A respiração congelada crônica também pode ser o resultado de um medo profundamente arraigado — o medo de ser visto ou ouvido, de seguir em frente na vida ou de abrir mão do passado. Em casos extremos, o congelamento do corpo e da respiração pode ser outro mecanismo de segurança para lidar com sentimentos esmagadores. Vejo com frequência este tipo de respiração nas pessoas que sofrem de TEPT.

O que isso causa?

A respiração congelada atrapalha o equilíbrio químico em seu corpo, o que, por sua vez, pode criar um padrão errático de respiração — rápida, sem respiração, grandes suspiros periódicos — de forma repetida. É como se estivesse brincando de pega-pega com a respiração perdida. A respiração congelada pode reduzir seus níveis de energia e atrapalhar sua habilidade de trabalhar. Mentalmente, segurar a respiração involuntariamente pode distorcer sua percepção do tempo. Quem segura a respiração de forma crônica pode não sentir emoções e ser rígido.

Faça o teste

Perceba seu corpo. Sua respiração é quase indetectável? Veja se consegue dizer se há um fluxo de ar entrando e saindo. Está contraindo ou tensionando seus músculos, como faria se estivesse frio? Da próxima vez que estiver trabalhando em um projeto com prazo apertado, preste atenção à sua respiração. Você se "esquece" de respirar, talvez ao enviar um e-mail ou uma mensagem importante?

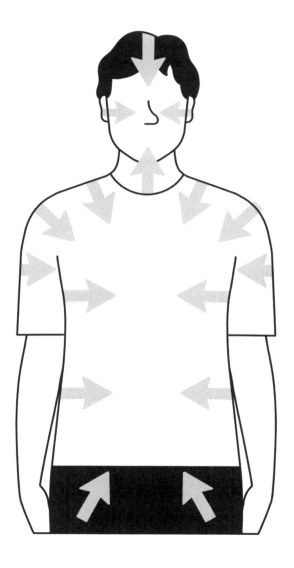

O que Sua Respiração Diz Sobre Você

RESPIRAÇÃO CAÇADA

O que é?

A respiração caçada acontece quando a pessoa arfa em busca do próximo fôlego sem permitir a pausa natural entre a inspiração e a expiração. De algumas formas, é o extremo oposto da respiração congelada, pois a pausa natural é encurtada. Em geral, quem respira assim, de forma crônica, se antecipa e termina a frase de alguém, corta as outras pessoas durante uma conversa para expressar sua opinião ou fica sem fôlego ao falar.

Por que isso acontece?

Prender a respiração é comum em momentos de conflito, discussão ou confrontação — toda vez que alguém corre para expressar sua opinião. Também pode ocorrer em momentos de real empolgação, quando alguém tem muitas ideias e acha difícil se conter. A pessoa que respira assim cronicamente também pode ter uma necessidade real de mostrar seu valor, ser ouvida ou se tornar o centro das atenções; ela está sempre tentando expressar seus pensamentos e opiniões, passando rapidamente de uma coisa para a outra. Uma experiência na infância pode ter concretizado a crença de que, se a pessoa não se intrometer, será deixada para trás ou de fora, o que leva a este padrão respiratório. Também pode ser uma evitação de estar totalmente presente.

O que isso causa?

Quem respira assim tende a desenvolver um padrão respiratório mais rápido e, por extensão, uma pressão arterial mais alta. Quase sempre fala rápido e alto, e pode ficar sem fôlego ao fazer isso. Como este padrão não permite que nosso corpo e mente descansem entre os ciclos respiratórios, caçar o ar faz com que a pessoa se sinta ocupada, com pressa e pressionada. Ela pode achar difícil ouvir os outros e tende a se sentir desconfortável com o silêncio e a calmaria. Pode também achar difícil relaxar e aceitar a vida como ela é.

Faça o teste

Monitore sua respiração durante a próxima conversa. Você se intromete? Quer contar sua história? Perceba se permite a si mesmo pausar, se permite que a outra pessoa termine o que está falando. Você fica "sem ar" ao falar ou ao fazer apresentações no trabalho?

RESPIRAÇÃO CONTROLADA

O que é?

A respiração controlada é muito funcional. Ao longo deste livro, você estará controlando sua respiração, pois, ao fazer isso, poderá controlar como pensa e sente. Mas quando falo sobre o arquétipo de respiração controlada, me refiro às pessoas que habitualmente controlam sua expiração. Só queremos controlar nossa expiração quando precisamos, e não o tempo todo. É mais difícil identificar o padrão controlador, pois se parece com uma respiração saudável. Acredite se quiser, vejo muito este padrão em iogues e atletas, quando o controle consciente é uma parte importante da atividade. E por meio de muita prática, esse se torna seu cotidiano padrão. Também é muito comum em gerentes e altos executivos, que são responsáveis por muitas pessoas e fluxos diferentes de trabalho.

Por que isso acontece?

Defino este tipo como "super-realizador", pois a pessoa que controla sua respiração tende a exercer muita influência em seus arredores, e tem uma forte sensação de sua própria agência e responsabilidade. A pessoa com este tipo respiratório, em geral, pensa que está certa, e seu padrão pode ser "faça do meu jeito ou caia fora". Ela pode ter dificuldade para confiar nos outros devido a experiências passadas, e é por isso que tenta controlar todas as suas circunstâncias. É claro, tentar fazer isso é como tentar controlar o clima. É simplesmente impossível.

O que isso causa?

Este tipo respiratório faz com que a pessoa não confie que as coisas podem ser deixadas por conta sem a necessidade de serem influenciadas ou controladas, e tal padrão pode tornar cada vez mais difícil que ela abra mão de pensamentos e sentimentos. Ela também sentirá que sempre precisa estar fazendo alguma coisa e acha difícil simplesmente ser. Pode ser vulnerável a grandes choques ou catástrofes, pois não pode controlá-los, o que significa que grandes eventos podem ser esmagadores. Em casos extremos, ela pode desenvolver medo de atividades sobre as quais tem pouco ou nenhum controle, como andar de avião.

Faça o teste

Para onde flui sua respiração? Ela parece começar na seção intermediária entre seu peito e sua barriga? Essa seção intermediária de seu torso parece se erguer antes das outras? Agora, investigue sua expiração. É controlada ou forçada? Imagine que a inspiração é como puxar um elástico e a expiração é como soltá-lo, de modo que ele volte ao normal sem esforço ou necessidade de controle. Sua expiração ocorre sem esforço, você a força ou controla? Já está considerando que talvez tenha que consertá-la? Se sim, então você pode ter o arquétipo de respiração controlada.

RESPIRAÇÃO PERFEITA

O que é?

Infelizmente, não existe uma forma perfeita de respirar, pois como você respira depende totalmente do que está fazendo. No entanto, quando busco a respiração perfeita, gosto de começar com a respiração natural de descanso. Quando está descansando, sua respiração não deve ser estressada, tensa, rápida ou restrita. O ideal é que ela flua pelo nariz e comece em seu torso inferior, como uma onda rolando para cima. É expansiva, porém suave, lenta, relaxada e feita sem esforço. A pessoa que respira assim tem uma leve pausa entre as respirações. Ela expira pelo nariz e o fluxo é relaxado. Ela não exerce controle ou força.

Por que isso acontece?

A respiração perfeita reflete mente e corpo saudáveis. Quem respira assim pode não ter evitado qualquer infortúnio ou dificuldade em sua vida (pois isso é impossível), mas processou qualquer emoção difícil e aprendeu a abrir mão das coisas que a seguram.

O que isso causa?

A respiração perfeita fornece o fluxo ideal de oxigênio para suas células, independentemente da tarefa que está realizando. Ao descansar, respirar perfeitamente mantém todo seu sistema equilibrado e ajuda a eliminar toxinas do corpo. A pessoa com este tipo respiratório se sente focada, relaxada e alegre. Ela consegue seguir o fluxo, mas também assume controle das coisas quando necessário, gerenciando para não ser surpreendida pelas emoções em situações estressantes. Este tipo de respiração cria um sentimento de segurança, otimismo e contenção. Ao respirar assim, está sorrindo para a vida e a vida lhe sorri de volta.

Faça o teste

A respiração perfeita ao descansar não será a mesma para todos os momentos de seu dia. À medida que continua a leitura deste livro, perceba sua respiração nas seguintes cinco áreas principais de seu dia e faça anotações sobre qual arquétipo melhor representa cada uma.

1. Respiração ao descansar
2. Respiração durante seu dia
3. Respiração ao dormir
4. Respiração ao falar
5. Respiração durante exercícios físicos

 ARQUI-INIMIGOS DA RESPIRAÇÃO

Passei os anos que treinava judô contraindo a barriga, meu período corporativo curvado sobre uma mesa vestindo terno e gravata, meu tempo como DJ usando calças jeans skinny. Mal conseguia respirar. Considere qual será sua habilidade de respirar plenamente quando se deparar com os seguintes arqui-inimigos da respiração. Abordar cada um deles também pode servir como vitórias rápidas para facilitar a compreensão de inúmeros arquétipos negativos da respiração.

- *Roupas pequenas ou apertadas demais*: se não puder correr ou dançar usando-as, não conseguirá respirar! Todos sabemos como é ser pressionado pelos padrões de beleza ou pela última tendência da moda, mas, para respirar adequadamente, você precisa escolher roupas nas quais consiga se movimentar. Então, é hora de pegar as mais confortáveis.

- *Corrija sua postura*: você é profissional da má postura? Tem o "pescoço de smartphone"? Curva-se para baixo de modo a conversar com as pessoas mais baixas ou olha para cima para falar com as pessoas mais altas? Traga uma percepção consciente para sua postura, pois ela exerce um enorme impacto em seu fluxo respiratório. Lembre-se sempre de permanecer ereto com seus ombros para trás (mesmo ao enviar mensagens para os colegas).

- *Sentado o dia todo*: se fica sentado e curvado perante uma tela o dia inteiro será difícil respirar adequadamente. Certifique-se de sentar corretamente: coluna reta, pernas descruzadas, pés apoiados no chão — e faça intervalos para se movimentar e esticar.

- *Cintos*: se dá um beliscão ao sentar, está apertado demais e limitará o movimento natural de seu diafragma.
- *Gravatas e camisas abotoadas*: certo, alguns códigos de vestimentas e ocasiões especiais exigirão que você use colarinho fechado. Mas, quando precisar usar, deixe o último botão aberto, para que não haja tensão em sua garganta.
- *Salto alto*: novamente, use apenas em ocasiões especiais. Eles alteram seu centro de equilíbrio, o que faz com que seus músculos respiratórios se contraiam e enrijeçam. Isso restringe o fluxo de ar para dentro e para fora.
- *Sutiãs*: foi amplamente constatado que muitas mulheres — alguns dizem que até 81% — usam o tamanho errado! Se ele deixa marcas vermelhas, está apertado demais. Troque-o.

Capítulo 3

Feche Sua Boca e Diminua o Ritmo

FECHE SUA BOCA!

Sério, bem fechada. Mantenha-a fechada pelo restante deste livro — e para todo o sempre, aliás. Coloque uma fita sobre ela, se for preciso. Não estou brincando. Falaremos sobre essa fita muito em breve. Sei que pode ser desafiador no começo, mas, se conseguir, uma das maneiras mais rápidas de reparar sua respiração é utilizar o nariz.

A respiração bucal ocorre naturalmente quando você está estressado; ajuda a soar o alarme e acionar a reação de lutar ou fugir de seu sistema simpático. Portanto, sim, às vezes respirar pela boca *salvará* sua vida — como daqueles ciclistas e ursos —, mas se está habituado a respirar pela boca, dia e noite, o estresse tomará conta de seu corpo e mente. O lado simpático de seu sistema nervoso dominará, seu coração acelerará, sua pressão arterial subirá e pensamentos estressantes se tornarão seu padrão. Há diversos motivos para isso, sobre os quais falaremos posteriormente neste capítulo, mas por ora, apenas mantenha a boca fechada.

Estima-se que entre 30% a 50% dos adultos respiram pela boca, especialmente durante as primeiras horas da manhã.[1] Se os efeitos colaterais da respiração habitual pela boca estivessem na etiqueta de uma garrafa de ar, seriam mais ou menos assim:

AVISO: *Pode causar asma, pressão alta, má digestão, doença cardíaca, menor função pulmonar, exaustão, sono ruim, ronco, má respiração, apneia do sono, cáries, gengivite, disfunção da junta maxilar, estreitamento do arco dentário, da mandíbula e do palato, constrição das vias aéreas, dentes tortos e encavalados, perda de tônus labial, ruídos ao se alimentar, fala ruim, problemas ao engolir e trauma dos tecidos moles na via aérea.*

Sua boca ainda está fechada? Espero que sim.

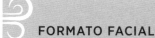

FORMATO FACIAL

Quando você respira pela boca, uma força externa é exercida tanto na mandíbula superior como na inferior, então os músculos e suas bochechas precisam trabalhar mais e ficam retesados. Quanto maior a frequência em que respira pela boca, maior a influência dessas forças, o que, com o passar do tempo, pode estreitar o formato do rosto e também da arcada dentária. Rosto e arcada dentária estreitos significam menos espaço para sua língua — que cai para a base da boca, em vez de descansar no céu da boca. Isso também torna sua língua mais suscetível a escorregar para trás, nas vias aéreas, quando se deita ou dorme, o que pode obstruí-las e causar a interrupção de sua respiração — um distúrbio do sono chamado de apneia do sono.

Foi comprovado que quando a língua cai para a base da boca, algo que acontece ao respirar, prejudica o desenvolvimento facial infantil.

Sugeriu-se que, como não precisamos mastigar com tanta força tal qual nossos ancestrais, nossas mandíbulas não se exercitam o suficiente para crescer. Isso resulta em uma menor passagem nasal e em uma propensão à respiração pela boca. Mas ao mastigar chiclete, junto à respiração pelo nariz, você pode fortalecer seu osso maxilar e abrir espaço em suas vias aéreas.

30% a 50% dos adultos respiram pela boca, especialmente durante as primeiras horas da manhã.

EXERCÍCIO 4

TÉCNICA DE DESENTUPIMENTO NASAL

Talvez esteja lendo este capítulo e pensando, *Espera aí, Stu. Não consigo respirar pelo nariz, pois está entupido.* Caso esteja tendo um entupimento nasal temporário, algo que pode ocorrer devido a alergias, resfriado ou qualquer coisa que lhe deixe constipado, este exercício é melhor do que qualquer spray nasal que já conheci. Funciona ao elevar temporariamente o nível de dióxido de carbono em seu corpo, forçando-o a liberar as vias aéreas para permitir mais oxigênio. Movimentar sua cabeça pode deslocar o muco preso em seu nariz.

- Inspire normalmente pelo nariz. (Caso seu nariz esteja muito entupido para isso, inspire por um lado de sua boca, como o Popeye.)
- Expire normalmente pelo nariz (ou por um lado da boca).
- Pressione gentilmente seu nariz e segure a respiração.
- Incline a cabeça lentamente para a esquerda.
- Incline a cabeça lentamente para a direita.
- Incline a cabeça para trás.
- Incline a cabeça para frente.
- Volte à posição neutra.
- Inspire gentilmente pelo nariz.
- Expire pelo nariz.
- Repita quantas vezes forem necessárias até que sua via aérea nasal esteja desobstruída. (Se estiver com falta de ar ao inspirar, então segurou por muito tempo.)

Se ainda estiver com dificuldade de respirar pelo nariz, pode ser por causa de algum problema estrutural. Se for o caso, aconselho que se consulte com um médico.

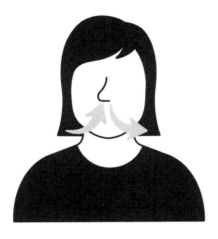

Inspire e expire
normalmente pelo nariz.

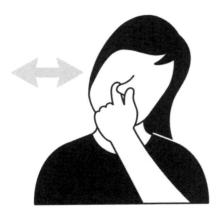

Pressione o nariz e incline sua cabeça
para a esquerda e
para a direita.

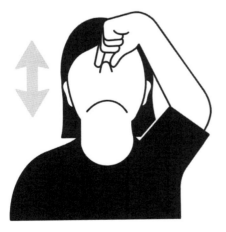

Mantenha o nariz pressionado e incline
a cabeça para trás e para frente.

EXERCÍCIO 5

FECHE COM FITA

Com o nariz funcionando 100%, quero que aprenda a respirar pelo nariz o tempo todo. A maneira mais rápida e eficaz para tanto geralmente faz com que algumas pessoas fiquem com uma pulga atrás da orelha. Mas pode confiar. É um exercício comprovado pelo tempo e prática. É simples, eficaz e ajuda o ar a fluir da maneira certa e equilibrar seu sistema.

Chegou a hora de tampar a boca com fita.

Sei que pode parecer assustador, mas daremos passos de bebê. Não use Silver Tape, Durex ou qualquer coisa que cole até a alma. Use uma fita médica microporosa, vendida na maioria das farmácias. É macia e fácil de tirar se precisar respirar (e meninos, ela não arranca seus pelos faciais!). Apenas tenha cuidado caso seus lábios estejam rachados.

A fita na boca pode lhe causar um certo desconforto no início, e caso se sinta ansioso quanto a usá-la, é só começar com 30 segundos por dia. Quando ficar mais à vontade, vá aumentando até que se sinta confortável com 20 minutos por dia.

Respirar pelo nariz reduz naturalmente seu ritmo respiratório de modo que sua inspiração e expiração tenham durações iguais, equilibrando os lados simpático e parassimpático de seu sistema nervoso. Aprenderemos por que isso ocorre no Capítulo 4. Por ora, apenas saiba que a respiração nasal permitirá que você gerencie melhor sua energia, seus pensamentos e sentimentos.

TOMOU MUITA PORRADA

"Cara, parece que estou respirando por um canudinho torto quando inspiro pelo nariz."

Essa foi a primeira sessão com um cliente lutador de artes marciais que compete no UFC. Só pelo som de sua voz, conseguia dizer que estava tendo dificuldade para respirar pelo nariz. O nariz é a parte mais estreita de seu trato respiratório, então a respiração nasal pode parecer praticamente impossível se a via aérea estiver bloqueada. Isso pode ser causado por um desvio de septo — um colapso estrutural da parede entre as narinas que é comum em esportes de contato, mas que pode ocorrer em qualquer acidente que envolva o nariz. (Uma das formas mais comuns é, bizarramente, bater com a cara na parede.) Algumas pessoas também nascem com o septo desviado. Adoraria dizer que tenho uma varinha mágica para tratá-las, mas a cirurgia é necessária. Se chegar ao fim deste capítulo e achar que se identifica, troque uma ideia com seu médico.

 ## A MELHOR BALADA DA CIDADE

A primeira vez que fui a Berlim, comentaram sobre o lendário segurança de clube chamado Sven Marquardt. Um dos porteiros mais famosos do mundo, Sven é o leão de chácara tatuado e com cara fechada do clube noturno berlinense Berghain, um local cobiçado e notório por sua política impenetrável de segurança. Não há reservas, nem garçons. As câmeras são 'verboten' e até as lentes dos smartphones são cobertas com fita. Não há como entrar na lista de convidados — a menos que seja amigo de um dos DJs tocando lá. Muitos passam horas na fila, apenas para ouvir um "não" educado de Sven, sem qualquer explicação. Ele também é o único segurança do mundo a ter feito uma participação de moda masculina para Hugo Boss.

Seus pulmões são como o clube Berghain, a melhor balada da cidade. E seu nariz é Sven Marquardt.

Feche Sua Boca e Diminua o Ritmo / **65**

Mas por que seu nariz só quer deixar certos "convidados" entrarem para os pulmões? Bem, o ar que respira não é feito apenas daqueles poluentes sobre os quais leu no Capítulo 2. Pode incluir muitas outras coisas — partículas estranhas, pó, pólen, germes, vírus, bolor, compostos orgânicos, metais e pequenas partículas, elementos que irritam seus pulmões. Para protegê-lo, seu nariz filtra, purifica e esteriliza o ar, deixando-o em forma antes de ter sua entrada ao clube permitida.

E isso é feito de várias formas. A primeira linha de defesa são os pelinhos dentro do seu nariz que filtram imediatamente as partículas grandes. Esses pelos são equivalentes à pessoa na equipe de Sven que analisa a fila enquanto você espera para entrar. Em seguida, vem a membrana mucosa, uma camada úmida e fina de tecido revestindo o interior de seu nariz e que produz o muco, aquela coisa pegajosa e ranhosa. O muco é como o auxiliar de Sven que lhe revista e verifica seus bolsos ou bolsa. Ele captura o pó, resíduos, bactérias, fungos — qualquer coisa flutuando no ar que pode causar irritação no corpo. Se algo fica preso lá, é destruído pelas defesas do corpo, acaba sendo assoprado para um lenço ou — ATCHIM! — você lança para fora espirrando. Entrada proibida ao clube.

Uma vez que o ar inalado se precipitou nariz adentro e os pelinhos filtraram qualquer partícula maior, ele procede para as três estruturas, que se parecem com conchas, chamadas cornetos nasais — ou conchas nasais. Elas movimentam e circulam o ar e o aquecem, hidratam e umidificam. Seus pulmões e garganta não toleram um ar muito seco, frio ou sujo. Assim, esse segurança corpulento dos pulmões faz uma triagem das moléculas airosas que estão esperando na fila para entrar, permitindo a passagem de algumas e proibindo a de outras. Tal processo significa que o ar é entregue a seus pulmões com temperatura e hidratação perfeitas, impedindo danos nos delicados tecidos pulmonares e otimizando a função e a entrega do oxigênio. Um nariz saudável pode fornecer eficientemente cerca de 90% do calor e da hidratação necessárias para condicionar o ar inalado.[2] O nariz é uma via de mão dupla — quando o ar sai de seu corpo na expiração, seus cornetos ajudam a prevenir qualquer perda de calor e hidratação do corpo. Estudos demonstraram que o nariz retém 33% do calor e da hidratação exalados.[3]

Então, ao inspirar, seu nariz captura qualquer coisa que não queremos no corpo — incluindo vírus. Na expiração, o ar mais aquecido mata todas elas e as expulsa do nariz.

Ao inspirar, a rede de cornetos em seu nariz também ajuda a criar resistência, que controla o fluxo de ar para dentro do corpo. Talvez pense que mais resistência seja algo ruim; por que não ignorar o nariz e inspirar pela boca para conseguir um influxo maior de ar? No entanto, a resistência aumentada que vem da respiração nasal permite a quantidade certa de pressão a ser exercida nos pulmões, o que aumenta a eficácia de sua respiração. Ao respirar pelo nariz, você cria cerca de 50% a mais de resistência ao ar que está inalando do que faria se respirasse pela boca, o que lhe permite inalar cerca de 10% a 20% a mais de oxigênio.[4] Isso melhora a circulação de oxigênio no sangue assim como os níveis de dióxido de carbono, deixando seu sistema mais equilibrado. Você também precisa ter uma resistência nasal suficiente ao inalar, de modo a manter a elasticidade de seus pulmões.

Resumindo, apenas por respirar pelo nariz, você otimiza o ar que está chegando aos pulmões e diminui o ritmo respiratório a uma taxa em que seu corpo e sua mente podem ter o melhor desempenho.

Pausemos um momento para que o maravilhoso nariz faça sua mágica.

EXERCÍCIO 6

DEIXE O NARIZ TRABALHAR

- Se tiver fita microporosa, tampe sua boca com ela.
- Inspire pelo nariz contando um, dois, três, quatro, cinco.
- Permita que seu nariz limpe, hidrate e aqueça o ar.
- E expire: um, dois, três, quatro, cinco.
- Permita seu sistema se equilibrar e sua mente se acalmar.
- Inspire: um, dois, três, quatro, cinco.
- E expire: um, dois, três, quatro, cinco.
- Mais uma vez...
- Inspire: um, dois, três, quatro, cinco.
- Expire: um, dois, três, quatro, cinco.

A MOLÉCULA MILAGROSA

O nariz é algo mágico. Mas ele tem mais um superpoder que vale a pena explorarmos.

Ao inspirar pelo nariz, seus seios nasais emitem um gás incolor chamado óxido nítrico ao ar inalado, que é então transportado para os pulmões. O óxido nítrico era considerado venenoso até 1998, quando três cientistas norte-americanos, Robert F. Furchgott, Louis J. Ignarro e Ferid Murad, descobriram que ele era uma "molécula notável no sistema cardiovascular". Ignarro passou a denominá-la de "molécula milagrosa".[6] Eles ganharam o Prêmio Nobel de medicina pelo trabalho.

Mas o que "molécula milagrosa" significa? O que esses cientistas descobriram é que o óxido nítrico tem a habilidade incrível de fazer com que as paredes de suas veias relaxem e expandam. Isso cria mais espaço para as células sanguíneas viajarem pelo sistema vascular, aumentando o fluxo sanguíneo e diminuindo a pressão arterial. O processo é chamado de vasodilatação, e permite que sangue, nutrientes e oxigênio viagem para todas as partes de seu corpo, aumentando eficazmente sua capacidade de oxigênio. O óxido nítrico também demonstrou agir como um broncodilatador, o que significa que ele relaxa os músculos em seus pulmões e alarga suas vias aéreas.[7] Ou seja, o ar pode chegar facilmente onde precisa.

O óxido nítrico também é antifúngico, antiviral e antibacteriano. Ele o protege da gripe, da pneumonia e de uma variedade de outras infecções virais. Durante o surto de SARS e a pandemia de COVID-19, a terapia com óxido nítrico foi testada com sucesso em pacientes, encurtando as taxas hospitalares e diminuindo a taxa de fatalidade.[8,9] Um motivo fundamental para os resultados foi a redução da inflamação nos pulmões dos pacientes.

CICLO NASAL

Tente isto.
- Tape gentilmente uma narina com seu polegar.
- Inale de forma curta e intensa por meio da narina aberta, mas não tão forte a ponto de fazê-la fechar.
- Repita isso na outra narina.

Deve conseguir sentir qual narina está mais aberta. Também pode ouvir para discernir qual narina faz um ruído mais agudo. A que tiver um ruído mais grave está mais aberta.

Se praticar isso ao longo do dia, perceberá que o fluxo de ar por uma narina é mais dominante do que pela outra, e que parece se inverter. Isso é conhecido como ciclo nasal. Ocorre naturalmente e a duração entre a alternância difere de pessoa a pessoa, com a duração do ciclo médio variando de 30 minutos a 2 horas.

De acordo com a tradição da ioga, o ciclo nasal está relacionado com a função cerebral e do sistema nervoso. Quando uma narina está dominante, o hemisfério oposto está mais ativo. Então, quando a respiração está dominante em sua narina direita, o lado esquerdo do seu cérebro fica mais ativo; quando sua narina esquerda estiver dominante, o lado direito de seu cérebro estará mais ativo. Embora ambos os lados do cérebro estejam envolvidos em tudo que fazemos, cada lado desempenha um papel maior na realização de tarefas específicas. Sua narina direita se relaciona com a ramificação simpática do SNA, aumentando sua atividade, enquanto a narina esquerda se relaciona com a ramificação parassimpática do SNA, aumentando sua atividade.[10]

Reza a lenda que alguns iogues apenas tomam decisões quando ambas as narinas estão igualmente abertas e seu SNA totalmente equilibrado, ativado e desativado em medidas iguais. Isso certamente limita o número de decisões que você pode fazer em um dia!

Você pode começar a equilibrá-las com uma prática simples chamada de respiração com narinas alternadas.

(veja o exercício 7 na sequência)

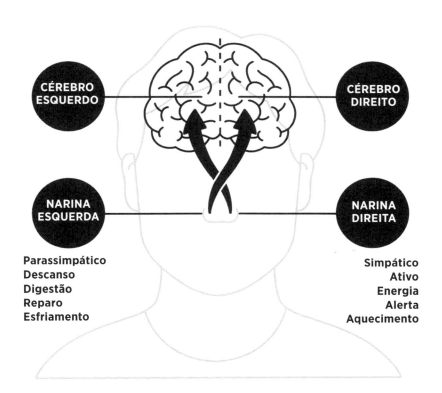

UM SEGREDINHO SAFADO

Dez pessoas saudáveis participaram de um estudo que mensurava os níveis de óxido nítrico ao cantarolar comparados com uma expiração silenciosa em uma taxa fixa de fluxo. Descobriu-se que o fluxo de ar oscilante causado pelo zumbido na cavidade nasal aumenta os níveis de óxido nítrico quinze vezes mais do que durante a expiração silenciosa.[11]

Visto que o óxido nítrico é uma maneira eficiente de melhorar o fluxo sanguíneo, alguns medicamentos, incluindo o Viagra, aproveitam a via do óxido nítrico para promover a expansão vascular e melhorar o fluxo sanguíneo para o pênis, permitindo a ereção! Senhoras e senhores, vocês têm em mãos um Viagra natural. É só começar a cantarolar!

Feche Sua Boca e Diminua o Ritmo / 71

EXERCÍCIO 7

RESPIRAÇÃO COM NARINAS ALTERNADAS

Esta prática tem inspirações e expirações equilibradas, e você muda de narina para tanto. Isso equilibra os dois lados do sistema nervoso autônomo e os diferentes lados do cérebro. Ao trabalhar com crianças, às vezes chamo a respiração com narinas alternadas de "respiração na montanha", pois você inspira subindo por um lado da montanha e expira descendo pelo outro. Depois, sobe pelo lado que desceu e desce pelo lado que subiu.

Vamos fazer isso agora, passo a passo.

- Faça o sinal da paz com a mão direita. (Usaremos o polegar e o dedo anelar.)
- Feche sua narina direita com seu polegar direito e inspire pela narina esquerda continuamente contando até quatro.
- Pause ao fechar sua narina esquerda com seu dedo anelar direito e abra sua narina direita.
- Expire calmamente pela narina direita contando até quatro, e pause brevemente ao término da expiração.
- Inspire pela narina direita continuamente contando até quatro.
- Pause ao fechar a narina direita com seu polegar direito e abra a narina esquerda.
- Expire calmamente pela narina esquerda contando até quatro.
- Repita.

Um ciclo já é de ajuda, se esse for todo o tempo que você tem, mas para maximizar os benefícios, meu alvo seria praticar por 4 minutos ou mais para equilibrar os hemisférios de seu cérebro, assim como suas reações simpáticas e parassimpáticas.

(veja as ilustrações a seguir)

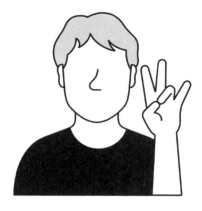

Faça o sinal da paz com sua mão direita.

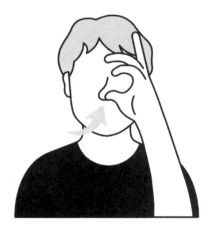

O diafragma relaxa.

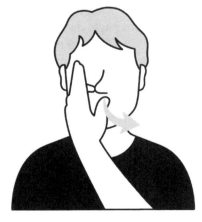

Feche a narina esquerda com o dedo anelar direito e expire pela narina esquerda contando até quatro.

INSPIRE, BARRIGA PARA FORA

Agora que sua boca está fechada, que o ar está fluindo bem para dentro e para fora e que ambas as narinas estão equilibradas, há outro participante fundamental na boa respiração que quero lhe apresentar. Você já o viu brevemente na seção dos arquétipos, visto que é impossível discutir os tipos respiratórios sem mencioná-lo: o diafragma. Seu principal músculo respiratório.

O diafragma pode ser o músculo mais subestimado do corpo humano. Ele realmente não ganha muita reputação, talvez porque quando está flexionado, sua barriga se sobressai. Apenas os mamíferos têm esse músculo, e especula-se que sua evolução, que deu aos mamíferos uma forma altamente eficiente de absorver um suprimento constante de oxigênio, possibilitou que nossos ancestrais evoluíssem um metabolismo de sangue quente. De fato, sem o diafragma, talvez os humanos não conseguissem evoluir cérebros grandes e poderosos que exigem muito oxigênio.

Assim, o diafragma importa. É vital para a respiração saudável, a postura correta e o funcionamento dos órgãos. Ele também ajuda tanto o sistema vascular (ou circulatório), composto pelos vasos que carregam sangue para todo seu corpo, e o sistema linfático, que tem como principal função limpar as toxinas de suas células. Se não usar seu diafragma, ele se contrairá e logo você começará a respirar como nos arquétipos da respiração pelo peito ou da respiração reversa. De fato, engajar seu diafragma e respirar fazendo uso correto dele pode ajudar muito para consertar quase *todos* os arquétipos disfuncionais de respiração.

Então, o que ele é? Bem, o diafragma é uma camada massiva de músculo fibroso que atua como um divisor, separando seu peito, pulmões e coração de suas cavidades abdominais, que contêm parte de seu trato digestivo, o fígado e o pâncreas, a vesícula, os rins e as glândulas adrenais. Pense nisso da seguinte maneira: se sua caixa torácica fosse uma gaiola, revestindo apenas o coração e os pulmões, o diafragma seria a base da gaiola, passando por todo o corte transversal de seu corpo.

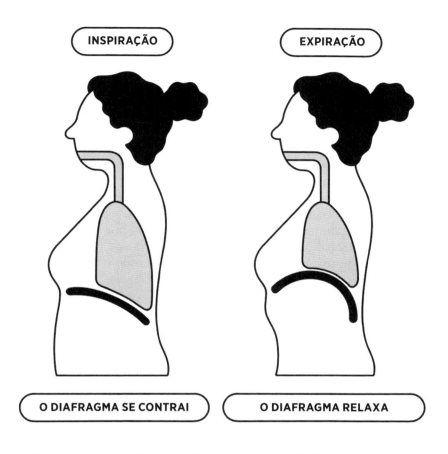

Em uma inspiração natural e relaxada, seu diafragma se contrai e se abre para baixo, em direção à base de sua espinha, mais ou menos como um paraquedas. Esse movimento desloca o ar e os órgãos para baixo, criando uma expansão de 360° — sua barriga inferior se expande para fora primeiro, seguida pelas costelas laterais e seção intermediária, e, por fim, seus músculos intercostais (os que ficam entre as costelas e seu peito) se contraem e os pulmões se expandem. Isso aumenta o espaço em sua cavidade peitoral, aumenta o volume pulmonar e diminui a pressão nos pulmões para que o ar seja atraído para dentro. Você perceberá que sua barriga se movimenta para fora antes de qualquer movimento peitoral. Como tudo se movimenta para baixo, o torso inferior se expande, sendo por isso que a respiração diafragmática é geralmente referenciada como respiração abdominal, ou respiração pela barriga.

Procuro evitar usar os termos "respiração pela barriga" e "respiração abdominal", pois ambos são um pouco enganosos. É o deslocamento de ar em seus pulmões e seus órgãos se movendo para baixo que causam a expansão da barriga. Você não está usando ou engajando seus músculos estomacais nesse processo. Eles permanecem relaxados.

Quando seu diafragma se movimenta para baixo, ele massageia seus órgãos internos — estômago, intestino delgado, fígado, pâncreas e rins. Seus rins se moverão de 2cm a 3cm com uma respiração diafragmática apropriada, e seus órgãos serão apertados como esponjas. Isso ajuda a massagear os órgãos e movimentar os fluídos, aumenta a nutrição fornecida a suas células e auxilia a digestão. Esse movimento também age bombeando seu sistema linfático, que remove toxinas e protege seu corpo de doenças. Seu diafragma é anexado ao coração por uma membrana chamada de pericárdio. Ela envolve o coração, então ao respirar, seu diafragma e coração se movimentam juntos, aumentando o fluxo sanguíneo e ajudando seu coração a trabalhar com mais eficiência.

Seus músculos peitorais, ombros, pescoço e músculos secundários também desempenham um papel, pois se contraem e expandem, mas em um padrão de respiração em descanso, eles são secundários e menos ativos, apenas trabalham após os músculos primários terem sido engajados. Podem se tornar mais ativos em momentos de estresse ou perigo para fazer com que o ar entre e saia rapidamente, mas o ideal é que isso não ocorra com muita frequência. Quando falamos sobre respiração, o diafragma é o rei. E se não o está usando, pode ter mais problemas do que imagina.

EXERCÍCIO 8
LIBERE A TENSÃO DO DIAFRAGMA

Como qualquer músculo, o diafragma pode ficar tenso. A forma mais óbvia de perceber isso é o movimento limitado na parte inferior do torso ao inspirar, como nos arquétipos de respiração pelo peito, reversa, caída e congelada. Veja como pode liberar a tensão e ajudar o diafragma a reconquistar seu alcance total de movimento.

- Desça os dedos de sua mão direita pelo osso do peito até chegar ao fim do esterno. (Procure o processo xifoide, uma cartilagem um pouco delicada na base.)
- Com seus dedos na área do plexo solar, escorregue-os para a direita, na base superior da caixa torácica.
- Aplique uma leve pressão com os dedos em forma de gancho na extremidade da base de sua caixa torácica.
- Inspire profundamente, mantendo a leve pressão.
- Expire.
- Mova sua mão mais para baixo na caixa torácica.
- Inspire.
- Expire.
- Movimente a mão para o lado.
- O que você sente?
- Se encontrar um ponto de pressão (e saberá se isso ocorrer!), permaneça lá por mais algumas respirações para ver se ele diminui.
- Pode ser doloroso, mas não é uma dor muito forte e aguda. É mais como um nó ou um ponto de rigidez muscular.
- Agora, repita no lado esquerdo com a mão esquerda.

Para muitos, este é um exercício desconfortável, pois o diafragma está tenso e apertado. Sempre que leva um choque, um susto ou tem um momento de estresse, o diafragma se contrai bem. Se vive em uma cidade grande, pode ter se acostumado com a tensão sempre que ouve uma sirene tocando do lado de fora de sua janela. Mas quanto mais aprender a respirar adequadamente com seu diafragma, mais livre ele se tornará. Você sentirá uma extensão mais completa de movimento e qualquer tensão será liberada.

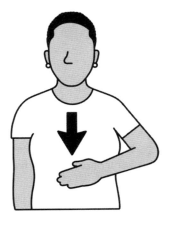

Desça os dedos de sua mão direita pelo osso peitoral.

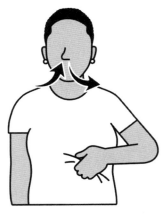

Escorregue os dedos para a direita, depois faça um gancho no limite inferior de sua caixa torácica. Inspire e expire.

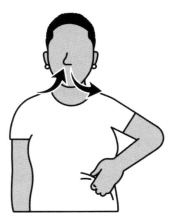

Continue escorregando sua mão pela caixa torácica, pausando para inspirar e expirar.

EXERCÍCIO 9

EMPURRE O CÉU

Após ter liberado um pouco de tensão em seu diafragma com o Exercício 8 (página 77), vamos dar uma alongada nele e melhorar seu alcance de movimento.

Adoro este exercício. Como se alongar pela manhã, ele ajuda a estender e expandir o alcance de movimento do diafragma, assim como dos músculos intercostais, oblíquo e abdominal circundantes. Ao mesmo tempo, ele ajuda a corrigir sua postura para que respire de forma eficiente e sem esforço. Isso é muito importante caso sua respiração se classifique nos arquétipos caída ou congelada.

- Estenda os dois braços à sua frente com as palmas de frente uma para a outra.
- Permita que os dedos do meio se toquem.
- Agora, gire as palmas em direção do chão, com os cotovelos para fora e os dedos do meio ainda se tocando, e desça os braços, como se estivesse empurrando o chão, até os braços se esticarem.
- Inspire pelo nariz, sentindo sua barriga subir ao mesmo tempo em que ergue as mãos para cima da cabeça. Mantenha os braços esticados e os dedos do meio tocados; as palmas agora estão voltadas para o céu.
- Segure a respiração e empurre o céu por quatro segundos. Sinta o alongamento em todo seu torso e no diafragma. Não faça pressão com os ombros.
- Expire. Desça os braços pelos lados do corpo.
- Repita cinco vezes.

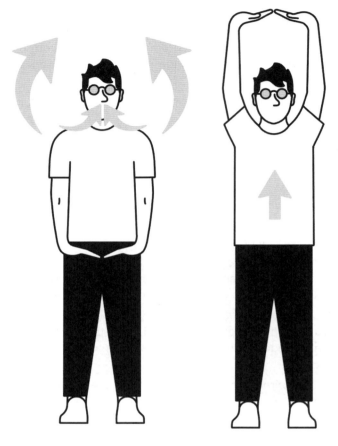

Inspire pelo nariz e erga os braços acima da cabeça.

Segure a respiração e empurre o céu por quatro segundos. Quando expirar, desça os braços pelos lados do corpo.

Quando falamos sobre respiração, o diafragma é o rei.

EXERCÍCIO 10
RESPIRAÇÃO DIAFRAGMÁTICA

Agora que liberou um pouco de tensão e alongou tudo, vamos praticar algumas respirações diafragmáticas profundas.

- Sente-se numa posição confortável ou deite-se de costas no chão.
- Relaxe os ombros.
- Coloque ambas as mãos sobre a barriga.
- Inspire pelo nariz em direção às mãos sobre sua barriga. (O deslocamento de ar e dos órgãos para baixo farão com que seu estômago se erga antes do peito. Procure não empurrar com seus músculos estomacais. Ao tensionar seu abdômen empurrando-o para fora, pode fazer com que a barriga se saliente, mas o diafragma não estará engajado ou trabalhando quando você faz isso.)
- Expire pelo nariz, permitindo a barriga voltar à posição inicial.
- Repita dez vezes.

Se achar isso fácil, tente manter o fluxo de respiração pelo diafragma enquanto continua a leitura.

Se está tendo dificuldade para sentir sua barriga subir e descer, pode tentar o exercício deitando-se de barriga para o chão. Nessa posição, deve conseguir senti-la se movimentando contra o solo.

(veja as figuras a seguir)

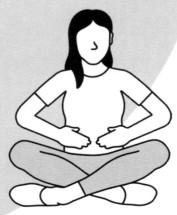

Sente-se numa posição relaxada com suas mãos sobre a barriga.

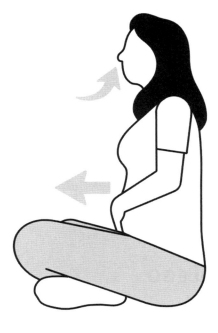

Inspire pelo nariz e sinta a barriga subir.

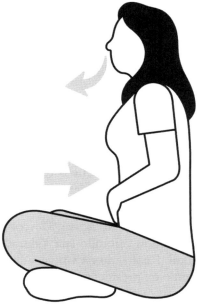

Expire pelo nariz e sinta a barriga descer.

Feche Sua Boca e Diminua o Ritmo / **83**

Agora, já conheceu os dois agentes primordiais da respiração: seu nariz e seu diafragma. Quero que os use o máximo que puder para respirar. Volte ao exercício 8 ("Libere a Tensão no Diafragma", página 77), 9 ("Empurre o Céu", página 79) e 10 ("Respiração Diafragmática", página 82) diariamente para eliminar qualquer tensão em seu diafragma e se acostumar a usá-lo. Além disso, pare e pause diversas vezes ao dia para verificar se ainda está usando seu nariz e diafragma. São os mecanismos que mantêm a máquina que você é funcionando suavemente, permitindo um ar úmido, filtrado e aquecido para dentro e fora de seus pulmões de forma ideal, apoiando todas as funções de sua mente e corpo — até sua postura e face se adéquam. Eles mantêm sua energia em equilíbrio e sua mente ajustada, ajudando-o a conservar um fluxo igual de inspiração e expiração.

Vamos explorar isso em mais detalhes.

NÃO DESPERDICE SEU FÔLEGO

"Talvez leia ou não imediatamente", disse Ali, entregando-me o livro. "Ele o encontrará quando for a hora de lê-lo."

Ali é meu melhor amigo, um irmão de outra mãe. Nossa amizade se formou durante um verão que passamos em Ibiza quando tínhamos 18 anos. Muito possivelmente, ele é a pessoa mais positiva que conheço, e confio em sua opinião. Normalmente, não era tão enigmático assim ao dar um presente.

Descobri posteriormente que o livro que ele me deu era bastante incomum. *Autobiografia de um Iogue*, de Paramahansa Yogananda, não era o tipo de livro que estava acostumado a ler. Não era convidativo. A capa laranja parecia antiquada, e havia a foto de um iogue com cabelo comprido. Quando o abri voltando para casa, descobri que o texto era minúsculo e as páginas finíssimas. Parecia intimidante, repleto de termos ióguicos, então foi direto para a estante e parei de pensar nele.

Três anos depois, estava lendo sobre Steve Jobs ao acaso. Descobri que enquanto lutava contra o câncer, que acabou ceifando sua vida, ele planejou cada aspecto de seu próprio funeral. Realizado na Universidade Stanford em 2011, os participantes incluíam o ex-presidente dos EUA Bill Clinton, o fundador da Microsoft Bill Gates — rival de Jobs de longa data — e John Lasseter, ex-diretor de criação da Pixar. Para minha surpresa, também descobri que cada um de seus convidados havia recebido uma caixa marrom contendo a *Autobiografia de um Iogue*. O fato é que Jobs descobriu o livro quando tinha 17 anos, e há relatos de que o lia todos os anos. Era o único livro que mantinha em seu iPad. Fiquei sabendo ainda que a obra está listada no Instituto de Estudos Avançados de Princeton, Nova Jersey, como um dos livros favoritos de Albert Einstein.

De repente, o livro havia me encontrado. Tirei-o da estante. Logo descobri que a obra, que achei desafiadora no início, descreve a "autor-realização" de Yogananda e está repleta de sabedoria atemporal. Um dos insights do autor é que quanto mais rápido um animal respira, mais curta é sua vida. "O incansável macaco respira 32 vezes por minuto", escreve Yogananda, "em contraste com a média humana de 18 vezes. O elefante, a tartaruga, a serpente e outras criaturas notadas por sua longevidade têm uma taxa respiratória menor que a dos humanos."[12] Cães, gatos e ratos têm uma taxa respiratória mais alta e notoriamente vivem menos que a tartaruga gigante, por exemplo, que faz apenas quatro respirações por minuto e pode viver até 200 anos.

Yogananda extrai muito de sua sabedoria dos Vedas, as escrituras mais antigas da tradição hindu, que também afirma que o número de respirações atribuídas para nós durante a vida é predeterminado quando nascemos. Quanto mais rápido as gastamos, mais breve morreremos — o que traz um significado completamente novo a "desperdiçar seu fôlego".

A PROPORÇÃO MÁGICA

Assim como você só pode ingerir um certo número de calorias antes de ganhar peso, há limites de quanto pode respirar e quanto ar pode inalar antes de ter efeitos negativos. As pessoas com uma respiração "saudável" têm uma taxa respiratória de 12 a 18 respirações por minuto e inalam entre 5 a 8 litros de ar a cada 60 segundos. Respirar mais do que isso é hiperventilação, totalmente inaceitável. É como jogar combustível demais em um fogo — ele sai do controle. Mesmo que inale só um pouquinho a mais do que o permitido por dia, não levará muito até que seu sistema se desequilibre. Seu sistema nervoso simpático se tornará excessivamente dominante, o que causa exaustão. Parecerá que está fugindo de um urso pardo o dia inteiro, todos os dias.

Da mesma forma que a tartaruga respira lentamente e vive muito, há benefícios claros para diminuir sua respiração a esses parâmetros. É algo que iogues, praticantes de meditação e professores espirituais orientais vêm praticando a milhares de anos. Muitos ocidentais têm experimentado isso por meio da ioga e de outras práticas que cresceram em popularidade ao longo do último século. Porém, foi só na última década que os pesquisadores ocidentais começaram a estudar a respiração com profundidade e descobrir uma base científica para o que é conhecido anedoticamente por milênios. O fato é que as tradições orientais estavam certas esse tempo todo.

Pesquisadores exploraram os potenciais benefícios da respiração lenta nos sistemas cardiovascular, nervoso, respiratório, endócrino e cerebral.[13] Eles descobriram que nossa taxa ideal de respiração em descanso é quase a metade do número estabelecido pelos parâmetros de respiração saudável, ficando entre cinco e seis respirações por minuto — praticamente cinco segundos de inspiração e cinco segundos expiração, como uma breve pausa entre cada ciclo.[14] Por incrível que pareça, tal ritmo é o mesmo que os iogues mantêm quando recitam mantras ou orações. Pesquisadores italianos descobriram que "fórmulas de ritmo que envolvem seis respirações por minuto", como orar com o rosário, induzem a efeitos psicológicos e possivelmente fisiológicos poderosos.[15] Até mesmo cantar em um coral ajuda a diminuir sua taxa respiratória, fazendo com que se aproxime desses números.[16] Afinal, sua voz é apenas uma respiração com som.

Quando pensamos em respiração, os pulmões nos vêm à mente, mas o coração também tem um papel importantíssimo a desempenhar. Respirar de modo coerente, com nossa proporção mágica de inspiração por cinco segundos e expiração por cinco segundos, imita esse padrão cardíaco suave e ajuda a controlar sua variabilidade de frequência cardíaca (VFC), uma medida da variação de tempo entre cada batida do coração. Uma VFC mais controlada ajuda a melhorar a função cognitiva e reforçar sentimentos positivos e estabilidade emocional.

EXERCÍCIO 11

RESPIRAÇÃO NA PROPORÇÃO MÁGICA

- Sente-se numa posição confortável ou deite-se de costas no chão.
- Relaxe seus ombros.
- Coloque as duas mãos sobre a barriga.
- Inspire pelo nariz, levando o ar para suas mãos sobre a barriga, contando até cinco.
- Expire pelo nariz, contando até cinco.
- Repita dez vezes ou mais.

Veja se consegue respirar nessa proporção mágica até o fim deste capítulo e seja mais como a tartaruga. Se achar desafiador e começar a sentir falta de ar, pode se surpreender ao saber que esse sentimento de "fome de ar" não tem nada a ver com o oxigênio, mas tudo a ver com o dióxido de carbono.

UM PROBLEMA DE IMAGEM

A respiração é o ar que inspiramos e expiramos. Mas o que há no ar? Principalmente oxigênio, nitrogênio, dióxido de carbono e hidrogênio. E todos sabem que oxigênio é bom e dióxido de carbono é ruim, certo?

Calma aí. O dióxido de carbono não é apenas o produto residual da respiração. É uma parte vital do processo. Porém, por algum motivo, ganhou uma má reputação. Em todos os lugares vemos que seu nome está manchado. O dióxido de carbono é o bandido, e o melhor a fazermos é nos livrarmos dele. Mas é o equilíbrio entre o dióxido de carbono e o oxigênio que forma a espinha dorsal da vida na Terra. Sem ele, não estaríamos aqui. Não haveria nada vivo. Os compostos de carbono regulam a temperatura do planeta, compõem o alimento que nos sustenta e nos provê a energia que alimenta nossa economia global.

O dióxido de carbono segura o calor próximo da Terra, ajudando o planeta a manter a energia recebida do Sol de modo que ela não escape de volta para o espaço. Se não fosse pelo dióxido de carbono, os oceanos da Terra seriam uma placa de gelo.

O oxigênio é basicamente o recém-chegado quando o assunto é nossa atmosfera. Ele esteve relativamente escasso durante a maior parte da existência de 4,6 bilhões de anos do nosso planeta. A vida na Terra era inicialmente muito chata. Mas, há cerca de 2,5 bilhões de anos, aconteceu algo interessante. Uma enorme bolha de algas lamacentas azuis-esverdeadas chamadas cianobactérias deram início a uma nova tendência. A bactéria bebeu um pouco de água, absorveu raios do Sol e começou a inalar dióxido de carbono para produzir energia. Denominamos tal processo de *fotossíntese.*

As cianobactérias produziram outro gás, chamado de oxigênio. Este não tinha uso para elas, então elas o cuspiam nos oceanos e no ar. As cianobactérias fizeram uma festinha com o dióxido de carbono e, como resultado, o oxigênio da atmosfera cresceu rapidamente. A Terra passou pelo que o geólogo norte-americano Preston Cloud descreveu inicialmente, na década de 1970, como o Grande Evento de Oxidação (GEO). O aumento de oxigênio causado pelo GEO começou a reagir com a luz ultravioleta do sol e formou uma camada de ozônio protetiva que protegia a superfície da Terra dos muitos raios solares danosos. O oxigênio, sendo um gás reativo — literalmente, um iniciador de fogo —, tornou-se uma nova fonte de energia para as outras formas de vida, agora aptas a sobreviverem na superfície dos oceanos e no solo.

Ao respirarem oxigênio, os organismos conseguiam ir além da forma simples de vida das cianobactérias, e se tornaram maiores, mais ativos e complexos. Tornaram-se animais, de minhocas a peixes e mamíferos. A Terra como a conhecemos agora começou a fervilhar com vida, e tudo por causa desse equilíbrio simbiótico, que sustenta a vida, entre oxigênio e dióxido de carbono. Não fosse o bastante, enviar cianobactérias, ou a alga azul-esverdeada, para Marte de modo a recriar o GEO e tornar aquele planeta habitável para os humanos já foi exitosamente testado no ambiente laboratorial, em que a atmosfera marciana foi replicada.

Sendo assim, o dióxido de carbono não é o inimigo. A vida no planeta Terra precisa dele. A vida não existe sem os dois: oxigênio e dióxido de carbono. E o mesmo se dá com a respiração. Não precisamos apenas do oxigênio em detrimento do dióxido de carbono. Precisamos de ambos. Permita-me explicar o porquê.

TODOS A BORDO NO ÔNIBUS DA HEMOGLOBINA

É simples levar oxigênio aos seus pulmões: você inspira. Mas levar oxigênio dos pulmões para suas células é uma tarefa mais complexa que exige o equilíbrio certo de dióxido de carbono. Ao inspirar, o oxigênio do ar ao seu redor espirala por sua traqueia e chega aos brônquios, os tubos que conectam sua traqueia aos pulmões. Quando chega aos pulmões, ele entra pelos alvéolos (sacos aéreos), onde é inserido em sua corrente sanguínea. Lá, o oxigênio é bombeado pelo coração e transportado para suas células por uma proteína chamada hemoglobina, que é encontrada dentro dos glóbulos vermelhos. A hemoglobina não descarregará o oxigênio nas células a menos que o dióxido de carbono esteja presente nelas. Isso quer dizer que se os níveis de dióxido de carbono estiverem baixos demais na célula, o oxigênio não será entregue a ela.

Pense nisso da seguinte maneira: voltando para casa, o oxigênio viaja do ar para os pulmões; lá, ele pega o ônibus da hemoglobina, passando pelo coração e chegando ao destino desejado, a célula. O ônibus da hemoglobina não parará no ponto do oxigênio a menos que o dióxido de carbono esteja esperando lá. No entanto, caso esteja lá, ele pode subir, trocar de lugar com o oxigênio e seguir no ônibus rumo ao coração e depois aos pulmões, para ser exalado. Assim, equilibrar o oxigênio e o dióxido de carbono é muito importante, e embora o dióxido de carbono seja normalmente rejeitado por ser um "produto residual", é uma parte vital da respiração.

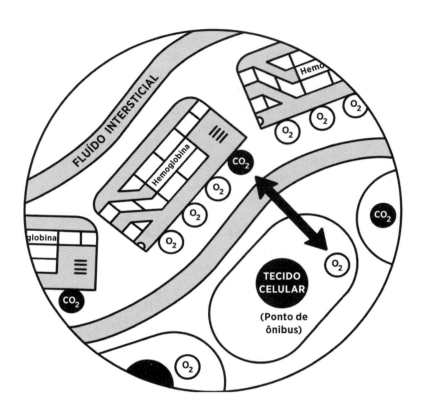

PENDENDO A BALANÇA

Talvez tenha percebido ao respirar pelo nariz quando praticou a "Respiração na Proporção Mágica" (Exercício 11, página 87), ou mesmo ao respirar com seu diafragma, que sente que não está obtendo ar o suficiente.

Mas esse desejo para respirar, e até o sentimento desconfortável de falta de ar, quando estamos "com fome de ar", não é causado pela falta de oxigênio, como possa imaginar.

Na verdade, o acionamento imediato de seu cérebro para respirar é causado por um aumento de dióxido de carbono. O motivo para isso é que o corpo quer manter seu pH equilibrado, e quando o dióxido de carbono está na água ele se torna ácido carbônico. Isso significa que quando segura a respiração, ou diminui o ritmo respiratório, a quantidade de dióxido de carbono em seu sangue aumenta, seu nível de pH diminui e seu sangue fica mais ácido. Sensores em seu cérebro detectam isso e fazem soar o alarme respiratório, informando-lhe para inspirar. Isso acontece antes que a falta de oxigênio seja um problema.

Seu sangue exige que você permaneça dentro de uma faixa estreita de pH — entre 7,35 e 7,45 —, e caso fuja dessa faixa, haverá consequências em seus sistemas digestivo, imunológico e nervoso, e em seus músculos, juntas e pele, só para citar alguns. Você ficará mais propenso a mudanças no humor, resfriados e gripes, náusea, artrite e surtos de espinhas e manchas. Desta forma, seu corpo trabalha arduamente para manter seu pH equilibrado dentro daquela faixa ideal.

É DE TIRAR O FÔLEGO

O arquiteto espanhol Aleix Segura i Vendrell sabe uma coisinha ou outra sobre o sentimento desconfortável de não respirar. Em 2016, ele quebrou o recorde mundial do Guinness ao segurar a respiração por incríveis 24 minutos e 3 segundos. Ele não conseguiu isso sem praticar muito. Quando criança, aprendeu o mergulho livre (mergulhar na água sem equipamento de respiração) no mar durante as férias com a família na Costa Brava.

O tempo sem respirar que Aleix e muitos praticantes do mergulho livre conseguem atingir parece impossível para os não praticantes. O tamanho pulmonar e os genes certamente desempenham um papel importante. Mas é algo que você pode tentar melhorar, e a ciência por trás desse superpoder é, na verdade, muito simples. Você pode realizar treinamentos designados para aumentar a capacidade pulmonar e a tolerância ao dióxido de carbono, assim como sua habilidade de funcionar com níveis menores de oxigênio. Exploraremos como fazer isso no Capítulo 9. Assim, conseguirá (não) respirar como Aleix num piscar de olhos.

HIPERVENTILAÇÃO, DIÓXIDO DE CARBONO E PH

A respiração curta, superficial e rápida associada com o estresse, que exploramos em outros capítulos, junto à respiração excessiva associada com a respiração pela boca, muda o nível de pH em seu corpo. Uma respiração mais rápida, ou excessiva, conhecida como hiperventilação, diminui a pressão parcial de dióxido de carbono ao expelir mais ar. Menos dióxido de carbono em sua corrente sanguínea significa menos acidez, então seu sangue fica mais alcalino, algo chamado de alcalose respiratória. Durante os momentos de estresse agudo, seu corpo pode lidar bem com essa breve mudança no pH. Mas se um dia estressante se transforma em uma semana, mês ou ano, então seu corpo precisará fazer algo quanto à mudança prolongada em seus níveis de pH causados por essa respiração habitual rápida e estressante.

Agora, vista seu jaleco de laboratório. Usarei alguns termos mais científicos por um momento. Quando você respira demais ao longo de um período prolongado, numa tentativa de permanecer dentro da faixa saudável de pH, seus rins expelem menos íons de hidrogênio em sua urina, e diminui a reabsorção e a produção de bicarbonato. Essa é uma maneira elaborada de dizer que seu corpo mantém mais acidez para equilibrar seus níveis de pH. Mas quando os rins fazem isso, a química corporal encontra um novo normal para a taxa respiratória. Uma vez que seu pH tenha sido reiniciado dessa maneira, o menor aumento de dióxido de carbono o tirará do equilíbrio novamente, fazendo com que sinta o desejo de inspirar assim que terminou a última expiração. O resultado? Você precisa continuar respirando nessa taxa mais rápida para sentir que está obtendo ar o suficiente, desta forma ficando preso em um estado de hiperventilação. Você se estressa mais, então respira mais, seu dióxido de carbono diminui e seus rins fazem alterações para que seu pH permaneça na faixa saudável. Seu pH pode perder o equilíbrio, mas agora você está em um padrão estressante de respiração excessiva, sensível à menor mudança de dióxido de carbono. Vamos fazer um diagnóstico rápido para verificar se isso o está afetando.

EXERCÍCIO 12

TESTE DE TOLERÂNCIA A DIÓXIDO DE CARBONO

Este teste simples foi desenvolvido inicialmente pelo cientista russo Dr. Konstantin Butekyo, ex-especialista mecânico que, após a Segunda Guerra Mundial, decidiu deixar os veículos de lado e pesquisar a "máquina mais complexa de todas, o Ser Humano". Em suas palavras, "pensei que se aprendesse sobre ela, conseguiria diagnosticar suas doenças de maneira tão fácil quanto diagnosticava problemas nos motores."[17] Ele passou a desenvolver métodos de tratamento para a asma e para uma ampla variedade de enfermidades relacionadas à respiração. Este teste, que denominou "Teste de Pausa Controlada", foi projetado para analisar a tolerância a dióxido de carbono e destacar quaisquer problemas da hiperventilação e seus efeitos colaterais negativos.

No exercício a seguir, quero que segure a respiração e conte quantos segundos se passam até sentir o desejo de respirar. Não é para segurar até não aguentar mais. Estamos buscando o primeiro desejo de respirar — pode ser um pensamento ou sentimento. Pode usar seu celular ou um cronômetro para marcar o tempo, se quiser ter mais precisão.

- Inspire normalmente (não caia na tentação de fazer uma grande inspiração, pois isso pode distorcer levemente seu resultado).
- E expire normalmente. Relaxe e solte o ar.
- Prenda o nariz para segurar a respiração e comece a contar.
- Pare de contar quando sentir seu primeiro desejo para respirar.
- Anote o tempo e volte à respiração normal.
- Repita semanalmente. De preferência, faça isso logo após acordar.

Explicação do resultado:

- **Abaixo de 12 segundos:** altamente sensível ao dióxido de carbono. Correlaciona-se com uma taxa respiratória aumentada. Muito mais suscetível a ter estresse, ansiedade e pânico.
- **De 12 a 20 segundos:** sensibilidade moderada ao dióxido de carbono. Um sistema vulnerável facilmente propenso a ter estresse e ansiedade.
- **De 20 a 30 segundos:** boa tolerância ao dióxido de carbono. Um sistema mais calmo, estável e resiliente.
- **De 30 a 40 segundos:** baixa sensibilidade ao dióxido de carbono. Correlaciona-se com uma respiração lenta e com uma boa saúde física, mental e emocional. Propenso a sentir-se mais relaxado e calmo.

EXERCÍCIO 13

DEVAGAR SE VAI AO LONGE

Caso seu resultado tenha ficado abaixo de 20 segundos no teste de tolerância a dióxido de carbono, a respiração diafragmática lenta pelo nariz o ajudará a melhorar. Também vale a pena praticá-la mesmo com um resultado mais alto. A ideia aqui é diminuir sua respiração, para que tenha uma fome de ar mais moderada. Quero que oscile no limite do conforto para ajudar a reiniciar quaisquer padrões hiperventilatórios. Isso força seu corpo a criar mais glóbulos vermelhos e melhora a entrega de oxigênio a suas células, ou seja, sua respiração se torna mais econômica. A absorção de oxigênio aumenta, você aproveita o óxido nítrico e, portanto, aumenta sua tolerância ao dióxido de carbono. E aqui vai um pequeno bônus: isso ancora sua mente e também o ajuda a se concentrar.

Estabeleça um timer de 5 minutos diariamente. Pode fazer isso quando estiver com a fita na boca, se preferir. Começaremos com nossa proporção mágica, depois aumentaremos lentamente a duração das inspirações e expirações para que respire ainda mais lentamente.

- Usando seu nariz e diafragma, comece com nossa proporção mágica de respiração.
- Inspire contando até cinco, sentindo sua barriga subir.
- Expire contando até cinco, relaxando seu corpo ao mesmo tempo em que sente a barriga baixar.
- Repita.
- Se estiver se sentindo confortável, aumente a contagem em um. Então...
- Inspire contando até seis, sentindo sua barriga subir.
- Expire contando até seis, sentindo sua barriga baixar.
- Quando isso estiver confortável, aumente a contagem para sete.
- Procure descobrir o limite de sua fome de ar. Não force esse limite. Trabalhe nele.
- Repita e continue aumentando a contagem diariamente até que consiga um ciclo completo de respiração durante 5 minutos, contando dez na inspiração e dez na expiração.

Neste capítulo, exploramos o poder milagroso da respiração nasal e diafragmática, e como diminuir seu ritmo respiratório para a proporção mágica de 5 segundos na inspiração e 5 segundos na expiração, ou até mais lentamente que isso, pode transformar seu bem-estar físico e mental. Também falamos sobre a importância do dióxido de carbono, e como, ao testar sua tolerância a ele semanalmente, poderá ver como sua respiração melhora à medida que continua lendo este livro. Agora, é claro, a vida acontece e as coisas ficam estressantes às vezes. Desta forma, consciente de uma respiração mais funcional, quero lhe mostrar como transformar seu estresse em calma.

Capítulo 4

Estresse-se Menos, Durma Melhor e Administre a Dor

DO ESTRESSE À CALMA

O alarme que você passou a odiar tira você de um sonho agradável. Você está grogue. Rola na cama e aperta o botão soneca, e ele toca de novo, assim que você volta a dormir. Você já se tornou ansiedade pura.

Logo, sua mente é um vórtex de coisas a fazer, que deveriam ser feitas e que devem ser feitas. Seus pensamentos estão aceleradíssimos. Seu coração dispara. Sua respiração fica curta e superficial. Os hormônios do estresse inundam seu corpo. Seu dia parece ser opressor. E você nem tomou o café da manhã ainda.

Não há tempo para café da manhã. Pensamentos negativos preenchem sua cabeça: deveria ter acordado mais cedo, nunca faço nada certo, sou um fracasso. Meu Deus, olha o estado da minha cara. Sua respiração se torna irregular.

E agora, o telefone está na sua mão. A caixa de entrada está transbordando. Sua mente se espalha em dez aplicativos diferentes, em vinte conversas. Você tenta fazer um milhão de coisas ao mesmo tempo.

O dia é um fluxo constante de trrrims, ding dongs e plims. Algo lhe surpreende e sua respiração fica agora mais rápida do que os tênis Puma de Usain Bolt. Você encontra um momento para se concentrar, então percebe que está se esquecendo totalmente de respirar. Você encontra momentos para arfar, suspirar, bocejar, ventilar. No fim do dia, você desaba no sofá de casa, exausto. Enquanto a série mais recente da Netflix está passando, você ronca. Quando finalmente chega ao quarto, passa o que deveriam ser suas horas de sono encarando o teto, pensando sobre o dia seguinte.

●

Isso tudo lhe parece familiar? O estresse e a ansiedade são realidades gritantes da vida moderna. Em 2018, uma pesquisa da Mental Health Foundation intitulada "Nação Estressada" reportou que 74% dos adultos do Reino Unido haviam estado tão estressados durante o ano anterior que se sentiam "oprimidos" ou "incapazes de aguentar".[1] É a mesma coisa nos EUA; pesquisadores da Everyday Health disseram em 2019 que o estresse crônico era uma "epidemia nacional para todos os gêneros e idades".[2] Ambos os estudos foram conduzidos *antes* da pandemia de Covid-19. (Se passou por esse período sem qualquer estresse, por favor, entre em contato, pois gostaria de saber qual é seu segredo!)

A epidemia de estresse pode piorar devido a eventos importantes — sejam eles globais ou pessoais —, mas a verdade é que o estresse tem suas raízes na natureza da vida moderna, do nosso estilo de vida "sempre online" ao nosso vício em smartphones, à volatilidade política, às guerras ou até mesmo à crise climática. Também há partes do mundo afetadas por pobreza, fome e doenças. O estresse está em todos os lugares.

À medida que nos acostumamos com o estresse, ele se disfarça no próprio tecido de nossa experiência. Ele assume o controle sem você perceber, e faz isso tão bem que talvez nem perceba que seu corpo e cérebro foram sequestrados. Talvez pense que você simplesmente é assim.

Como exploramos no capítulo anterior, quando você tem um padrão estressante de respiração durante um longo período de tempo, seu corpo literalmente se adapta ao novo normal que, então, o força a continuar respirando dessa forma. Isso o prende em um modo específico de respiração e o faz experimentar os sentimentos estressantes que produz; talvez até ache ser difícil pensar ou agir de maneira diferente. É um ciclo vicioso — você fica tão acostumado a certa quantidade de estresse física e mental que seu cérebro e corpo registram o fato como algo normal. De modo a manter o nível de estresse, você exige cada vez mais estresse com o passar do tempo.

O pior é que isso não acontece apenas em um nível fisiológico; você também começa a ficar *viciado* em pensamentos e comportamentos que produzem mais estresse. Talvez fique tão viciado que inconscientemente espera até o último minuto para fazer algo, ou aceita mais projetos do que pode administrar. Pode até escolher um relacionamento repleto de drama só para que possa sentir seu familiar eu estressante. Ou pode apenas pedir uma dose tripla de café para fazer seu cortisol subir a um nível que pareça "normal".

Neste capítulo, mostrarei que o estresse não precisa definir sua vida. Quando as coisas nos oprimem, elas bagunçam nossas emoções e normalmente parecem ser muito piores do que realmente são; mas se as tirarmos de nossa mente, elas perderão seu poder e também poderemos começar a pensar sobre como é possível dividi-las em partes menores e lidar com elas.

Agora, reflita.
- Quando se sente ansioso ou estressado?

Antes de um evento social ou de uma reunião importante? Talvez antes de precisar falar em público? E quando está atrasado?

- O estado de estresse ou ansiedade é algo que lhe parece "normal"?
- Você diz às pessoas: "sou uma pessoa ansiosa mesmo"?
- Também gostaria que você tentasse se lembrar de como respira durante as situações em que se sente estressado ou ansioso.
- O que percebe em sua respiração?

Como exploramos no Capítulo 1, quando está em um estado de estresse ou ansiedade, o lado simpático de seu SNA é ativado. Agora que entende como isso e seu oposto, o sistema parassimpático, funcionam, neste capítulo lhe mostrarei como usar sua respiração para reassumir o controle de seu estresse, reduzi-lo a um estado de calma e recuperar a harmonia em sua mente e corpo.

O estresse não precisa definir sua vida.

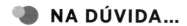

NA DÚVIDA...

Quando o assunto é transformar o estresse em calma, precisamos primeiramente entender que nossa respiração é bem binária: sua inspiração, seja lá como entra, "ligará" você de alguma forma, engajando seu impulso simpático (sua reação de estresse). Sua expiração o "desliga" — o parassimpático assume, e seu corpo e mente relaxam. Assim, ao brincar com velocidade, proporção e duração de suas inspirações e expirações, você pode controlar qual lado está mais dominante.

Digamos que está na sala de espera antes de uma entrevista importante de emprego. Você passou a semana inteira se preparando. Não é possível *estar* mais preparado. Mas à medida que a hora da entrevista se aproxima, você começa a se sentir nervoso e inquieto. Os nervos despertam. Você começa a respirar pelo peito, suas mãos se fecham, você sente a temperatura subir, sua mente começa a acelerar... e então, a voz em sua cabeça desperta.

Realmente preciso deste emprego. Espera, e se não o conseguir? Estarei ferrado. E se não o conseguir, provavelmente não sou bom o bastante. Com certeza não sou bom o bastante. Como é que estou aqui, para começar? Aposto que não sou tão qualificado quanto qualquer outro. Merda, esses sapatos eram os certos mesmo? Nunca faço nada certo... E por que está tão calor?

Agora, sua respiração está congelada. Sua boca fica seca. Suas mãos tremem.

A vida é meio estressante às vezes, e transformar o estresse simpático em calma parassimpática começa com uma frase. Podem ser as três palavras mais importantes deste livro. Prenda-as na geladeira, tatue-as em seu braço — não importa o que faça, mas não as esqueça. Elas salvaram tanto minha pele que não consigo mais contar as vezes:

NA DÚVIDA, EXPIRE.

Na dúvida: se está se sentindo ansioso, preocupado, oprimido ou em pânico, se não consegue dormir, está com problemas digestivos ou sente dor, tem náusea ou até cinetose — realmente, qualquer coisa que esteja lhe tirando do sério —, então *expire*. Uma expiração prolongada ativa sua reação parassimpática, promovendo o processo de descanso, digestão e reparo. Se acalmar sua respiração, sua mente fará o mesmo.

EXERCÍCIO 14

NA DÚVIDA, EXPIRE

- Inspire pelo nariz contando até quatro, sentindo sua barriga subir.
- Segure a respiração contando até quatro, mantendo-se calmo e imóvel.
- Expire pela boca contando até oito. Solte os ombros, relaxe o rosto, a mandíbula, atrás de seus olhos, até mesmo a testa.
- Repita quantas vezes forem necessárias até se sentir relaxado.

Quando estiver em um estado de estresse ou ansiedade, seus pensamentos tendem a acelerar e sua voz interior pode ficar mais alta ou começar a catastrofizar, como no exemplo da entrevista de emprego, e isso pode mantê-lo refém de sua reação ao estresse. Assim, podem ser necessárias algumas rodadas de nossa técnica "Na Dúvida, Expire" para se acalmar. Você também pode acrescentar pensamentos positivos ao exercício.

APOIO MORAL

Podemos trocar os pensamentos negativos em nossa mente que sempre acompanham o estresse por um engajamento positivo consciente de apoio moral. Quando seu cérebro diz: "não consigo fazer isso, sou inútil", você pode dizer em voz alta, ou mentalmente: "resolvo isso, consigo fazer isso com certeza, estou fazendo meu melhor." De fato, com o tempo e a prática, o apoio moral pode substituir os pensamentos negativos, de modo que em situações estressantes você esteja mais propenso a reagir com encorajamento. É uma boa ideia voltar às suas intenções no Exercício 1 (página 13) e acrescentar ou alterar uma de suas afirmações para que seja um pensamento positivo no qual possa se engajar ao longo do dia.

Você também pode começar a manhã colocando-se em uma mentalidade positiva, para que seu dia corra um pouquinho mais suave. Faça estas perguntas todas as manhãs:

- O que tornaria hoje um ótimo dia?
- Pelo que sou grato?

Quando pensa no positivo, aprende a ser mais otimista. É uma intenção positiva para o dia à frente. E a gratidão é ótima sempre que o estresse aparece: é uma emoção positiva que sentimos quando recebemos algo, e ela faz com que nosso cérebro inunde o corpo com químicos que nos fazem sentir bem, possibilitando sentirmos menos estresse ou medo. Tente isso. Pelo que é grato neste momento?

VAGO, NÃO VEGAS

Quando se trata de apertar o botão desligar, é melhor fazer amizade com seu nervo vago. Não se confunda com o nome: embora esse nervo influencie sua respiração e seus batimentos cardíacos, faça-o suar e falar, não deve ser confundido com a cidade de Las Vegas, altamente estimulante e festeira. O nervo vago é o oposto: é uma parte principal de sua reação parassimpática, que o faz se sentir relaxado. Ele tem duas divisões: vaga ventral (descanso e digestão) e vaga dorsal (congelamento). Esse nervo age como os olhos de seu sistema interno, sabendo se algo está desequilibrado.

- No ouvido, ele tem o sentido de tato, permitindo você saber se há algo à espreita.
- Na garganta, ele influencia suas cordas vocais, permitindo sua fala.
- Ele influencia os músculos atrás da garganta responsáveis pelo reflexo de vômito, se algo ficar preso lá.
- Ele influencia a respiração e ajuda a diminuir seus batimentos cardíacos.
- Ele influencia a contração de músculos nos intestinos para ajudar a digestão.

Graças ao vago, se estiver com fome, saberá quando comer, se sua bexiga estiver cheia, ele estimulará o músculo que o ajuda a urinar, se estiver estressado, ele pode pressionar os freios para diminuir sua respiração, seus batimentos cardíacos e sua pressão arterial.

O vago é como uma linha direta entre os órgãos e o cérebro.

Vagus, em latim, significa "vagar", então é um nome adequado, sendo um dos mais longos nervos craniais, indo de nosso cérebro até o torso, conectando órgãos importantes no caminho. É uma rede completa — um caminho, uma estrada de informações — composta por muitos nervos que conectam ouvidos, garganta, pulmões, coração, estômago, fígado, baço, rins e intestinos. É como uma linha direta entre os órgãos e o cérebro, permitindo que este acompanhe o que está acontecendo no corpo. E é o motivo subjacente pelo qual seu estado mental influencia sua digestão, respiração e seus batimentos cardíacos.

Alguns cientistas gostam de medir o quanto o nervo vago está "ligado" por meio de um tom vagal. Pode ser usado como um indicador de seu nível de estresse. Uma pessoa com um tom vagal alto tem mais controle da reação de seu corpo ao estresse comparada com alguém com um tom vagal baixo. Dizem até que o tom vagal é transmitido de mãe para filho, então se uma mãe é estressada e tem um tom vagal baixo, provavelmente o filho também o terá.

O vago é um componente importante na diminuição de seus batimentos cardíacos ao expirar. Seus órgãos também enviam mensagens ao cérebro por meio do vago. Apesar de ser parte do lado parassimpático do sistema nervoso, o vago nem sempre está relacionado a estados calmos. Ramificações do vago também podem ser muito estimulantes. Podem até causar o vômito. Então, talvez seja um pouco "Vegas", afinal.

Como podemos usar o nervo vago para nos sentirmos mais calmos? Pela respiração. Na próxima vez que sua mente inconsciente ativar uma reação de estresse — você sente os batimentos cardíacos aumentando e sua respiração acelerando —, diminua a respiração. Na dúvida, expire. Inspire contando até quatro, segure contando até quatro e expire pela boca contando até oito. Isso envia um sinal para outros órgãos e seu cérebro informando que não há ameaças. Está tudo tranquilo e você começa a se sentir calmo. Desta forma, sempre que o estresse e a ansiedade mostrarem a cara — antes de uma reunião, um encontro amoroso, uma prova ou sem qualquer motivo aparente —, você pode expirar para sentir-se mais calmo.

TEORIA POLIVAGAL

De acordo com o cientista comportamental Stephen Porges, o corpo não usa apenas seus sistemas simpático e parassimpático isoladamente; não ficamos apenas "ligados" ou "desligados". Em vez disso, Porges acredita que há momentos em que nosso corpo está em um estado híbrido de ativação e de calma, usando ambos os sistemas. Ele denomina tal estado de "sistema de engajamento social", e acredita que está conectado com nosso nervo vago e que desempenha uma grande parte em nossa habilidade de engajamento social.[3]

O engajamento social demanda uma abertura calma e estabelecida que só pode acontecer em um estado "vagal ventral" seguro, que se correlaciona com o lado parassimpático do sistema nervoso e com a reação de descanso e digestão. Qualquer estresse, ansiedade, preocupação ou estímulo simpático a partir desse estado cria ação — "eu consigo". Mas se o estímulo for forte ou repentino demais, podemos voltar ao estado parassimpático, só que desta vez, entrando no estado vagal dorsal, e "congelando" — "não consigo". Nós nos recolhemos, fechamos, sentimos desesperados e até presos — como nos casos das pessoas com depressão profunda. Porges propõe que você precisa passar pelo estado simpático para sair do hiperestímulo vagal dorsal e voltar à segurança do vagal ventral, assim como precisa passar por este para fazer o caminho contrário. Isso é algo que pode ser difícil para alguém que está deprimido, indiferente, oprimido ou sentindo desamparo ou desesperança agudos. Pode ser difícil entender a teoria, assim, passe um tempo observando o diagrama na página 107.

Foi levantada a hipótese de que as técnicas de respiração que estimulam a reação simpática de forma controlada podem permitir que alguém sinta seu retorno a um estado saudável de "engajamento social", definido pela abertura, compaixão, atenção plena e firmeza. Praticaremos algumas dessas técnicas na Parte 2: Trabalho mais Profundo (página 132).

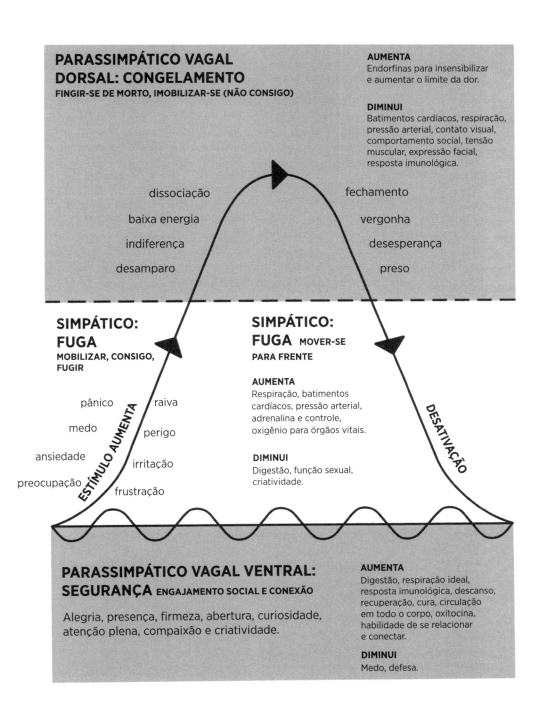

Estresse-se Menos, Durma Melhor e Administre a Dor / 107

TIRE TEMPO PARA RELAXAR

Nossa técnica "Na Dúvida, Expire" pode apagar o fogo do estresse ou do pânico na maioria das situações. Há, no entanto, algumas outras ferramentas úteis que você pode aproveitar para melhorar seu descanso e recuperação, especialmente para dormir e fazer digestão, ao provocar uma reação parassimpática. A coisa boa é que uma boa noite de sono e uma digestão saudável também podem nos impedir de ficarmos estressados demais, para começar.

Primeiro, porém, gostaria que você tirasse um tempo para pensar nos momentos em que se sente mais calmo e relaxado. A maioria de nós sabe reconhecer as atividades que nos levam de forma confiável ao nosso estado vagal ventral e nos fazem sentir relaxados, abertos, firmes e seguros. Qualquer tipo de autocuidado funciona: tomar um banho quentinho, deitar-se no sofá, acender uma vela ou fazer alongamentos, por exemplo. Mas no caos de nossa vida, geralmente não separamos um tempo suficiente durante o dia para realizá-las. É importante tirar um tempo para relaxar. Pense em colocar um momento de descanso em sua agenda, assim como o trabalho ou outras atividades mais exigentes. Pare de fazer, apenas seja.

Quando você se sente mais relaxado?

- Quando está perto de amigos ou familiares?
- Assistindo a um filme ou a uma série, ou lendo um livro?
- E quando está fazendo uma caminhada?
- Na natureza?
- Ou acariciando seu pet?
- Na banheira?

Como fica sua respiração nessas situações?

Agora, pense em como pode alocar um tempo diário para seu relaxamento.

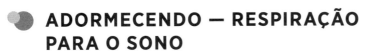
ADORMECENDO — RESPIRAÇÃO PARA O SONO

Quando estava nas turnês como DJ, dormia em tudo quanto é lugar e meu relógio biológico ficava perpetuamente confuso por meus padrões de sono. Eu varava noites, estava em diferentes fusos horários e bebia e festejava muito. Costumava "dormir em trânsito", o que literalmente significava tirar uma ou duas horas durante os voos ou as viagens de ônibus. Um sono anormal era meu normal. Este é um exemplo extremo. Contudo, muitos lutam para dormir. Lembra-se do Ian, que apesar de terminar seu dia exausto, passava suas noites encarando o teto? Talvez você já tenha passado por isso.

Cerca de 30% das pessoas em países desenvolvidos sofrem de insônia crônica.[4] Se você passou por estresse ou ansiedade, é muito provável que já tenha tido problemas para dormir também. Eles andam de mãos dadas. Pense nisto: nossa reação ao estresse é nosso sistema de lutar ou fugir, que tira você do perigo. Se seu cérebro está trabalhando na base de que pode haver um urso pardo embaixo da cama, você acha que vai adormecer facilmente? Com certeza não.

É preciso acalmar seu corpo e sua mente para permitir a ativação de seu sistema parassimpático e passar à reação de relaxamento, e você pode usar a respiração para tanto. Mas há algumas outras dicas úteis para pegar no sono que compartilharei com você aqui.

PREPARAÇÃO PARA DORMIR

Obtenha um pouco de luz natural durante o dia.

O sono está diretamente conectado com a luz. Na verdade, a luz é o controle principal de nosso ciclo dia-noite, influenciando tudo, desde a temperatura corporal e o humor até o metabolismo e nosso nível de hormônio do sono, a melatonina. Um estudo com pessoas com insônia revelou que a exposição à luz do dia melhorou de forma significativa a qualidade e a duração do sono. E também reduziu o tempo para as pessoas adormecerem em 83%.[5]

EVITE A LUZ AZUL

Há uma forma de luz que você deve evitar no fim do dia — o tipo emitido por seu celular ou por sua tela de computador. É chamado de luz azul. Ela engana o cérebro, fazendo-o pensar que é dia, o que significa que quando está com seu dispositivo à noite, o corpo para de liberar melatonina, dificultando que você pegue no sono.

Assim, nada de celular ou tela duas horas antes de ir para cama. Se *precisar* usar seu telefone ou olhar qualquer outra tela, então use filtro de luz azul. É possível fazer isso na maioria dos smartphones acessando as configurações. Alguns têm até o "modo noite" que deixa a temperatura das cores mais alta, para que não afete seu sono.

DESENVOLVA UMA ROTINA DE SONO

Seja consistente em suas horas de acordar e dormir. Isso criará um ciclo regular de sono que dirá ao seu corpo quando deve se sentir cansado. Otimize seu ambiente no quarto — reduza as luzes e o ruído, estabeleça a temperatura entre 15° e 19°, e use uma cama e travesseiros confortáveis. Não coma tarde (pare cerca de três horas antes de dormir) e evite alimentos que possam interromper seu sono, como comidas muito temperadas ou doces, ou que contenham laticínios. Pode até parecer óbvio, mas cuidado com o consumo de cafeína. Ela permanece elevada em seu sangue por seis horas, então tomar um cafezinho após as 15h está proibido! Também fique de olho em seu consumo alcoólico. Ele reduz a melatonina noturna, assim, se estiver tendo dificuldade para dormir, é melhor evitá-lo.

A ARMADILHA DA CAFEÍNA

Não me entenda mal, adoro um cafezinho. Mas se precisar melhorar seu sono ou até manter seus níveis de energia natural, a cafeína não é a melhor opção. Embora pensemos que ela nos dê energia, o que de fato ela faz é nos impedir de sentirmos cansaço, o que pode confundir o sono se a usarmos em demasia para impulsionar nosso dia.

Lembra-se do Capítulo 1, em que vimos como oxigênio + glicose = trifosfato de adenosina (ATP)? Depois que o ATP é consumido, ele se decompõe em adenosina. Ao longo de seu dia, a adenosina aumenta e se liga a receptores no cérebro, fazendo com que se sinta sonolento. É como se estivesse enchendo a banheira de adenosina o dia todo, e quando vai dormir, você puxa a tampa do ralo para esvaziá-la para o dia seguinte.

O especialista do sono Mathew Walker explica que, à medida que o nível de adenosina aumenta ao longo do dia, ela precisa de um lugar para sentar-se — que são os receptores cerebrais.[6] A cafeína, no entanto, bloqueia os receptores de adenosina que registram seu cansaço. É como se alguém tivesse ocupado todos os assentos disponíveis. Seu corpo continua produzindo adenosina, e quando a cafeína, por fim, diminui, seu cérebro está inundado com uma dose enorme dela e você tem um "crash de cafeína". Em tal estado, você tem dificuldade para fazer qualquer coisa, então toma mais uma xícara... e o ciclo continua.

Essa dose extra de adenosina advinda do consumo excessivo de cafeína nem sempre é extraída totalmente do corpo durante um ciclo padrão de sono e pode, portanto, contribuir para a sonolência da qual muitos de nós sofrem. Em geral, isso encoraja as pessoas a consumirem mais cafeína. É um ciclo vicioso que resulta em uma qualidade de sono ainda pior — e em cansaço durante o dia todo. Se precisar tomar seu cafezinho diário, limite-se a uma xícara, e tente não consumi-lo após as 15h, dando tempo ao seu corpo para limpar a adenosina quando for dormir.

EXERCÍCIO 15

ENTRE NA TERRA DO SONO:
A RESPIRAÇÃO 4-7-8

E agora, você descobrirá como a respiração pode ajudá-lo a dormir. Bem-vindo à respiração 4-7-8. É uma técnica que se tornou favorita para dormir, depois que o médico-celebridade Andrew Weil afirmou ousadamente que o método ajuda a maioria das pessoas a dormirem em um minuto.[7] Suas evidências se resumem a relatórios casuais de seus seguidores satisfeitos, mas o que sabemos é que ela ativa o sistema nervoso parassimpático, ajudando-o a relaxar após um longo dia — a técnica produz um aumento bem leve de dióxido de carbono em sua corrente sanguínea ao segurar a respiração, o que pode causar a sensação de sonolência. Isso não é apenas fantástico para a preparação do sono, mas também ótimo para levá-lo naturalmente de volta ao sono caso acorde durante a noite e se sinta desperto.

Veja como aplicá-la. Antes de ir para cama:

- Coloque a ponta da língua atrás dos dentes da frente, como se estivesse fazendo um som de "LLL".

- Feche a boca.

- Inspire pelo nariz contando até quatro, sentindo a barriga subir.

- Segure a respiração contando até sete. Mantenha-se calmo e relaxado.

- Expire pelos lábios franzidos, mantendo a língua no lugar, contando até oito. Permita que seu corpo inteiro relaxe e fique pesado.

- Repita dez vezes, ou mais, se necessário.

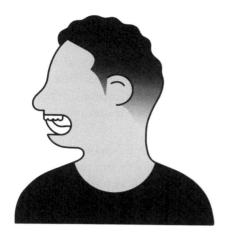

Coloque a ponta da língua atrás dos dentes da frente.

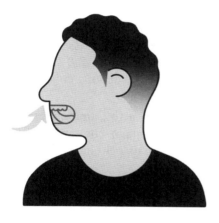

Feche a boca e inspire contando até quatro, depois, segure a respiração contando até sete.

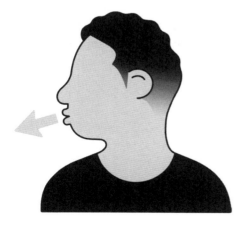

Expire pelos lábios franzidos contando até oito, mantendo a língua no lugar.

SONO PROFUNDO É QUALIDADE

Você acorda durante a noite? Ronca? Acorda com a boca seca? Sofre de apneia do sono? Acorda sentindo-se cansado ou asfixiado? Uma coisa é pegar no sono; ter um *sono de boa qualidade* é totalmente diferente. E uma boa noite de sono é uma parte importantíssima para reduzir o estresse durante o dia, como já mencionamos.

Para melhorar a qualidade de seu sono, reduzir as chances de roncar e acordar cheio de energia, você deve buscar melhorar sua respiração enquanto dorme. Qual é a ferramenta mais rápida e eficaz para isso? Fechar a boca e respirar pelo nariz, é claro.

É vitalmente importante que respire pelo nariz enquanto dorme. Talvez já esteja imaginando como podemos garantir isso. Sim, fita na boca.

Se já consegue suportar a fita na boca durante o dia por 20 minutos ou mais, como no Exercício 5 (página 64), então pode passar de nível para a fita noturna. Complete o exercício da respiração 4-7-8 (Exercício 15, página 112) para acalmar seu corpo e mente, e depois, coloque um pedaço de fita médica sobre a boca antes de dormir.

Se acordar constantemente pela manhã com a fita ainda presa, saberá que retreinou a si mesmo para respirar pelo nariz enquanto dorme. Você perceberá que também passará a respirar mais pelo nariz durante o dia. Vitória dupla!

É importante não fazer isso após uma noite de festa e bebedeira ou se está com o nariz congestionado ou entupido. Apenas use um pedacinho de fita microporosa e aplique seu melhor julgamento para mantê-lo seguro. Caso esteja incerto ou desconfortável quanto a fazer isso, apenas mantenha a respiração pelo nariz o máximo possível durante o dia; logo perceberá que fará essa respiração naturalmente no sono também.

É vitalmente importante que respire pelo nariz enquanto dorme.

APNEIA DO SONO

A apneia do sono pode fazer com que a pessoa pare de repente de respirar enquanto dorme. Quando isso ocorre, o dióxido de carbono se acumula no sangue, fazendo com que a pessoa que está dormindo acorde e arfe em busca de ar. Sua causa mais comum é a respiração pela boca e a língua enrolando e obstruindo a via aérea. Tal condição estraga o ciclo de sono e tem um efeito negativo na saúde.

A apneia do sono é o distúrbio de respiração mais comum enquanto dormimos, com cerca de 1 bilhão de pessoas, entre as idades de 30 e 69, afetadas globalmente.[8]

Se for o seu caso, não se preocupe. Normalmente pode resolver isso aplicando uma fita na boca antes de dormir.

MELHORANDO A DIGESTÃO POR MEIO DA RESPIRAÇÃO

Um dos fatores que mais contribuem para a má digestão e as mudanças no apetite é o estresse. É claro, os hábitos modernos de alimentação e os alimentos processados também levam culpa, mas se você tem uma respiração estressada — peito, reversa, congelada, caída ou caçada —, seu corpo e cérebro fecharão o sistema digestivo para priorizar as funções que o mantêm vivo.

Em algumas pessoas, a respiração estressada crônica diminui a digestão, causando inchaço, dor e constipação, enquanto em outras, o processo é acelerado, causando diarreias e visitas frequentes ao banheiro. Alguns perdem completamente o apetite.

A má respiração que o mantém em um estado de estresse crônico pode causar o desenvolvimento de condições como úlceras estomacais e síndrome do intestino irritável. Pode fazer com que seu peso flutue de seu equilíbrio saudável, causando a perda ou o ganho prejudiciais de peso.

EXERCÍCIO 16

MAMÃO COM AÇÚCAR: MELHORANDO
A DIGESTÃO POR MEIO DA RESPIRAÇÃO

Para ajudar seu sistema a digerir os alimentos adequadamente e a permanecer em um bom estado de equilíbrio, você precisa estar em um estado parassimpático: o estado de descanso da *digestão* e do reparo. A ideia está na descrição. Assim, ao sentar-se para comer, antes mesmo do garfo chegar perto do prato, você precisa dizer ao seu cérebro e corpo que está em um estado relaxado para que eles direcionem o fluxo sanguíneo para os órgãos responsáveis pela digestão.

- Pause antes de cada refeição.
- Depois, inspire pelo nariz contando até cinco, sentindo a barriga subir.
- Expire pela boca contando até quinze.
- Repita cinco vezes.

Pode até pensar sobre a incrível jornada pela qual os alimentos passaram até chegar ao seu prato. E agradeça todo o trabalho e esforço para que estivessem à sua frente. A gratidão promove a calma e a calma promove a digestão.

CORTES E MACHUCADOS

Ativar sua resposta parassimpática não se limita às vezes em que busca sentir-se mais calmo, dormir melhor ou digerir seu alimento. Outro motivo poderoso para ativá-la é para lidar com a dor. Sei muito bem disso. Fui uma criança desordeira. Ao longo de minha infância, tive cortes, arranhões, esfolados, torções e fraturas. Isso é o que acontece quando você passa tempo demais com o Ursinho Durão. Mas não é necessário ser o próximo Evel Knievel (o dublê de motocicleta que chegou ao livro de recordes do Guinness por sofrer 433 fraturas) para saber como é desagradável se machucar. Certamente você topou o dedão do pé ou queimou a mão ao tirar uma forma do forno. Mesmo se nunca teve uma fratura, provavelmente já teve uma daquelas enxaquecas de partir o crânio que faz com que olhar a mais fraca luz pareça que está caminhando rumo ao sol. A dor atinge a todos nós, e de todas as formas — terrível, aguda, ardente, sofrida ou latejante. Pode ser curta ou longa, física ou emocional, e pode permanecer em um lugar ou se espalhar por todo o corpo.

A dor é apenas uma forma de seu corpo lhe dizer que há algo de errado. Todos queremos nos livrar da dor, assim como do estresse, mas em alguns respeitos, ela é algo positivo. É outro alarme. Se está machucado ou doente, ela está lá para lhe informar que precisa fazer ou parar de fazer algo. Por exemplo, quando coloca a mão sobre o fogo, seus nervos enviam um sinal para o cérebro e seu cérebro envia uma mensagem de dor. A dor grita para você pedindo que pare de encostar no fogo e faça algo para esfriar a pele. Usando um exemplo mais sutil, se você caminha com o tornozelo machucado e sente dor, seu corpo está lhe dizendo que ainda está machucado e que precisa parar de caminhar para que possa sarar.

Nós memorizamos nossas reações à dor, sejam físicas ou emocionais, para nos impedir de estarmos em situações em que a sentimos novamente. Tente o seguinte agora: feche os olhos e imagine colocar sua mão no fogo. Sentiu alguma resistência? Embora a memorização da dor seja essencial para nos manter seguros de dores futuras, quando ela se torna persistente ou crônica, também pode criar estresse e tensão. Assim, não surpreende que muitas pessoas com esse tipo de dor tentem se desconectar de seu corpo — bebendo, usando drogas ou por outros meios — de modo a evitá-la. O problema é que, ao fazer isso, elas se desconectam da habilidade inata de seu corpo para se curar e encontrar o equilíbrio.

Muitos que sentem até mesmo uma dorzinha minúscula saem correndo em busca de algo para anestesiá-la. Porém, quando tentamos evitar até as dores menores, que são relativamente fáceis de suportar, não nos damos uma chance de adaptar e crescer. É um pouquinho parecido a como, se você sempre toma café assim que acorda pela manhã, talvez nunca consiga *de fato* gerenciar seus níveis de energia. O mesmo se dá para o consumo de álcool. Se você vai atrás daquela taça de vinho após um dia difícil no trabalho, nunca permite a si mesmo aprender como relaxar e mudar do "modo trabalho" para o "modo descanso". O pior é que seu corpo se adapta muito rápido às coisas que você coloca para dentro.

Da mesma forma que a respiração mais rápida ao longo de um período prolongado de tempo pode fazer com que seu corpo adapte sua bioquímica para que permaneça equilibrado, nosso corpo é muito bom para mudar seu padrão químico de modo que precisemos cada vez mais das coisas que ingerimos para obter o mesmo efeito, seja cafeína, bebidas ou qualquer outra coisa. Até os analgésicos, embora sejam vitais para certas doenças, é claro, podem nos fazer mal sutilmente. A boa notícia é que podemos aprender a usar nossa respiração como apoio; é uma maneira natural de reduzir e gerenciar as dores mais leves e o desconforto associado a elas.

PERCEPÇÃO DA DOR

A percepção da dor varia de pessoa a pessoa e não há um teste padronizado para medir sua intensidade. Ela é subjetiva, influenciada por sua composição genética, suas emoções, personalidade e estilo de vida, junto a seus sentimentos, opiniões e experiências passadas. Se teve a sorte de não sentir muita dor em sua vida, a primeira experiência de uma grande dor, como um pulso quebrado ou um tornozelo torcido, pode chegar ao nível máximo, 100%. Contudo, outra pessoa que sinta uma nova dor similar, mas com a experiência de já ter dado à luz ou tido pedra nos rins, pode dizer que o nível dessa dor é de 50%, comparado com sua experiência passada (que foi de 100% para elas). Você também pode se acostumar com a dor. Quando minha avó era criança, ela teve osteomielite, uma dolorosa infecção nos ossos. Isso aumentou seu nível de limite à dor — de fato, sua tolerância à dor era tão alta que certa vez, quando adulta, quebrou o braço e nem se deu conta. A maioria de nós sentiria uma dor significativa na mesma situação. Visto que nossa dor é única e influenciada por experiências passadas, e considerando que nossa respiração mapeia essas experiências, você pode usá-la para ajudar a aguentar a dor.

RESPIRANDO PARA PROCESSAR A DOR

O ritmo, a taxa e o fluxo de sua respiração mudam quando sente dor. Isso porque ela é estressante, então estimula o sistema nervoso simpático. Os hormônios do estresse, incluindo a adrenalina e o cortisol, são liberados e agem como analgésicos naturais ao se vincularem com os receptores opioides em seu cérebro para bloquear a percepção da dor. É por isso que um jogador de rugby pode não perceber que quebrou o nariz durante a partida, mas sentir uma agonia mais tarde: a dor é normalmente atrasada após um machucado ou acidente porque você está muito carregado de adrenalina no momento do machucado. Independentemente de sua dor ser crônica ou leve, sua reação simpática é ativada e os hormônios liberados dessa forma.

Um estudo sugeriu que a maneira pela qual você respira desempenha uma parte importante em como processa a dor.[9] Isso pode não surpreender nenhuma mãe que tenha experimentado o alívio natural da dor que a respiração fornece durante o parto. A respiração lenta, profunda e focada é uma maneira poderosa de aliviar muitas formas de dor. Por exemplo, quando está sentindo uma dor aguda, como ao se cortar na cozinha ou bater a cabeça em um teto baixo, seu corpo reage com choque, aumentando a tensão, acelerando os batimentos cardíacos e respirando mais superficialmente — uma reação clássica ao estresse. Ao diminuir e acalmar a respiração, aumentando a duração da expiração e usando técnicas como as que praticamos neste capítulo, podemos ativar nossa reação parassimpática, diminuir os batimentos cardíacos, acalmar nossa mente e permitir que a tensão saia do corpo e que o corpo se repare. Tais técnicas também reduzem a inflamação e a reação imediata à dor.

Quando a dor continua por mais de 12 semanas apesar da medicação ou do tratamento, podemos denominá-la *crônica*. Exemplos comuns de dor crônica física incluem dores de cabeça, artrite ou dores nas costas. Há uma necessidade real de descobrir maneiras de lidar com a dor crônica que não envolvam drogas farmacêuticas, que geralmente são viciantes e, em longo prazo, podem potencialmente causar mais problemas do que resolver. A Harvard Health Publishings coloca a "respiração profunda" no topo da lista contendo maneiras para controlar a dor crônica, acrescentando que ela é "central a todas as técnicas" listadas para lidar com a dor.[10]

Muitos tipos de dor crônica — incluindo as de cabeça, pescoço e costas — podem às vezes ser causadas pela má respiração, para início de conversa. Se está fazendo uso exagerado dos músculos do peito e do pescoço em vez de permitir que o diafragma carregue o peso de sua respiração, eles podem ficar exaustos e frágeis. Pratique "Na Dúvida, Expire" *(Exercício 14, página 102)* durante 5 minutos por dia para ajudar a mitigar as reações à dor, mesmo se tiver dor crônica. Se está buscando mais maneiras de reduzir a dor, há outras ferramentas que são boas para acrescentar ao seu arsenal.

A maneira pela qual você respira desempenha uma parte importante em como processa a dor.

EXERCÍCIO 17

VISUALIZAÇÃO PARA ALÍVIO DA DOR

A visualização é quando usamos nossa imaginação para criar uma imagem ou cena em nossa mente. Os atletas relatam com frequência que usá-la para suplementar seus treinamentos ou imaginar que ocorreu tudo bem em um evento antes de ele acontecer, aumenta drasticamente seu desempenho. Visualizar imagens ou cenas positivas e agradáveis em nossa mente pode nos distrair da dor e nos dar uma sensação maior de conforto e controle. Quanto mais você consegue redirecionar seu foco para longe da dor, mais fracos os caminhos neurais associados a ela se tornam. Quanto mais focamos o sentimento da dor, mais forte esses caminhos ficam. A visualização é, por tanto, um exercício útil ao respirar através da dor. E embora algumas envolvam imaginar-se em um lugar pacífico, como na praia ou na floresta, e sejam uma ótima maneira de ajudá-lo a relaxar, para a dor eu gosto de usar uma visualização mais ativa para auxiliar sua diminuição: imaginar a luz.

Permita-me explicar.

Vamos aplicar esta visualização para nossa técnica "Na Dúvida, Expire" (Exercício 14, página 102) (inspirando por quatro, segurando por quatro e expirando por oito). Este pode ser um exercício especialmente útil para as dores temporárias e leves, como dores musculares, machucados ou cólicas menstruais.

- Encontre uma posição confortável, sentado ou deitado.
- Feche os olhos e permaneça imóvel por um minuto para permitir que mente, corpo e respiração se ajustem.
- Agora, imagine uma luz branca e brilhante o iluminando, uma luz de cura, de nutrição.
- Apenas visualize banhando-se nessa luz; imagine que ela está purificando seu corpo.
- Agora, gostaria que se imaginasse respirando pelo nariz sob essa luz branca, contando até quatro, e imagine seu corpo inteiro sendo preenchido com a luz de cura.
- Segure contando até quatro, enviando essa luz para suas pernas e dedos do pé, seus braços, mãos e dedos, preenchendo todo seu corpo.
- Expire pela boca contando até oito, permitindo que todo o seu corpo realmente relaxe, e imagine que a luz está saindo de seu corpo.

- Inspire contando até quatro, imagine-se respirando sob a luz branca de cura.
- Segure contando até quatro, desta vez direcionando a luz para a área da dor, imaginando que a luz está dissolvendo sua dor.
- Expire pela boca contando até oito, imaginando que a luz está saindo de seu corpo junto à dor. Realmente tente visualizar a dor saindo de seu corpo.
- Pratique esses três últimos passos por 5 minutos ou mais.
- Se tem dores crônicas, faça este exercício diariamente.

ALIVIE SUA CABEÇA LATEJANTE

As dores de cabeça são as piores. Podem ser causadas por inúmeros motivos: resfriados ou gripe, estresse, problemas de visão, má postura, falta de sono, desidratação ou muitas bebidas na noite anterior. Seja lá o que estiver fazendo sua cabeça latejar, aqui temos três maneiras com as quais pode reduzir um pouco da tensão que elas causam.

EXERCÍCIO 18
PANELA DE PRESSÃO: A RESPIRAÇÃO 7-11

Às vezes, quando sua cabeça está martelando, segurar rapidamente a respiração por 4 segundos como em nossa técnica "Na Dúvida, Expire" *(Exercício 14, página 102)* pode criar um leve aumento de pressão no corpo. Então, com as dores de cabeça, pode achar a respiração 7-11 mais útil. É bem lenta e relaxante, com uma longa exalação para promover a reação parassimpática. Isso ajuda a acalmar a mente, relaxar o corpo e aliviar a cabeça latejante. É um exercício facílimo; o título já diz tudo.

- Encontre um lugar confortável, inspire pelo nariz contando até sete e sinta a respiração expandir profundamente seu torso.
- Expire pela boca contando até onze.
- Ao expirar, faça um esforço consciente para relaxar seus ombros, mandíbula, rosto, testa e atrás de seus olhos; solte toda a tensão.
- Repita conforme necessário.
- Você pode acrescentar a visualização da luz a esta prática também, se desejar, para ajudar a imaginar a dor saindo de seu corpo.

EXERCÍCIO 19

VENÇA O CALOR

Todos ficamos com calor e incomodados às vezes, e isso pode ativar o surgimento de uma dor de cabeça — tempo demais sob o sol, ondas de calor ou até mesmo o calor e a tensão que acompanham a raiva ou o estresse. Além de não deixar de se hidratar em tais situações, esta técnica "vença o calor" é perfeita para ajudar a esfriar e suavizar a mente.

- Aperte os dentes gentilmente, garantindo que as fileiras superiores e inferiores se toquem, e abra os lábios de leve.
- Inspire pelos dentes usando o diafragma contando até quatro, permitindo que o ar fresco corra pelos dentes e língua.
- Expire pelo nariz contando até oito.
- Procure fazer quatro rodadas e veja como se sente.
- Também pode incorporar um pequeno movimento da cabeça a esta técnica, ao erguer o queixo para o céu ao inspirar e baixá-lo de volta ao expirar; movimentar seu pescoço lentamente pode ajudar o fluxo sanguíneo e reduzir os sintomas de uma dor de cabeça.

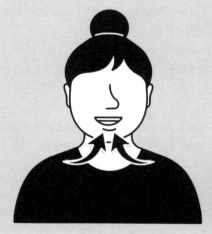

Inspire pelos dentes gentilmente pressionados contando até quatro.

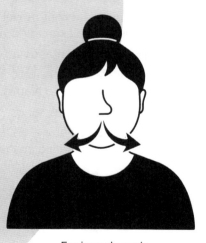

Expire pelo nariz contando até oito.

EXERCÍCIO 20
TÊMPORAS TENSAS

O exercício da "respiração do leão" alonga os músculos temporais, que estão nas têmporas e ligam as juntas mandibulares a cada lado de sua cabeça. Esses músculos normalmente contribuem para tensionar as dores de cabeça. Este exercício ajuda esses músculos a se soltarem e relaxarem enquanto você respira. É outro ótimo para ajudar a aliviar o estresse e eliminar as toxinas do corpo.

- Encontre uma posição confortável sentado.
- Incline-se para frente de leve e coloque as mãos sobre os joelhos.
- Inspire pelo nariz, usando o diafragma.
- Abra bem a boca, coloque a língua para fora e estique-a o máximo que conseguir em direção ao queixo.
- Expire forçadamente, fazendo um som de "ha" enquanto esvazia todo o ar de seus pulmões.
- Respire normalmente por alguns ciclos.
- Repita quatro vezes.
- Termine respirando lenta, profunda e gentilmente entre 1 a 3 minutos.

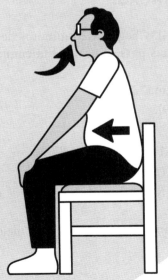

Inspire pelo nariz, sentado e com as mãos sobre os joelhos.

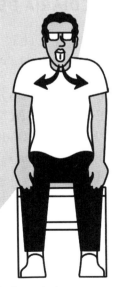

Expire pela boca com a língua esticada em direção ao queixo.

Agora você aprendeu tudo sobre o básico da respiração, e o que sua respiração diz sobre você ao aprender mais sobre os arquétipos respiratórios. Você aprendeu como a respiração está intimamente relacionada com o sistema nervoso autônomo — suas reações simpática (S de *stress*) e parassimp*ática (P de paz) — e como pode aproveitar isso para passar a um estado de calma, para dormir melhor, melhorar sua digestão e processar a dor.*

Você aprendeu como começar a consertar sua respiração ao usar seu nariz e diafragma, ao diminuir seu fluxo e melhorar sua tolerância ao dióxido de carbono, e agora está sentindo mais equilíbrio ao longo do dia. Você também aprendeu a técnica "Na Dúvida, Expire" *(Exercício 14, página 102)*, entre outros exercícios úteis, que pode utilizar sempre que as coisas parecerem sair do controle.

Daqui em diante, você deve continuar praticando os exercícios a seguir diariamente. Além disso, a consciência sobre sua respiração ao longo do dia é o segredo. Realmente procure prestar atenção à sua respiração e como ela muda. Continue testando sua tolerância ao dióxido de carbono (Exercício 12, página 93) semanalmente, e consulte novamente as intenções que estabeleceu no início deste livro (Exercício 1, página 13) para realmente ficar de olho em seu progresso.

SUA PRÁTICA DIÁRIA DE RESPIRAÇÃO:

Exercício 5: "Feche com Fita" (página 64). Chegue a 20 minutos de respiração com a boca fechada por dia, depois passe a usar a fita enquanto estiver dormindo.

Exercício 8: "Libere a Tensão no Diafragma" (página 77).

Exercício 9: "Empurre o Céu" (página 79).

Exercício 10: "Respiração Diafragmática" (página 82).

Exercício 11: "Respiração na Proporção Mágica" (página 87).

Exercício 13: "Devagar se Vai ao Longe" (página 94).

Exercício 15: "Entre na Terra do Sono: A Respiração 4-7-8 (antes de dormir) (página 112).

Exercício 16: "Mamão com Açúcar: Melhorando a Digestão por meio da Respiração (antes de comer) (página 117).

SEMPRE QUE PRECISAR DE UMA AJUDINHA EXTRA:

Exercício 4: "Técnica de Desentupimento Nasal" (página 62).
Exercício 14: "Na *Dúvida, Expire*" (página 102).
Exercício 17: "Visualização para Alívio da Dor (página 123).
Exercício 18: "Panela de Pressão: A Respiração 7-11" (página 125).
Exercício 19: "Vença o Calor" (página 126).
Exercício 20: "Têmporas Tensas" (página 127).

Embora esses exercícios o ajudarão a respirar melhor, dormir profundamente e gerenciar seu estresse e sua dor, o verdadeiro poder da respiração em sua saúde e seu bem-estar se revela quando fazemos um trabalho mais profundo. Nos próximos três capítulos, começaremos uma jornada mais longa rumo ao seu corpo e mente. Exploraremos como sua respiração é afetada por suas emoções e seus traumas, e como isso, por sua vez, pode afetar sua saúde e seu bem-estar. Antes que diga: "nunca passei por nada traumático. Esta próxima seção não é para mim", quero lhe dizer que nosso corpo e mente armazenam todos os tipos de experiências, grandes e pequenas, como o trauma. Isso aparece em suas crenças, sua respiração, seu comportamento e sua saúde geral física, mental e emocional. Nesta próxima seção, vou ensiná-lo como começar a estabilizar suas emoções, analisar seus traumas, entender suas crenças e criar uma mudança positiva, longa e duradoura em sua respiração e vida.

PARTE 2: TRABALHO MAIS PROFUNDO

Capítulo 5

Entenda Suas Emoções

UM MUNDO DE EMOÇÃO

É seu aniversário. Você está tentando organizar uma festa com seus amigos. Jonny — bem, ele disse que não estará aqui neste fim de semana, Renata precisa terminar o curso e Leo e Inês nem responderam a mensagem no grupo. Até seus familiares lhe disseram que estão ocupados, mas que tentarão fazer alguma coisa durante a semana. Você se sente um pouco desapontado, para dizer o mínimo, e um peso cai sobre seus ombros. Sua respiração fica congelada. Então, por fim, você recebe uma mensagem da Cris.

— Podemos nos encontrar depois do trabalho — diz ela.

Você se anima um pouco. — Vamos nos encontrar na ponte do canal e podemos atravessá-la até o café para comermos algo. Vou reservar uma mesa para nós.

Você ainda está um pouco desalentado, mas animado porque, pelo menos, uma pessoa quer sair. Assim, vai se encontrar com Cris, dirigindo-se ao café.

— Olá — diz um garçom sorridente. — Sua mesa é ali atrás. É só passar pelas portas duplas.

Você passa por um grupo grande e se sente muito mal porque não era você ali. Mas ao empurrar as portas para abri-las, tcharan, serpentinas voam pelo ar!

— Surpresa! — surge o coro. — Parabéns pra você, nesta data querida...

Você analisa o ambiente. Todas suas pessoas favoritas no mundo estão lá: Jonny, Renata, Leo, Inês, sua família inteira, os primos que nunca vê, até seu melhor amigo que se mudou para o outro lado do mundo e que veio para celebrar com você. As endorfinas preenchem seu corpo, sua respiração flui naturalmente e a alegria toma conta de você, levando-o às lágrimas.

A vida seria muito chata sem emoções. São o tempero da vida. Num piscar de olhos, tudo pode mudar; rejeição pode se tornar alegria. A emoção é como música — ela flui, é sentida e difícil de descrevê-la com palavras.

● EXPRESSE-SE

Como sabemos, as emoções são complexas. Algumas, como o luto, podem ser compostas por diversas emoções "menores", como tristeza, raiva e frustração. Outras podem persistir ao longo do tempo e se transformar em emoções distintas, como a raiva não expressada se tornando ressentimento. As emoções simplesmente não cabem certinho dentro de caixas. Mas o importante a perceber é que os tipos de emoções que provavelmente sente diariamente — as simples, como medo, estresse, felicidade ou raiva — *podem* ser abordadas e processadas, e isso lhe dará mais resiliência, inteligência emocional e controle em seu dia a dia.

A palavra "emoção" vem da palavra latina *emotere*, que significa "energia em movimento". Quando sente uma emoção, está simplesmente reconhecendo certas energias se movimentando pelo seu corpo, uma *carga sentida* com base no que você está experienciando. As emoções podem fazê-lo pular e gritar após receber uma boa notícia, cair no chão soluçando quando não encontra as chaves de casa ou retirar-se completamente depois de uma discussão.

Cada emoção vem com um padrão e fluxo diferentes de respiração.

Quando há uma mudança na química de seu corpo, como quando sente uma emoção, ele tenta readquirir o equilíbrio ao soltar essa emoção — o que chamamos de *processamento emocional*. Quando você ri, chora ou grita, o corpo está tentando soltar a energia e permitir que você a process. A respiração é uma parte importante disso; é o mecanismo que ajuda a facilitar a liberação da emoção. Cada emoção vem com um padrão e fluxo diferentes de respiração.

Tente o seguinte.

Imite a ação de rir, agora mesmo. Consegue sentir o ritmo de sua respiração mudar? Sua expiração oscila ao expelir ar estagnado dos pulmões. A risada expande os minúsculos sacos aéreos nos pulmões, e cria mais espaço para a entrada de oxigênio fresco. Certo, agora vamos imitar o choro. Como sua respiração está fluindo? É mais restrita, curta e

Entenda Suas Emoções / **135**

superficial? Muito bem, mais uma: quero que imite a raiva. O que acontece com sua respiração? O que acontece em seu corpo? Consegue sentir que está se tensionando e seus músculos contraindo?

As emoções positivas são sentidas como uma expansão do corpo e da respiração, e as negativas como uma contração. Às vezes também restringimos nossa respiração conscientemente como uma forma de controlar uma explosão emocional, seja positiva ou negativa — como naquela vez em que teve que segurar a respiração para parar de rir do seu professor no colégio, ou quando a segurou para impedir as lágrimas de caírem na frente de seus colegas de trabalho.

As emoções, tanto positivas como negativas, levam a reações comportamentais, quando você *expressa* — sua respiração e emoção fluem; você ri, chora, grita — ou *reprime/suprime*, que, em geral, se correlaciona com sua respiração ficando restrita e suas emoções "presas" — elas permanecem no corpo, não expressas e, portanto, não resolvidas.

Quando suas emoções estão desequilibradas, ou quando você não se permite expressá-las, isso cria problemas. Talvez tenha uma explosão emocional e bata algumas portas, talvez diga algo de que se arrependa mais tarde ou tente reprimir completamente o sentimento pela evitação, distração ou pelo uso de substâncias. Porém, varrer as emoções para debaixo do tapete não ajuda, e foi comprovado que isso causa estresse, ansiedade, problemas de sono, depressão, vícios e, com o passar do tempo, até doenças. É por isso que é superimportante se expressar (de modo seguro e adequado) e permitir que o processamento emocional aconteça como deve. Normalmente chamamos tal processo de *integração*.

Depois de muita experiência em meus atendimentos, diria que os piores hábitos respiratórios e os arquétipos correspondentes que formam surgem dos padrões de respiração presa, quando as pessoas tentam varrer as emoções para debaixo do tapete. É importante não evitar suas emoções, mas entendê-las e melhorar sua habilidade de senti-las, e liberar a respiração para que não as prenda. Quando está sintonizado com suas emoções, você toma decisões melhores e tem mais controle sobre suas ações. Sua respiração flui livremente e você se sente mais saudável e feliz. Neste capítulo, aprenderemos como trabalhar com suas emoções, e não contra elas.

136 / O Poder de Cura da Respiração

DEIXE AS LÁGRIMAS ROLAREM

Embora o choro cause uma ruptura no ritmo de nossa respiração, ainda assim é uma ação essencial e uma maneira comum pela qual expressamos emoções, sejam positivas ou negativas. Um estudo de 2014 descobriu que o choro tem um efeito calmante, pois ativa o sistema nervoso parassimpático para reduzir o estresse da emoção e libera um químico que nos faz sentir bem chamado oxitocina, aliviando a dor física e emocional e melhorando o humor.[1]

Demonstrou-se que quando os humanos choram em reação ao estresse, suas lágrimas contêm um número aumentado de hormônios do estresse, que, como presumem os pesquisadores, pode ajudar a reduzir os níveis químicos desse hormônio durante uma experiência emocional.[2]

Outro estudo demonstrou que o choro está relacionado a um comportamento de apego e a manifestações de apoio ao nosso redor, uma ferramenta pré-verbal que aprendemos ainda quando bebês antes de podermos nos comunicar pelas palavras.[3]

REGRA DOS 90 SEGUNDOS

Já percebeu como as criancinhas são muito abertas com suas emoções? Num momento estão de birra, no outro estão brincando felizes como se nada tivesse acontecido. Agora são carinhosas e amáveis, em seguida já estão bufando irritadas e indelicadas. Isso porque estão formando a personalidade e ainda não desenvolveram crenças claras sobre o mundo. Embora possa ser estressante ficar saltando de uma emoção para outra rápido demais, as crianças geralmente permitem que suas emoções passem pelo corpo, como deveriam mesmo. E embora nem sempre seja adequado expressar nossas emoções como as crianças fazem, é importante reconhecer que se as suprimirmos, a experiência que as causaram se transforma em outra pedra em nossa mochila.

A cientista do cérebro Dra. Jill Bolte Taylor, de Harvard, autora de *A cientista que curou seu próprio cérebro*, descobriu que uma simples reação emocional, expressada na mente e em seu processo químico corporal correspondente, dura apenas 90 segundos. Se você reconhecer e sentir totalmente suas emoções — digamos que percebe uma explosão de raiva e permite completamente que flua em você —, elas se dissipam dentro de 90 segundos.

Isso me deixa de queixo caído. Às vezes sinto que minhas emoções duram dias, semanas e anos! Se perceber que uma emoção está ficando mais do que aqueles 90 segundos é porque você contraiu o corpo e segurou a respiração para prender a emoção, ou então criou uma história em torno dela. Isso pode ocorrer de forma consciente ou inconsciente. Por exemplo, quando começamos a nos sentir ansiosos, a história que alguns contam a si mesmos pode ser mais ou menos assim: "sinto-me ansioso quanto ao futuro porque não consigo fazer nada, sou inútil." Por meio desse pensamento ansioso, sua respiração fica ansiosa, a emoção se intensifica, potencialmente espirala e dura mais tempo. E quanto mais repassamos as memórias das experiências que criaram a emoção, quanto mais ficamos obcecados com os pensamentos correspondentes que atrelamos a ela, mais permaneceremos presos em um ciclo emocional, com seu padrão respiratório correspondente, que fica cada vez mais difícil de quebrar.

É claro, quando se trata do processamento emocional, há uma grande diferença entre os sentimentos de decepção que você sente quando acabou seu sabor favorito na sorveteria e o desgosto que sente após o término de um relacionamento. Isso se relaciona com a diferença entre emoções simples e complexas que descrevi antes. Certas experiências, como o desgosto, podem ser tão devastadoras que produzem uma emoção complexa imediatamente. Em outras situações, emoções simples como a decepção pode acabar se desenvolvendo em uma emoção complexa, como um profundo arrependimento, com o passar do tempo. Talvez se lembre disso acontecendo no último capítulo, no exemplo "antes da entrevista de emprego".

É muito mais difícil de processar as emoções complexas, mas muitas das que sentimos começam como emoções simples que espiralaram e saíram do controle. Assim, antes de qualquer coisa, vamos resolver isso com um método para processar nossas emoções "simples" — aquelas que todos enfrentamos diariamente — e impedi-las de se intensificar e espiralar em emoções mais complexas.

ESPIRAIS EMOCIONAIS

Felizmente, as espirais emocionais podem ser tanto positivas quanto negativas.

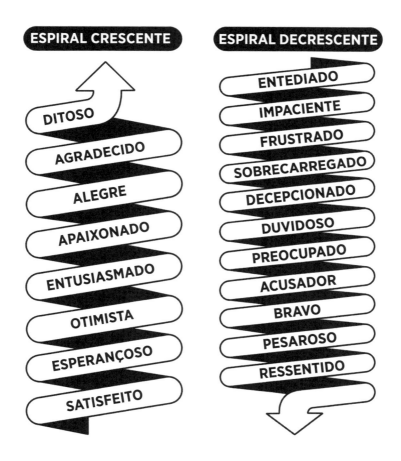

Uma maneira poderosa e segura de libertar-se de uma espiral de emoções negativas, que também o permite sentir completamente a emoção que está atualmente se movendo por seu corpo é a técnica "Reconheça-Respire-Ressignifique".

EXERCÍCIO 21

RECONHEÇA-RESPIRE-RESSIGNIFIQUE

Esta técnica envolve você se tornar mais consciente de seus sentimentos e pensamentos à medida que aparecem ao longo do dia. Ela o encoraja a aceitá-los, processá-los e investigá-los durante 90 segundos, antes de deixá-los ir.

RECONHEÇA

O primeiro passo é reconhecer sua emoção.

- O que está sentindo?
- Perceba isso em seu corpo e se familiarize com o sentimento.
- Onde você sente isso no corpo? Seja específico. No peito ou no abdômen? A sensação se espalha para outro lugar?
- Quando você reconhece as emoções, pode começar a considerar sua reação, em vez de reagir impulsivamente à situação.
- Agora, defina a emoção que está sentindo. Reconheça-a e aceite-a — mas não se entregue a ela.
- Por exemplo: "Estou bravo e frustrado", se transforma em: "Estou sentindo ou experienciando raiva e frustração."

RESPIRE

Agora que reconheceu sua emoção, pode começar a respirar através dela. Isso permitirá que seu corpo comece a processá-la e integrá-la.

Uma boa ideia é permitir-se apenas respirar calmamente por pelo menos 90 segundos; seu corpo talvez siga um ritmo intuitivo que lhe pareça o melhor para fazer a emoção seguir em frente. Se isso está parecendo avançado ou abstrato demais, continue lendo.

Descobri que a melhor prática para ajudar a alterar um estado emocional é algo que chamo de "respiração cantarolada". Ajuda a libertar a mente da agitação, frustração, ansiedade ou raiva. Como esta prática envolve certo som e movimento, talvez queira encontrar um lugar no qual sinta-se confortável, especialmente se está numa área pública.

- Inspire pelo nariz contando até cinco, sentindo a barriga subir.
- Com a boca fechada, faça um som "hum" pelo tempo máximo que conseguir, ao mesmo tempo em que sacode as mãos, braços e corpo.

140 / Exercício 21 – Reconheça-Respire-Ressignifique

Imagine que está sacudindo as emoções para fora de seu corpo enquanto faz o som.

- Repita quatro vezes ou mais (para que ultrapasse os 90 segundos).

RESSIGNIFIQUE

Então, você reconheceu suas emoções e respirou através delas. Seu último passo é ressignificá-las agora. Isso quer dizer pensar nelas de uma forma diferente.

Você ressignifica suas emoções fazendo-se estas quatro perguntas:

1. O que aconteceu para me fazer sentir desta maneira?
2. Há uma explicação que faça sentido?
3. O que quero fazer agora? (Esta é uma oportunidade de reconhecer um desejo para sentir-se diferente, emocionalmente falando.)
4. Há uma maneira melhor?

Digamos que uma entrevista de emprego não saiu como esperava. A sensação de decepção, combinada com o peso da expectativa, poderiam normalmente fazê-lo entrar em uma espiral emocional negativa. A técnica "Reconheça-Respire-Ressignifique", por sua vez, pode ajudá-lo a processar essa emoção, começando uma espiral ascendente de sentimentos positivos. E lembre-se, devido à nossa tendência negativa, se uma emoção não está espiralando para cima, mesmo que lentamente, ela está espiralando para baixo.

Permita-me demonstrar:

P: O que aconteceu para me fazer sentir assim?

R: Fui rejeitado para meu trabalho dos sonhos.

P: Há uma explicação?

R: Sim, não tenho experiência suficiente.

P: O que quero fazer agora? (Reconheça seu desejo emocional.)

R: Quero atirar meu celular na parede.

P: Há uma maneira melhor?

R: Sim, pedir feedback e adquirir mais experiência para que possa tentar algo semelhante no futuro.

Pode precisar de um pouco de treino até que isso se torne um hábito e, talvez, suas reações nem sempre fluam tão suavemente quanto no exemplo anterior. Mas, com a prática, passar por esses passos em sua mente ficará cada vez mais fácil e eficaz. Gerenciar suas emoções dessa maneira, com lógica, razão e compaixão, também expandirá sua capacidade de produtividade e autocuidado, promovendo relacionamentos saudáveis consigo mesmo e com os outros.

Quando temos a consciência de que emoções simples duram 90 segundos e se permitirmos que fluam através de nós sem resistência, podemos deixá-las ir e começar a refletir em nossos gatilhos e reações emocionais de forma deliberada e racional.

O desafio surge quando temos experiências repetidas que criam as mesmas emoções, ou quando ficamos presos em uma espiral de emoções negativas. Em tais situações, o corpo pode ficar tão acostumado ao coquetel químico causado por essas emoções que isso se torna viciante, como uma droga.

POSITIVIDADE TÓXICA

Algumas emoções são consideradas mais aceitáveis do que outras. Como alguém que sempre tenta ser positivo, passei muito tempo de minha vida focando o lado bom das situações. Embora isso seja útil às vezes, é importante reconhecer que as emoções negativas fazem parte da vida; elas nunca desaparecem, simplesmente. Eu as estava varrendo para debaixo do tapete, em vez de me permitir expressá-las.

A prática de focar o lado bom em cada situação também fez surgir a ideia da "positividade tóxica", uma obsessão com o pensamento positivo e supressão das emoções negativas. Essa forma de pensar — dando um toque positivo até mesmo aos eventos e experiências profundamente trágicos — arrisca silenciar as emoções negativas, desmerecendo a experiência da perda e os momentos ruins, pressionando as pessoas para que sejam felizes mesmo quando não estão. Em última análise, isso pode ser mais prejudicial do que benéfico, e pode até transformar suas emoções simples em complexas. Em vez disso, expresse seus sentimentos e pensamentos, mas não se identifique com eles.

A CONEXÃO MENTE-CORPO

O relacionamento entre nossos pensamentos, nossos sentimentos e nosso corpo é chamado de "conexão mente-corpo". A neurocientista e farmacóloga Candace Pert foi uma contribuidora profícua a esta área, publicando mais de 250 artigos de pesquisa sobre o tema. Ela descobriu que pensamentos e sentimentos acionam mudanças químicas no corpo por meio da liberação de proteínas químicas minúsculas chamadas neuropeptídeos (NP).[4]

Suas células produzem centenas de neuropeptídeos diferentes, cada um com sua própria função. Cada pensamento aciona um tipo diferente. Emoções como alegria e gratidão liberam NPs como os hormônios que nos fazem sentir bem, incluindo as endorfinas ou a oxitocina. Emoções como estresse, medo ou raiva provocam NPs como o cortisol e a adrenalina, que são úteis quando uma reação ou ação imediata é necessária, mas que se tornam prejudiciais quando liberados por um período prolongado de tempo, podendo enfraquecer o corpo. Qualquer estado mental prolongado que produza emoções negativas como medo, raiva, preocupação, culpa e vergonha alterarão inevitavelmente a química do corpo, havendo potencial de causarem dependência do coquetel químico que produzem.

BATE FORTE CORAÇÃO

Pesquisadores do Instituto HeartMath em Boulder Creek, Califórnia, registraram padrões de ritmos cardíacos à medida que os participantes passavam por emoções diferentes. Padrões de ritmos cardíacos incoerentes, quando o coração bate de forma errática e desorganizada, foram caracterizados por ondas irregulares e dentadas, e associados com momentos de estresse e emoções negativas como raiva, frustração e ansiedade. Os padrões cardíacos coerentes, quando o coração bate de maneira organizada, foram caracterizados por ondas regulares, suaves e contínuas, sendo tipicamente observados quando a pessoa estava sentindo uma emoção positiva contínua como apreciação, amor, compaixão ou imersão.

Entenda Suas Emoções / **143**

VÍCIO EMOCIONAL

Estava agendado para tocar como DJ no México. Era a primeira vez depois de um período, visto que havia tirado um tempo após a morte de Tiff e mergulhado no mundo da respiração. Contudo, apesar de todo o "trabalho interno" que estava fazendo, no momento em que a correria para pegar o voo começou, me transformei, como o Hulk, em minha pior versão: o Stu do Aeroporto.

O Stu do Aeroporto aparecia em minha vida sempre que estava atrasado. Mas desta vez, estava alerta aos padrões inconscientes em meus pensamentos, minhas ações e minha respiração que sequestravam minha mente. Comecei a entender como me tornei o Stu do Aeroporto.

Mas essa percepção por si só não foi suficiente para impedir o Stu do Aeroporto de ser quem é. E assim como algumas pessoas perdem a cabeça no trânsito, o Stu do Aeroporto perde a cabeça no... aeroporto! Começou na fila para passar pela inspeção de segurança, quando eu ficava verificando impacientemente o relógio no celular, fervendo de raiva silenciosa com todos à minha frente.

Lá na frente, uma senhora mais velha fica se esquecendo de que tem coisas nos bolsos enquanto passa pelo scanner corporal, *maldita amadora*. Alguns talvez pensem que ela é uma querida, ah, mas não o Stu do Aeroporto. Ela vai me fazer perder o voo. E o que aquele cara está fazendo? Você *tira* seus itens de higiene pessoal da mala e a coloca *em cima* da porra da esteira. Puta que pariu, não é tão difícil assim. Por que as pessoas são tão lentas? É melhor não fazerem com que perca meu voo.

Chegou a minha vez. Retiro os líquidos da mala, tiro o cinto e coloco a mala na esteira. Passo pelo scanner. Sou ágil e impecável. O Stu do Aeroporto manja das paradas; se ele está ocupado, a culpa é dos demais. Passei pela inspeção de segurança com 5 minutos sobrando, atravessei correndo a "pista com obstáculos" de perfumes sendo borrifados pelos clientes no Duty Free, saltei sobre crianças que levavam seus pets em caixas de transporte com rodinhas em frente da farmácia e acelerei o passo para a arrancada final quando vi o anúncio na tela. *Voo atrasado. Espere no portão.*

Os químicos que nos fazem sentir bem inundaram meu corpo e enviaram uma onda de autossatisfação por todo meu ser. Consegui. Com o coração ainda acelerado, comprei um café, limpei o suor da testa, tomei assento e fiz algumas respirações profundas. Depois, abri meu livro *Por que as zebras não têm úlceras?*, de Robert M. Sapolsky, e tomei um golão do meu latte triplo. Aquela senhorinha passou caminhando tranquilamente e sorriu. Um pensamento flutuou na minha mente. Por que havia feito tudo aquilo? E, por acaso, o livro respondeu. O corpo fica viciado ao estresse da mesma forma que fica dependente das drogas. Inicialmente, você precisa só de um pouco, e depois, quanto mais se acostuma, mais precisa.

A ficha caiu. *Eu era um viciado em estresse.*

Quando pensamos no vício, geralmente nos vêm à mente consumir compulsivamente uma substância externa como drogas ou álcool, ou pensamos na dependência como uma forma de prazer, como o sexo. Mas também é possível estar viciado em coquetéis químicos criados quando sentimos emoções repetidamente — mesmo que elas nos façam sentir péssimos.

Como já exploramos, o cérebro provoca reações químicas no corpo em resposta a certas emoções. Um vício emocional começa quando seu corpo fica dependente de uma resposta química em particular. Caso sinta repetidamente uma emoção, ou se uma emoção está presa em você, o corpo estabelece um novo padrão químico. Isso, por sua vez, muda o centro de recompensa em seu cérebro. Quando isso ocorre, um vício emocional se desenvolve. Você se torna dependente de uma reação química específica associada à emoção, e sua mente inconsciente pode buscá-la apenas para se sentir "normal", mesmo que seja algo que, conscientemente, você não deseje sentir.

Por exemplo, se a raiva é a emoção que sente com mais frequência, pode ficar viciado nesse estado e perceber que está ficando bravo sempre que está incerto sobre alguma coisa. Pode até sentir uma sensação de alívio conforme essa emoção aumenta em seu interior, pois a agitação dessa emoção específica aciona o sistema de recompensa em seu cérebro. É mais difícil identificar o vício emocional do que as dependências de substâncias, pois ele acontece em nossa mente inconsciente e, em geral, o descartamos como sendo apenas um traço de personalidade.

**O corpo
fica viciado
em estresse**

●

**da mesma
forma que
fica dependente
das drogas.**

EXERCÍCIO 22

VOCÊ É VICIADO EM ESTRESSE?

Dê uma olhada nas perguntas a seguir e responda-as da forma mais honesta possível. Caso responda "sim" para mais da metade, talvez tenha sua própria versão do Stu do Aeroporto...

- Você adora um prazo curto?
- Você deixa as coisas para o último minuto?
- Você se sente mal quando não está fazendo nada?
- Você pensa no trabalho quando está deitado na praia?
- Você tem FOMO [medo de ficar de fora de alguma coisa, da sigla em inglês para Fear Of Missing Out]?
- Você fica olhando o celular enquanto assiste à TV?
- Você sente que nunca parece ter tempo suficiente para fazer as coisas?
- Você tem uma lista de afazeres tão comprida quanto seu braço?
- Já sentiu que o que realizou no trabalho durante o dia não é o suficiente?
- Você sente que parece estar correndo constantemente de uma coisa para outra?

ESTOU MUUUITO OCUPADO

A sociedade ocidental moderna encoraja nossos vícios pelo estresse. Quantas vezes já ouviu seus colegas se gabarem: "estou tão ocupado", seguido por: "como foi seu dia? Correria doida?" E quantas vezes já sentiu, ao fim do dia, que não fez o bastante? Em nossas mentes, a correria parece ter o mesmo valor que a importância, muito embora estar ocupado não signifique necessariamente ser produtivo.

Essa necessidade para estar ocupado o tempo todo é, contudo, outro vício. Nossos dispositivos inteligentes garantem que podemos nos manter ocupados até mesmo durante jantares, feriados e encontros sociais. Estamos sempre ligados, colados à nossa vida ocupada e cheios de adrenalina, cortisol e dopamina. O dinheiro pode desempenhar um papel nesse ciclo, uma vez que o autovalor é aparentemente medido pelo cifrão. A sociedade diz às pessoas que elas serão mais interessantes se ganharem mais dinheiro, o que faz com que trabalhem em exagero e continuem ocupadas.

Desta forma, a palavra "ocupado" passa a estar fora dos limites. É agora um palavrão. Se a disser, precisa colocar R$1 em uma jarra. O que você precisa fazer é ressignificar a palavra ocupado e se desafiar a ser honesto e dizer o que de fato vem fazendo. Como, "estou trabalhando em um projeto incrível", ou "tenho conversado com meus colegas online." Independentemente do que esteja fazendo, não diga apenas, "estou ocupado." Isso o ajudará a identificar onde está gastando suas preciosas horas, a lhe dar foco, energia positiva e motivação para as tarefas ou os projetos que lhe são importantes.

CARLO

A primeira vez que Carlo veio ao meu estúdio, ele começou a falar e não parou até que ficou sem fôlego, quase 15 minutos depois. Ele tinha todos os sinais de ter um arquétipo híbrido entre respiração caçada e controlada, alguém que tinha algo a provar, mas que também estava tentando assumir o controle das coisas em sua vida. Ele havia me procurado porque era comum estar em situações que o faziam sentir uma emoção que não gostava, que ninguém gosta: culpa. Tal emoção aparecia em inúmeras circunstâncias — por causa de suas escolhas alimentares, algo que acontecera no trabalho, seus relacionamentos, o que havia feito, o que não havia feito, o que poderia ou deveria ter feito e o que faria. Até a forma em que falava consigo mesmo poderia lhe trazer esse sentimento. Ele se culpava habitualmente e sentia culpa tanto pelas coisas justificáveis como quando tinha feito nada de errado. Sentia-se preso em um loop, passando repetidamente por situações que criavam o mesmo sentimento de culpa.

Carlo estava sentindo essa emoção repetidamente, pois seu corpo havia estabelecido um novo padrão químico, tanto que seu corpo e sua mente inconsciente começaram a pensar que tal estado de culpa era normal. Ele estava viciado em estar nesse estado, e por mais esquisito que possa parecer, sempre que sentia culpa, o sistema de recompensa de seu cérebro e as células em seu corpo conseguiam sua dose. Se Carlo não conseguisse sua dose "necessária" de vez em quando, suas células enviavam um sinal para o cérebro para que começasse a remover sobre uma situação passada que o deixasse se sentindo culpado; às vezes ele até procurava, de forma inconsciente, experiências que o fizessem sentir aquela emoção. E, assim, o padrão continuava. Esse tipo de vício é incrivelmente comum e pode acontecer com todos os tipos de emoções. Consegue imaginar como isso pode ser destrutivo, certo? Carlo precisou de várias sessões para liberar e reprogramar o padrão respiratório no qual estava preso e redescobrir seu autovalor.

Caso sentir emoções assim lhe seja familiar, lembre-se de que a percepção é o primeiro passo para levar consciência aos padrões inconscientes e começar a mudar. Inicialmente, pode não achar que tem um vício emocional, pois está profundamente arraigado em você. Parece que faz "parte" de você. Assim, como disse a Carlo, tire um tempo para perceber como se sente em situações cotidianas — no trabalho, quando está com amigos ou familiares; busque sinais até quando estiver olhando as redes sociais. Procure quaisquer padrões de certa emoção e perceba quaisquer mudanças em seu corpo ou respiração, onde segura alguma tensão. Isso pode lhe dar pistas sobre onde, precisamente, a emoção está arraigada em você. Exploraremos maneiras de superar os vícios emocionais posteriormente neste capítulo.

Entenda Suas Emoções **/ 149**

QUANDO AS EMOÇÕES NÃO FLUEM

O Stu do Aeroporto não começou com uma grande dose de radiação gama, como o Hulk. Há duas maneiras pelas quais pode ficar viciado a um estado emocional. Uma é quando determinada emoção fica profundamente emaranhada com suas crenças sobre si mesmo (exploraremos como superar isso no próximo capítulo). A segunda é quando uma emoção fica presa. Isso pode acontecer quando você não se permite sentir e processar totalmente suas emoções por 90 segundos.

Quando suas emoções não fluem naturalmente, elas podem alterar seu padrão químico. Essa alteração ocorre de forma idêntica quando está viciado em determinada emoção. A retenção ocorre de duas formas. Primeiro, inconscientemente, pela repressão, que envolve seu cérebro bloqueando emoções indesejadas porque elas contradizem suas crenças. Sua mente inconsciente tenta protegê-lo de sentir dor ou vergonha, pois você foi ensinado a acreditar que é errado mostrar "fraqueza". Segundo, conscientemente, pela supressão, em que você tenta deliberadamente não sentir emoções que considera inapropriadas. Como pensar não ser apropriado chorar na frente dos colegas de trabalho, ou rir quando "não deveria". Uma das maneiras mais comuns pela qual você controla as emoções e as impede de serem sentidas é segurando a respiração e criando tensão em seu corpo.

A tensão, mesmo que seja a menor das microcontrações, interrompe o processo natural da emoção. Ela congela sua emoção no tempo, parando completamente sua energia em movimento. E ao restringir o fluxo aberto natural de sua respiração quando sente uma emoção, você garante que ela permaneça em seu corpo. Algumas tradições acreditam que a emoção presa — seja alegria, riso, raiva ou qualquer outra — pode se manifestar como dor física. A medicina chinesa, os xamãs, especialistas em reiki e terapeutas somáticos relacionam áreas de dor e tensão no corpo a certos pensamentos, sentimentos e comportamentos. A medicina chinesa, por exemplo, uma das práticas de cura mais antigas do planeta, com sua origem há milhares de anos, relaciona o coração a uma falta de vitalidade, os pulmões ao luto e à tristeza, e o fígado à raiva e à frustração. Tais associações também começaram a achar seu caminho na ciência moderna, com cientistas descobrindo não apenas uma conexão entre a emoção e a dor física, mas entre a fonte de uma emoção e uma dor. Por exemplo, uma equipe combinada formada por pesquisadores da Universidade da Virgínia e da Universidade de Columbia descobriu que algo bem específico, como uma preocupação com as finanças, pode causar dor na lombar, no pescoço e nos ombros. De acordo com a líder do estudo, a autora Eileen Chou, os resultados de seis estudos, sendo que um contém dados de 33.720 famílias, estabelece que a insegurança econômica produz dor física, reduz a tolerância à dor e prevê o consumo de analgésicos isentos de prescrição.[5]

Na hora em que começar a sentir os sintomas físicos como os descritos, provavelmente vem experimentando um estado mental ou uma emoção presa específicos já há algum tempo.

Obviamente, você pode dizer que a emoção já é física. Se estamos tristes, fechamos a cara, ficamos corcundas e talvez choremos. Se estamos estressados ou bravos, ficamos tensos, talvez chacoalhemos os pulsos e franzimos o cenho. Porém, a relação é ainda mais íntima. Um estudo de Yale sugeriu que o estresse e uma dor física são, de fato, dois lados da mesma moeda. Os pesquisadores encontraram uma "significativa sobreposição neuroanatômica e fisiológica" entre o desconforto na mente e o desconforto no corpo.[6]

Embora os estudos revisados por pares sobre essas conexões mente-corpo ainda sejam escassos, uma relação entre a dor emocional e física é algo que vejo na maioria de meus clientes. A pesquisa neste espaço é contínua e certamente há um reconhecimento crescente de que o corpo é uma unidade indivisível interconectada, em vez de algo reduzível a partes individuais que não se relacionam entre si. No mínimo, acredito que as emoções podem ser um ponto de referência útil quando exploramos a origem da dor que não tem uma causa óbvia. Em minha experiência trabalhando para ajudar pessoas com dor, que precisam lidar com emoções difíceis ou presas diminui tangivelmente o desconforto produzido pela dor.

Considere as perguntas a seguir para explorar se alguma de suas dores pode estar ligada a emoções ou a emoções presas. Este questionário curto o ajudará a identificar tais associações. Trabalharemos para processá-las no próximo capítulo.

- Você tem dores ou desconfortos que parecem surgir do nada?
- Onde se localizam em seu corpo?
- O peso do mundo está sobre seus ombros, causando dor nessa região?
- Suas preocupações financeiras estão lhe causando dor na lombar?
- Há dor ou desconforto em sua vida que podem estar relacionados com uma experiência emocional?

- Você sofreu um acidente ou se machucou? O que estava acontecendo em sua vida na época? Consegue se recordar de seu estado mental e de como estava se sentindo?

MAPEANDO A EMOÇÃO PRESA

Adoro mapas, e em minha caça ao tesouro em busca de conhecimento sobre o poder da respiração para tratar a dor, o trauma e a emoção presa no corpo me deparei com uma ampla variedade deles. Muitos estão arraigados nas tradições orientais, especialmente na medicina chinesa e na tradição ióguica indiana, mas há um pouco da ciência ocidental também. Um estudo finlandês com mais de setecentos participantes e publicado na *Proceedings of National Academies of Sciences* mapeou a influência que as emoções exercem em nosso corpo de maneiras consistentes.[7] A raiva foi sentida mais fortemente na cabeça e as pessoas felizes sentiram um calor passando por seu corpo e chegando aos dedos das mãos e dos pés. Os deprimidos relataram dormência, sentindo muito de leve algo na cabeça e torso, e quase nada nos membros.

Há diferenças de opinião sobre onde exatamente certas emoções ou pensamentos são mapeados no corpo, mas também há concordâncias significativas. Aceita-se amplamente, por exemplo, que a garganta é onde o desconforto relacionado à expressão se origina, enquanto o ato de segurar certas emoções, como a raiva, geralmente fica preso na mandíbula. O peito tende a ser onde o luto e a tristeza são mapeados, e as costas são normalmente o local onde a culpa fica presa — pude ver imediatamente a tensão nas costas de Carlo quando começou a respirar em meu estúdio.

Um mapa corporal, como o que pode ver a seguir, é muito útil para mostrar onde a tensão está se originando em seu ciclo respiratório e pode ajudá-lo a identificar o que está lhe causando dor ou doença física ou emocional. Se sofre com dor o dia todo, procure perceber onde esse desconforto ou tensão se apresenta no corpo. Preste atenção a qualquer lugar que se congela facilmente ou que fica dolorido, e observe se há uma área de seu corpo à qual a respiração parece não fluir livremente. As áreas em questão podem lhe dar uma pista sobre que tipo de emoções prendeu. Também incluí algumas afirmações positivas na tabela das páginas 154 e 155. São frases curtas que você pode repetir para ajudar a promover a liberação da tensão em uma área específica. Pode até usá-las para atualizar as afirmações que estabeleceu no início do livro (como parte de "Estabeleça Suas Intenções", página 13).

152 / O Poder de Cura da Respiração

MAPA DE TENSÃO CORPORAL — EMOÇÕES PRESAS

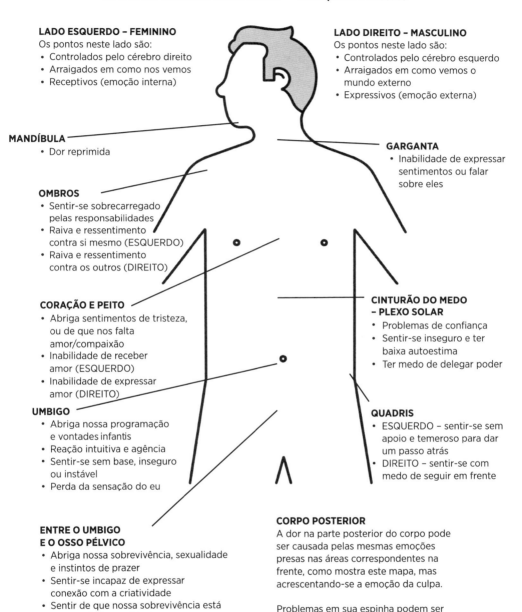

LADO ESQUERDO – FEMININO
Os pontos neste lado são:
- Controlados pelo cérebro direito
- Arraigados em como nos vemos
- Receptivos (emoção interna)

LADO DIREITO – MASCULINO
Os pontos neste lado são:
- Controlados pelo cérebro esquerdo
- Arraigados em como vemos o mundo externo
- Expressivos (emoção externa)

MANDÍBULA
- Dor reprimida

GARGANTA
- Inabilidade de expressar sentimentos ou falar sobre eles

OMBROS
- Sentir-se sobrecarregado pelas responsabilidades
- Raiva e ressentimento contra si mesmo (ESQUERDO)
- Raiva e ressentimento contra os outros (DIREITO)

CORAÇÃO E PEITO
- Abriga sentimentos de tristeza, ou de que nos falta amor/compaixão
- Inabilidade de receber amor (ESQUERDO)
- Inabilidade de expressar amor (DIREITO)

CINTURÃO DO MEDO – PLEXO SOLAR
- Problemas de confiança
- Sentir-se inseguro e ter baixa autoestima
- Ter medo de delegar poder

UMBIGO
- Abriga nossa programação e vontades infantis
- Reação intuitiva e agência
- Sentir-se sem base, inseguro ou instável
- Perda da sensação do eu

QUADRIS
- ESQUERDO – sentir-se sem apoio e temeroso para dar um passo atrás
- DIREITO – sentir-se com medo de seguir em frente

ENTRE O UMBIGO E O OSSO PÉLVICO
- Abriga nossa sobrevivência, sexualidade e instintos de prazer
- Sentir-se incapaz de expressar conexão com a criatividade
- Sentir de que nossa sobrevivência está ameaçada (por acidentes, abuso ou violência)

CORPO POSTERIOR
A dor na parte posterior do corpo pode ser causada pelas mesmas emoções presas nas áreas correspondentes na frente, como mostra este mapa, mas acrescentando-se a emoção da culpa.

Problemas em sua espinha podem ser devidos a uma falta de apoio.

Entenda Suas Emoções / 153

AFIRMAÇÕES PARA LIBERAR A TENSÃO

PARTE FRONTAL DO CORPO		
	ESQUERDA	**DIREITA**
Mandíbula	Reconheço minha raiva sem perder o controle.	Libero toda minha raiva.
Garganta	Permito minha voz ser ouvida. Falo minha verdade. Expresso-me de maneira aberta e plena.	
Ombros	Estou em paz com o que está e estará acontecendo. Acolho meus erros como oportunidades de crescimento.	
	Amo e perdoo a mim mesmo.	Amo e perdoo a todos.
Peito e Coração	Sou agradecido. Amo e abraço plenamente quem sou. Dou e recebo amor fácil e incondicionalmente. Sigo meu coração	
	Amo e aceito a mim mesmo. Sempre mostro compaixão por mim mesmo.	Lidero com amor. Sinto compaixão pelos outros.
Plexo solar e cinturão do medo	Confio. Abro mão do controle. Estou livre do medo, da tensão e do estresse.	
Umbigo	Estou aqui. Estou seguro. Estou firme. Sou poderoso, arraigado e forte.	
Abaixo do umbigo	Escolho a vida. Estou conectado com meu corpo. Sou grato pelo meu corpo. Presto atenção às necessidades do meu corpo. Estou aberto para receber prazer. A criatividade flui em mim. Estou em um fluxo perfeito.	
Quadris	Dou um passo atrás, pauso e ganho perspectiva.	Movo-me para frente com alegria e facilidade.

154 / O Poder de Cura da Respiração

PARTE POSTERIOR DO CORPO
Trato a mim mesmo com respeito e bondade.
Abro mão da minha culpa e vergonha.
É seguro estar comigo.
Estou em paz com meu passado.
Quando perdoo, fico mais forte.
Solto o passado e me permito seguir em frente.
Tenho apoio e estou estável.
Sou recompensado com abundância.
O amor-próprio é minha prioridade.
Sou suficiente.
As oportunidades estão em todos os lugares.
Escolho abrir mão do passado.
Hoje, escolho viver no momento.
Permito-me seguir em frente na vida.
Estou aprendendo e crescendo diariamente.

MANGUEIRA DOBRADA

Um conceito da Medicina Tradicional Chinesa (MTC) é que a energia vital chamada *qi* se move pelas vias energéticas e leva vida a todas as células. Quando as emoções ficam presas, o *qi* também fica preso, e a MTC acredita que isso prejudica os órgãos e abre as portas às doenças. A energia em seu corpo é como a água em uma mangueira; quando se dobra, o fluxo natural se interrompe. Se uma emoção está presa, ela cria uma tensão que pode levar a complicações na saúde e restrições na respiração. Muitas de nossas dores e nossos desconfortos, caso a MTC esteja certa, podem ser o resultado de uma experiência emocional que não nos permitimos sentir totalmente.

Entenda Suas Emoções / 155

TUDO É VIBRAÇÃO

Algumas das mentes científicas mais brilhantes, incluindo Albert Einstein e Max Planck, originaram uma série de descobertas que lançaram a noção da física quântica. Um princípio da física quântica é que tudo no Universo, visto ou escondido, consiste em tijolinhos chamados átomos. São as menores unidades nas quais a matéria pode ser dividida, e elas vibram em certas frequências. Dê um zoom suficiente em qualquer coisa e encontrará os átomos agrupados em densidades diferentes. A cadeira onde está sentado, as roupas que está usando, a música que está ouvindo. Até o ar que respiramos é feito de átomos.

Tudo é feito desses pedaços minúsculos de energia vibrante. Até nossos pensamentos e sentimentos têm sua própria frequência vibracional. Candace Pert levou isso adiante, dizendo: "não somos apenas pedaços de carne. Vibramos como um diapasão — enviamos uma vibração para outras pessoas. Transmitimos e recebemos."[8] Isso às vezes é chamado de lei da vibração. Tratei milhares de pessoas e obtive ótimos resultados com base em que emoções como raiva, ansiedade e culpa ressoam em frequências muito baixas, enquanto o contentamento, o otimismo e a gratidão ressoam nas mais altas. Meus tratamentos giram em torno da criação de um ambiente de alta frequência corporal, por meio do qual podemos começar a transformar os sentimentos negativos em positivos. E o motivo subjacente pelo qual conseguimos fazer isso se resume a algo que chamamos de entretenimento...

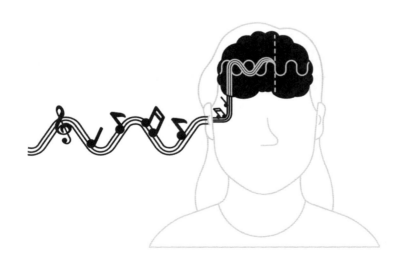

Já se perguntou como pode bater o pé no ritmo de sua música favorita? O entretenimento possibilita isso. Tal fenômeno foi descrito originalmente em 1665 por um matemático, físico e inventor holandês chamado Christiaan Huygens. Ele descobriu que quando colocava dois relógios de pêndulo na parede próximos um do outro e balançava os pêndulos em ritmos diferentes, após um tempo eles acabavam se movendo exatamente no mesmo ritmo. Entravam um no ritmo do outro. Ele percebeu que essa peculiaridade não ocorria apenas com os relógios de pêndulo, mas também era evidenciada na química, farmacologia, biologia, medicina, psicologia, sociologia e em outras áreas.

Para ver como isso se aplica dentro do corpo, voltemos ao nosso exemplo musical. A música é entregue aos nossos ouvidos por meio de ondas sonoras que viajam pelo ar e para dentro do nosso corpo. Quando essas ondas penetram nossos ouvidos, nosso cérebro começa a se adaptar a ela; ele ajusta suas próprias ondas ao ritmo da música, alinhando-se ao formato e ao tamanho das ondas sonoras. Isso nos permite bater o pé no mesmo ritmo.

A ideia subjacente às emoções presas é que essa energia emocional vibratória que você suprimiu permanece no corpo até que seja liberada. É possível que, desde que sentiu a emoção originalmente, anos tenham se passado, mas o fato de que a reprimiu significa que a energia estará vibrando no presente e que, para ser liberada, precisa se incorporar em uma emoção de frequência mais alta. Vi isso inúmeras vezes nas sessões com meus clientes, e as emoções presas são geralmente espelhadas por um padrão respiratório irregular ou afetado.

Assim, como podemos criar uma frequência vibratória extremamente alta no corpo e transformar as emoções negativas e presas em positivas? Como liberamos esses pontos de tensão física ou emocional?

Muito bem, por meio da respiração.

Nome do Nível	"Frequência" (Hz) Energética	Estado Emocional Associado
Iluminação	700-1000	Inefável
Paz	600	Êxtase
Alegria	540	Serenidade
Amor	500	Reverência
Razão	400	Compreensão
Aceitação	350	Perdão
Disposição	310	Otimismo
Neutralidade	250	Confiança
Coragem	200	Afirmação
Orgulho	175	Desprezo
Raiva	150	Ódio
Desejo	125	Fissura
Medo	100	Ansiedade
Luto	75	Arrependimento
Apatia	50	Desespero
Culpa	30	Culpa
Vergonha	20	Humilhação

RESPIRAÇÃO INFINITA

Nesta altura, espero que já esteja mais consciente de sua respiração e que ainda esteja praticando regularmente a respiração lenta apenas com nariz e diafragma, contando até cinco na inspiração e mais cinco na expiração. Espero também que esteja usando a fita na boca, aumentando para 20 minutos diários e potencialmente usando-a à noite para melhorar sua respiração durante o sono. Quero que continue essas práticas diárias funcionais. Você também deve continuar a voltar às técnicas como "Na Dúvida, Expire" (Exercício 14, página 102) sempre que estiver em uma situação difícil e não souber o que fazer, assim como seguir nossas técnicas para dormir, fazer a digestão e quando tiver dor.

No entanto, se perceber que está sob um estresse mental e físico constante — que está preso em certo estado —, talvez precise começar a trabalhar no rompimento do vício emocional e na liberação das emoções presas. Para tanto, começaremos uma dinâmica diária de prática respiratória chamada "Respiração Infinita".

É algo ao qual gostaria que você dedicasse 10 minutos diários, preferencialmente de manhã, pelos próximos 40 dias. Esse é o período que pode levar para criar uma mudança.

O nome já diz tudo — é uma técnica respiratória de fluxo livre de energia consciente que conecta a inspiração e a expiração por meio de um loop, removendo a breve pausa que ocorre na respiração saudável em descanso.

Esta forma de respiração não deve ser seu padrão, mas uma intervenção para ajudar a mudar a energia em seu corpo e alterar sua bioquímica. A prática pode ajudar a criar uma frequência vibracional alta para turbinar o entretenimento, permitindo que a emoção presa complete seu ciclo natural de integração e seja processada.

Exploraremos mais a prática no próximo capítulo. É importante reconhecer que é um exercício poderoso e que seus benefícios vão crescendo com o tempo, sendo por isso que lhe peço para fazê-lo diariamente pelos próximos 40 dias. Mas, por ora, comecemos a praticar, para que possa se sentir confortável com ele.

EXERCÍCIO 23
RESPIRAÇÃO INFINITA

- Encontre um lugar confortável, sentado ou deitado. (Procure evitar o quarto, pois está associado ao sono.)
- Estabeleça um timer para 10 minutos ou escolha uma música com essa duração.
- Consulte suas intenções no início do livro (Exercício 1, página 13). O que quer obter com esta prática?
- Permita que corpo, mente e respiração se ajustem.
- Inspire pelo nariz contando até três, sentindo a barriga subir.
- Sem pausas, libere e expire contando até três, também pelo nariz. Fique de olho para não expirar de forma vigorosa. Apenas permita que o ar saia de seu corpo sem o forçar ou controlar.
- Sem pausas, inspire novamente.
- Continue respirando assim — contando até três na inspiração, mais três na expiração, continuamente, sem pausa. Sinta o ar entrando e saindo por seu nariz, e sua barriga subindo e descendo.
- Faça isso por 10 minutos, até o timer tocar.

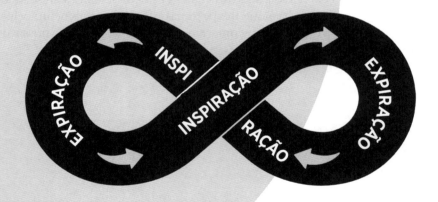

Lembre-se de que a prática da respiração infinita une a inspiração e a expiração, formando uma respiração contínua e sem quaisquer pausas entre uma e outra. Se for de ajuda, você pode imaginar seu padrão respiratório como se fosse o símbolo do infinito, que se parece com um 8 deitado. Cada metade do símbolo é uma inspiração ou expiração. Às vezes me ajuda traçar o símbolo com o dedo no ar enquanto respiro.

Não se preocupe em acertar de primeira, mesmo que seu arquétipo seja o da respiração controlada. Verá que o fluxo começa a aparecer com a prática. Pode começar a sentir mudanças físicas no corpo — energia, formigamento, zumbido. Também pode sentir mudança de temperatura no corpo. Tudo certo, não há nada com que se preocupar. Ao praticar este exercício, perceba qualquer tensão durante seu ciclo respiratório. Se houver algum lugar que pareça estar contraído ou sem receber o livre fluxo respiratório, tente levar a respiração para aquele espaço ou coloque a mão lá e massageie gentilmente enquanto continua a respiração. Se perceber que câimbras desconfortáveis estão começando a se formar, quer dizer que está respirando forte demais. Assim, ouça seu corpo e faça uma pausa. Esta prática é dinâmica, porém relaxada, aberta e fluída. Não deve ser desconfortável.

Se sentir uma emoção subindo à superfície, não a force de volta. Permita-a fluir. Lembre-se: caso alimente totalmente sua emoção e a aceite, ela precisará apenas de 90 segundos para se integrar. A emoção talvez nem sempre surja durante a prática em si, mas pode aparecer depois, em seu dia a dia. E está tudo bem. Isso é normal.

A respiração infinita é tão poderosa, pois funciona para remover emoções presas, saibamos ou não que estão lá. Ela também funciona independentemente até de sabermos que estamos incomodados por algo. Ela também pode nos ajudar a superar experiências que influenciaram nossas crenças sobre o mundo, e curar essas feridas emocionais que são inevitáveis na vida, aquelas que estão gravadas como trauma em nossa respiração e em nosso corpo.

Esse será nosso foco no próximo capítulo.

Capítulo 6

Libere o Trauma e Reprograme Sua Mente

ENTENDENDO O TRAUMA

Estava no Brasil com Scott, meu melhor amigo e DJ parceiro, e Becky, sua namorada na época. O sol havia acabado de se pôr e estávamos caminhando tranquilamente por uma rua colorida de Salvador, batendo papo. Eu segurava meu notebook embaixo do braço, quando no canto do olho percebi que um carro vinha ao nosso lado. Virei-me para ele quando a janela baixou. Meu primeiro pensamento era de que a pessoa no carro pediria informações.

Antes que eu percebesse o que estava acontecendo, o cara já havia saído do carro, colocado uma arma em minha cabeça e começado a gritar em português. Scott ficou bastante abalado, mas estava tentando manter a calma. Becky ficou congelada, horrorizada pelo que estava acontecendo. Embora eu não entendesse o que o cara dizia, dava para imaginar. Entreguei a ele meu notebook, minha carteira e tudo que tinha nos bolsos. Ele se voltou a Scott e gritou novamente. Por sorte, ele não tinha nada, mas a Becky sim, estava com sua bolsa.

Quando ele apontou a arma para Becky, seu sistema nervoso acelerou e ela se fingiu de morta no pior momento possível. Ainda estava completamente congelada, segurando firmemente a bolsa junto ao peito. Enquanto implorávamos a ela que entregasse a bolsa, o cara armado estava ficando cada vez mais frenético, gritando conosco e balançando a arma em todas as direções. Por um momento, eu não sabia o que aconteceria. Por fim, conseguimos arrancar a bolsa das mãos de Becky e entregá-la ao bandido. Ele baixou a arma, entrou no carro e saiu correndo. Becky rompeu em lágrimas.

●

É comum ficarmos assustados com a palavra "trauma". Tendemos a associá-la com eventos extremos e suas consequências — soldados voltando da guerra, ataques violentos, acidentes de trânsito, abusos sexuais, experiências de quase morte, sofrer bullying na escola ou no trabalho ou algo parecido com nosso incidente no Brasil. O termo vem de uma palavra grega que significa "machucado" e, como qualquer machucado, pode ser profundo ou superficial. Pode ser causado por um único evento ou pelo desenrolar de eventos múltiplos que fazem com que o trauma permaneça não resolvido. Perder Tiff para o câncer foi traumático para mim e precisei fazer exercícios regulares de respiração para conseguir consertar as consequências. Estar sob a mira de um revólver no Brasil também foi traumático, mas processei o evento muito mais rapidamente. Embora possa parecer estranho, achei mais traumático ter sido acusado falsamente por meu pai de não ter fechado a tampa do ketchup, quando chacoalhei o pote e foi ketchup para tudo quanto é canto na cozinha, quando tinha 7 anos de idade. Levei mais tempo para superar isso do que o assalto no Brasil.

Veja, para você, esse incidente do ketchup pode não parecer nada "traumático". No entanto, exploremos o contexto. Senti que estava sendo culpado por algo que eu *acreditava* não ser minha culpa e não me deram a oportunidade de dizer a alguém que não havia sido eu. Inconscientemente, isso pareceu confirmar os sentimentos negativos que haviam surgido em experiências anteriores. Senti que estava sendo ignorado ou que o que tinha a dizer não importava. Isso mostra que o trauma pode ser infligido não apenas por algo que acontece a você, mas também quando algo *não* acontece e você acredita que deveria acontecer. Não me perguntaram meu lado da história, isso me fez sentir que ninguém me escutava. Esse incidente também mostra que o trauma é altamente subjetivo.

O que é traumático para uma pessoa pode não ser para outra. O que é traumático para você pode ser algo que traga validação ou conforto para alguém. Por exemplo, enquanto alguém pode ficar com medo de subir novamente na bicicleta depois de ter passado por um acidente, outra pessoa pode pensar que os machucados tornaram-na durão, especialmente se foi educada para acreditar que se machucar a torna forte e resiliente.

O médico e autor Gabor Maté vai além, afirmando que "o trauma não é o que acontece com você, é o que acontece em seu interior como resultado do que lhe aconteceu. O trauma é o medo que o torna menos flexível, mais rígido, com menos sentimentos e mais defesas." É isso que vejo repetidas vezes refletido na respiração de meus clientes.

LINDA

Linda foi um exemplo extremo de alguém com trauma de longo prazo não resolvido. Ela estava na casa dos 50 anos quando me procurou. Tinha um desconforto mental contínuo — de fato, desde quando conseguia se lembrar, disse que vinha se sentindo agitada, ansiosa e com propensão a ter pensamentos negativos. Eu pude ver que sua respiração estava constrita, congelada; havia muito pouco fluxo respiratório para dentro e para fora, e o pouco que havia parecia estar muito bem controlado. Pude perceber rapidamente que havia muita tensão ao redor de seu diafragma, especialmente no abdômen, a região do plexo solar. Isso tende a indicar que a pessoa tem falta de confiança ou que está se apegando ao medo. O arquétipo respiratório de Linda era de respiração congelada/controlada.

Começamos a "Respiração Infinita" para aumentar deliberadamente um fluxo energético e alterar a química em seu corpo. Usando a acupressão, consegui ajudar a soltar um pouco da tensão muscular e da contração em seu diafragma. Também a encorajei a usar o som para ajudar a vocalizar e expressar qualquer emoção presa. Acho isso útil para ajudar os clientes a desalojar emoções especialmente teimosas e presas. Falaremos sobre isso com mais detalhes daqui a pouco.

Depois de cerca de 20 minutos respirando, percebi muito acúmulo de energia, seguido por uma explosão de emoção. Lágrimas começaram a rolar em seu rosto, a tensão em seu plexo solar desapareceu e sua respiração se tornou aberta e com fluxo livre. Após nossa sessão de respiração, ela me contou como tinha um trauma profundo devido a um acidente de carro que ocorrera cerca de 40 anos antes. Desde então, ela ficava tensa, sem conseguir deixar a experiência para lá e incapaz de entrar em um carro. Isso afetava seus relacionamentos, carreira — todos os aspectos de sua vida. Após a sessão, ela disse que se sentia libertada e viva novamente.

Quando um evento traumático ocorre, como o acidente de carro de Linda, ou acontece alguma coisa que você entende como traumática, as memórias ficam armazenadas no cérebro e no sistema nervoso de forma mal-adaptativa, mantendo-o preso no trauma. Sua respiração se torna rígida, levando-o a um de nossos arquétipos, e suas emoções ficam congeladas em vez de processadas. Nossa prática de "Respiração infinita" abre sua respiração e cria um fluxo energético em seu corpo. Isso ajuda a liberar a tensão e qualquer carga emocional presente, permitindo que você armazene suas memórias de forma adaptativa. É possível então se recordar de um evento sem ter quaisquer gatilhos nem sofrer muito.

Minhas memórias de Tiff e de sua morte ainda estão comigo. Mas o sentimento paralisante do luto já se foi. Quando estava passando pelo luto, minha mente inconsciente interrompeu o fluxo de respiração em meu peito para me proteger de sentir dor emocional no coração. Mas ao liberar a tensão que me impedia de sentir profundamente, e ao abrir meu corpo ao fluxo pleno de minha respiração, finalmente consegui processar esse trauma e começar a seguir em frente. Sim, a cada dia dos namorados e aniversário de sua morte minha mente e meus pensamentos podem produzir mais emoção, mas como meu trauma foi processado, minha respiração está aberta ao fluxo e essa emoção não mais impacta meu corpo e minha mente da mesma maneira. Ela vem e depois vai embora. Gosto de pensar nisso como uma antiga lesão no calcanhar. Às vezes, quando está dançando, você sente uma leve pontada. Mas isso não o impede de estar na pista. Quando sua respiração está aberta e fluindo, o trauma não precisa definir sua felicidade.

O trauma não precisa definir sua felicidade.

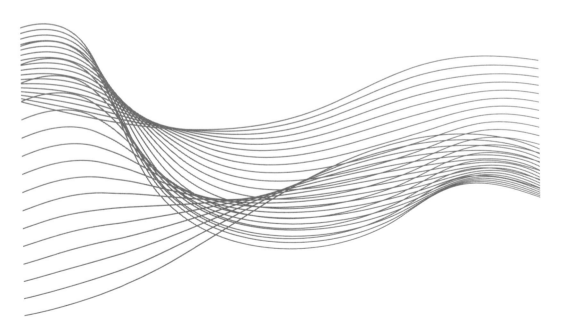

ABRA SEU CORAÇÃO

O coração aberto é um estado de ser em que você se sente livre, conformista e expansivo. Sua respiração fica aberta e flui sem obstruções, então, você tem uma sensação de amor, alegria e confiança. Todos ansiamos ter um coração aberto, porém, às vezes e de forma inconsciente, nos sentimos assustados e vulneráveis demais para nos revelar dessa maneira. O luto e outras formas de trauma podem fazer com que nossa mente inconsciente feche o "centro cardíaco" em nosso peito e impeça que nossa respiração o expanda. É uma maneira de defletir nossa dor ao se fechar e fingir que ela não existe ou importa. Isso dificulta ainda mais a conexão conosco e com os outros de uma maneira amorosa.

Sinais de um coração fechado:

- Sentir-se emocionalmente paralisado, insensível ou preso na vida.
- Estar bravo, maldoso e cínico ou crítico consigo e com os outros.
- Omitir amor e afeção a si e aos outros.
- Encontrar erros nas pessoas e julgar os outros.
- Evitar novas experiências e aventuras.
- Evitar se conectar com os outros.

Sinais de que seu coração está aberto:

- Sorrir, rir e ser expressivo.
- Demonstrar afeição e gentileza aos outros.
- Focar o bom nas pessoas e não o negativo.
- Estar aberto a novas experiências e oportunidades.
- Ser resiliente perante a adversidade.
- Sentir-se positivo, pacífico e energético.

EXERCÍCIO 24
RESPIRAÇÃO PARA ABRIR SEU CORAÇÃO

Apenas tente este exercício se estiver convicto de que está respirando pelo diafragma e de que sua respiração está se expandindo ao seu torso inferior. Veja se consegue então começar a ter esta expansão secundária na parte intermediária e superior do torso (peito), fluindo como o movimento de uma onda. Barriga, meio, peito, soltar e repetir.

- Encontre uma posição confortável, sentado ou deitado.
- Coloque uma mão sobre o coração e outra sobre a barriga.
- Inspire pelo nariz, expandindo para a mão em sua barriga.
- Na mesma inspiração, sinta uma expansão em seu torso intermediário entre as mãos, como uma onda subindo, até a expansão final na mão sobre o coração.
- Expire pelo nariz — relaxe e libere.
- Repita dez vezes.

Talvez queira praticar repetindo o mantra: "escolho abrir meu coração" ou "é seguro abrir meu coração". Você também pode colocar sua atenção no fluxo e na expansão mais plenos de sua respiração na prática da "Respiração Infinita" (Exercício 23, página 160), especialmente se sentir que seu coração está fechado.

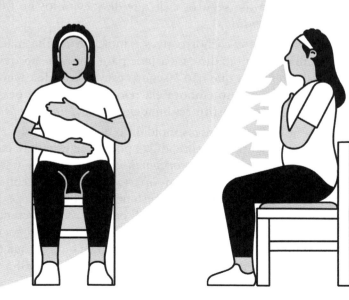

CRENÇAS E RESPIRAÇÃO

Como demonstra o incidente com o ketchup, o trauma pode se emaranhar em suas crenças, que podem ter suas origens nas experiências pelas quais você passa, sejam boas ou ruins. Talvez quando seu trabalho de arte foi elogiado pelo professor e criou uma crença duradoura em você, ou ouvir muitas vezes que era uma ótima criança cimentou a crença de que você é uma pessoa boa. Pode ser que algumas vezes suas necessidades não foram supridas na forma que acreditava que deveriam ter sido. Ou então, como minhas irmãs Jane e Anna, lá do Capítulo 1, você também formou crenças de que certas coisas são perigosas ou seguras com base ao que foi exposto quando criança. Você pode acreditar que não é bom suficiente por causa de algo que ouviu alguém falando sobre você quando era jovem ou porque está sempre se esforçando para ser bom o suficiente aos olhos de alguém. As crenças que essas experiências formam são validadas e reforçadas ao longo dos anos por meio dos pensamentos repetidos.

Voltemos a Jane e Anna por um momento, visto que é importante compreendermos que há tipos diferentes de experiência que afetam sua respiração e seu comportamento. Este exemplo básico pode ser substituído por qualquer experiência que suscite emoções fortes. Se, como a Jane, você foi mordido por um cachorro quando era criança, o choque da experiência forçaria seu padrão respiratório a mudar, novas vias neurais se formariam em seu cérebro e talvez você tenha desenvolvido a crença de que cachorros não são seguros e de que deve evitá-los no futuro. Essa é uma experiência *sentida*.

No entanto, se o cachorro tivesse mordido minha mãe, em vez de Jane, e minha mãe então dissesse a Jane para nunca se aproximar de um, Jane ainda aprenderia que não é seguro estar perto de cachorros e, portanto, os evitaria. Muito embora ela não tenha sentido pessoalmente o perigo dos cães, isso constituiria uma experiência *aprendida*.

Todas nossas experiências moldam o que acreditamos a respeito do mundo. Crenças sentidas e aprendidas podem se espalhar para todos os cantos, tornando-se crenças *compartilhadas*. Vejamos outro exemplo simples: todos que moram em um apartamento talvez tenham medo de usar o elevador se o vizinho ficou preso nele por três horas e disse a todos que não era um equipamento seguro. É comum vermos crenças compartilhadas circulando em famílias, comunidades e até na sociedade mais ampla. Imagine se assistisse às notícias um dia e ouvisse que nenhum elevador do mundo é seguro. Uma única crença pode se espalhar como fogo.

Também há outra maneira em que formamos crenças — por meio dos pensamentos repetidos —, e estas podem ser passadas de geração a geração. A cultura na qual crescemos, o idioma que falamos, as informações disseminadas pelas inúmeras formas de mídia e o ambiente ao nosso redor podem influenciar nosso sistema de crença.

Por exemplo, as mulheres às vezes são ensinadas em certas culturas que não tem problema, ou mesmo o que se espera delas, serem mais expressivas emocionalmente do que os homens. Em alguns círculos, os homens demonstrarem emoção (exceto a raiva) ainda é considerado um "tabu". Isso aconteceu comigo, meu pai, meu avô e meu bisavô, possivelmente por gerações antes dele, até o momento em que se tornou culturalmente inaceitável que os homens *realmente* falassem como estavam se sentindo. Passei por essa experiência quando era criança, eu abri a porta da frente e encontrei meu pai chorando.

— Chame sua mãe — disse ele —, caí da bicicleta.

Os homens no tipo de sociedade na qual cresci nunca choravam, a menos que estivessem muito machucados e, mesmo assim, não era algo bem visto. A verdade era que ele estava tendo um colapso nervoso devido a estresse e burnout no trabalho, mas sentiu que precisava projetar uma imagem de força ao seu filho. E, ao fazê-lo, projetou essa crença em mim, ou pelo menos acrescentou peso a uma crença compartilhada que era comum em minha comunidade.

Assim, cresci acreditando que os homens devem ser "fortes". Isso poderia ter vindo do meu pai, mas também poderia ter surgido de uma cultura na qual "homens não choram" era algo que eu ouvia muito. Esse estereótipo foi certamente reforçado pelo Ursinho Durão e pelos anos que pratiquei judô, que comecei aos 4 anos de idade. Meu primeiro treinador até nos fazia chamá-lo de "Superman".

EXERCÍCIO 25

RESPIRAÇÃO INFINITA COM SOM

Som e movimento podem ajudar a acelerar os resultados da prática da respiração infinita. Todos os sons, independentemente de terem uma frequência alta ou baixa, possuem uma vibração mais alta do que qualquer massa sólida; isso significa que emitir sons faz com que seu corpo comece a vibrar e promove a limpeza das emoções negativas de baixa vibração por meio do conceito de arrastamento. O movimento pode liberar a tensão física, contribuindo ainda mais para a sensação de limpeza. Desta forma, gostaria agora que acrescentasse som e movimento durante sua prática diária da respiração infinita.

- Encontre uma posição confortável, sentado ou deitado. (Procure evitar o quarto, devido à sua associação com o sono.)
- Marque 5 minutos no timer ou selecione uma música com essa duração.
- Consulte suas intenções no começo do livro. O que quer obter com esta prática?
- Tire um momento para se acalmar, ancorando a si mesmo e a sua respiração em seu corpo.
- Inspire pelo nariz por 3 segundos, sentindo sua barriga subir.
- Sem pausar, libere o ar por 3 segundos, também pelo nariz. É importante não expirar forte demais — apenas deixe o ar sair de seu corpo sem o forçar ou controlar.
- Sem pausar, inspire novamente.
- Quando o timer tocar, mexa as mãos ou os joelhos enquanto cantarola.
- Faça mais três rodadas se mexendo e cantarolando.
- Volte à prática da respiração infinita por mais uma rodada de 5 minutos.
- Você pode sentir a sensação de formigamento e zumbido se intensificar neste processo. Lembre-se, você está no controle, então pare ou faça uma pausa caso se sinta desconfortável. Se as emoções borbulharem, deixe-as fluir e ir embora.

É em nossa infância que fazemos o download

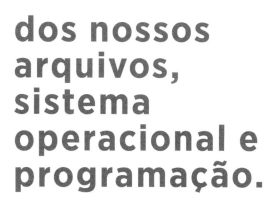

dos nossos arquivos, sistema operacional e programação.

O CÉREBRO DE UMA CRIANÇA

A primeira infância não é apenas um período de crescimento físico; é também um momento de desenvolvimento mental, envolvendo mudanças na anatomia, fisiologia, química e no sistema nervoso. Entre as idades de 0 e 7 estão nossos anos de programação. Durante esse período, estamos praticamente em um estado permanente de hipnose, sendo condicionados ao nosso ambiente circundante, abertos a sugestões. Nosso cérebro está em um estado de aprendizado de superabsorção, memorizando, raciocinando e resolvendo problemas, e nós estamos desenvolvendo nossos relacionamentos conosco e com o mundo ao nosso redor.

O desenvolvimento cerebral é rápido nessa altura. De algumas maneiras, é em nossa infância que fazemos o download de nossos arquivos, nosso sistema operacional e nossa programação. São os anos em que começamos a desenvolver nossas crenças centrais — aquelas que influenciam como vemos a nós mesmos e ao mundo, e que desempenham um papel decisivo em nossa saúde física e mental na vida adulta. E embora tais crenças não sejam necessariamente verdadeiras de forma *objetiva*, elas fornecem uma estrutura para interpretarmos as informações. Você pode pensar praticamente qualquer coisa e praticar muito esse pensamento, mas a crença na qual o pensamento se transformará é apenas uma história que você contou a si mesmo.

ONDAS CEREBRAIS

Em períodos distintos de nossa vida, tipos de ondas cerebrais dominam, e passamos por eles quando crianças e adultos. Isso pode acontecer por conta própria, como quando estamos em sono profundo, ou podemos conscientemente usar ferramentas como a respiração ou a meditação para entrarmos em estados diferentes e promovermos uma mudança.

Há quatro tipos de ondas cerebrais, que são diferenciados na base de seus padrões e frequência elétricos:

DELTA

Crianças: 0-2 anos (e até no útero). Adultos: no sono profundo. É um período de enorme desenvolvimento nas crianças, e essas ondas cerebrais estão associadas com os níveis mais profundos de relaxamento e cura restaurativa durante o sono.

THETA

Crianças: 2-5 anos. Adultos: durante hipnose ou logo antes de adormecer. É a esfera da imaginação e do devaneio. Um estado de superaprendizado no qual estamos abertos à sugestão.

ALFA

Crianças: 5-7 anos. Adultos: durante a meditação.

Estamos em paz e relaxados, mas alertas. Podemos extrair conclusões do ambiente, e o mundo interno da imaginação tende a ser tão real quanto o mundo externo da realidade. É um ótimo estado para estar durante o aprendizado ou fazendo brainstorming.

BETA

Crianças: 8-12 anos e mais. Adultos: passam a maior parte de seu tempo nesta frequência. É o mundo do pensamento consciente e analítico. A mente está desperta, focada, alerta e capaz do processamento lógico.

PROGRAMAÇÃO INFANTIL E CRENÇAS CENTRAIS

Vamos mergulhar um pouco mais nas crenças — especificamente, nas crenças centrais. Suas crenças centrais são as ideias sobre o mundo que seu cérebro forma quando você é criança, e permanecem inconscientes ao longo de sua vida. Elas compõem sua programação infantil, que se baseia em suas experiências, as coisas que vê as pessoas fazerem e os conselhos que os outros lhe dão enquanto está crescendo. Na vida adulta, elas aparecem em seus pensamentos, sentimentos, suas percepções e desempenharão uma parte em suas ações, decisões, como escolhe amigos e parceiros, e assim por diante. São produtos de seu condicionamento pelas experiências e ambientes, e não por fatos objetivos.

É por meio do condicionamento que você cria sentido para o mundo. Essa interpretação do mundo sob a luz de nossas crenças existentes é o que denominamos de *viés de confirmação*. Uma parte de seu cérebro, o sistema de ativação reticular (SAR), filtra muitas informações recebidas para que não fiquemos sobrecarregados com estímulos. Nesse processo de filtragem, ele prioriza as coisas que acredita que você precisa reconhecer, como algo em que vem se concentrando ou pensando, ou que seja parte de sua programação mais profunda, como suas crenças centrais. Por exemplo, se você acredita que os cachorros são perigosos, seu cérebro pode filtrar seus comportamentos amistosos ou interpretá-los de acordo com essa crença. Para você, quando eles pulam de brincadeira pode ser percebido como um ataque feroz. Ou, se acredita que "ninguém me escuta", então pode filtrar uma conversa para que escute ou interprete algo de uma forma que apoie isso. O que o pensador pensa, o demonstrador prova. Ouvimos o que nossas crenças querem que ouçamos, vemos o que nossas crenças querem que vejamos — esse viés de confirmação significa que você verá evidências ao seu redor de algo em que já acredita, "provando" que sua crença está fundamentada na realidade. Isso acontece até mesmo na intenção focada. Já percebeu que às vezes você pensa em algo no qual nunca pensa normalmente, e isso aparece em todos os lugares? É por isso que o estabelecimento da intenção positiva que fizemos no início do livro pode ser tão poderoso. Estamos começando a reprogramar nosso SAR para que ele funcione ao seu favor, e não contra você.

O que o pensador pensa, o demonstrador prova.

De algumas maneiras, suas crenças centrais fornecem ao SAR seu manual de operações, que, por sua vez, funciona como seu manual para interpretar o que acontece em sua vida. Parte desse manual está conosco há tanto tempo que parece fazer parte de nossa identidade, o que torna sua alteração um desafio. Mas se nosso manual é a razão para as contínuas dúvidas em relação a nós mesmos, nossas inseguranças, nossas baixas disposições e nosso constante desejo por aprovação, então temos uma dívida conosco para o desafiar e mudar. Talvez você esteja programado com crenças como: "a vida não é justa", "por que isso sempre acontece comigo?", "não sou bom o suficiente", "se apenas tivesse isso ou aquilo seria feliz", "não mereço", "não valho nada", "sou detestável". Por trás dessas características superficiais que muitos podem pensar que fazem parte de nossa identidade, reside uma versão mais autêntica e criativa de nós mesmos — uma versão com a qual precisamos nos reconectar. Isso tudo está mapeado em sua respiração e nos arquétipos respiratórios que experiencia.

Para mudar seu comportamento você deve substituir essas crenças antigas e desanimadoras por outras novas e úteis. Como sempre, a mudança começa com a percepção. Se não questionar ou examinar quem você pensa que é, junto a sua respiração, então pode ficar preso com suas crenças antigas que podem limitar seus sentimentos verdadeiros de felicidade, vida e liberdade. Você merece ser feliz, mesmo que não ache isso.

Todos viemos de contextos diferentes. Somos condicionados por nosso ambiente, colegas, professores, exemplos e, acima de tudo, por nossos pais e cuidadores. Gosto de pensar que a maioria dos pais e cuidadores dará seu melhor absoluto para lhe fornecer tudo de que precisa e de uma forma que saibam fazê-lo — mas nem sempre esse é o caso. Pais e cuidadores agem de acordo com suas próprias crenças centrais, aprendidas de seus pais, escolas e outras pessoas importantes, e, é claro, de seu ambiente, experiências e traumas não resolvidos. Isso pode influenciar as formas como eles agem. Haverá momentos quando estiverem sob um grande estresse em que se fecharão ou dirão coisas ou agirão de formas danosas no calor do momento. Se está passando por muita aflição por causa de algo que lhe aconteceu quando era criança, por favor busque ajuda adicional enquanto realiza as práticas deste livro. Fale com seu médico, terapeuta ou profissional treinado que terá alguns recursos extraordinários e formas de ajudá-lo.

Talvez tenha faltado algo em sua infância. Talvez você não conseguia se expressar, então sua crença central é a de que não o ouvem ou veem. Pode ser que sentia que não havia ninguém com quem compartilhar suas preocupações sobre escola, amigos ou vida doméstica. Assim, sua crença central é a de que sua dor emocional não é importante ou de que seus sentimentos não são confiáveis. Talvez os adultos em sua primeira infância foram agressivos tentando viver a vida deles por meio de você, de modo que sua crença central seja a de que é absolutamente necessário ter sucesso e que seu eu autêntico não importa. Pode ser que tenha ouvido comentários casuais como "sua irmã é mais inteligente que você", "você é tão desajeitado" ou "nunca vai conseguir entrar no time". Seja lá o que tenha ouvido ou passado ao crescer pode se entrelaçar profundamente no tecido de sua mente, criar tensão em seu ciclo respiratório e ter um impacto gigantesco em sua vida adulta. Isso cria o manual a partir do qual seu SAR opera hoje.

Mesmo se sua infância foi muito agradável, você ainda tem crenças centrais. Você ainda faz o download de seu manual para o ajudar a criar sentido para o mundo. Mas se continua tendo os mesmos tipos de problemas repetidamente, está na hora de atualizar seu manual.

Vamos dar uma olhada no meu. Já exploramos os registros relacionados à noção de força — reforçados pelas experiências, ideias de masculinidade tradicional, prática de judô, Ursinho Durão e assim vai. Mas vamos explorar alguns outros. Durante minha infância, tive a sorte de ter professores que me apoiavam, bons amigos e um ambiente doméstico estável. Sou muito grato a meus pais que trabalharam arduamente e dedicaram todo seu tempo e energia para promover uma criação positiva e saudável para mim e meus três irmãos. No entanto, ainda acabei tendo alguns registros inúteis em meu manual, embora o processo tenha sido sutil. Por exemplo, havia um registro sobre dinheiro: *o dinheiro não cresce em árvore*, diziam meus pais, provavelmente porque trabalhavam muito e em conjunto para ganhar o suficiente. Meu pai sempre trabalhava muitas horas e em horários malucos como gerente de restaurante para nos sustentar; minha mãe também: passava as noites trabalhando como enfermeira, trabalho esse que conciliava com o de gerente de um hotel, junto a meu pai. Ela chegava do hospital quando estávamos acordando, fazia o café da manhã para os hóspedes, nos levava à escola, dormia um pouco, nos pegava na escola, nos colocava nos táxis rumo aos nossos hobbies diferentes, nos colocava na cama e voltava ao trabalho. Eles queriam o melhor para nós, bem como nos dar tudo que desejavam ter quando eram crianças. Eles tinham seus manuais, também. Tinham sua mochila com tijolos, suas crenças centrais e seu condicionamento. Todo mundo tem. Eles passaram por algumas experiências muito difíceis. Assim, ao crescer com pais que trabalhavam arduamente, em geral estressados e que já tiveram mais que sua cota de tragédias, não é de surpreender que em meu manual mental havia a noção de que você precisa ralar muito para conseguir algo na vida. De muitas formas, é uma ótima crença, mas ela reforçava a ideia de que você sempre precisa estar "fazendo" algo, sempre ligado, sempre trabalhando. É provavelmente por isso que fiquei viciado no estresse e tinha um padrão respiratório estressado. Pode até mesmo ter sido o nascimento do Stu do Aeroporto.

Éramos próximos como família. Contudo, as palavras "eu te amo" eram raramente pronunciadas em nossa casa durante minha infância. Talvez não fossem bem-vistas. Meus pais sentiam que "eu te amo" carecia de significado quando as palavras eram usadas casualmente. Acreditavam que a melhor forma de dizer "eu te amo" era demonstrar por suas ações. Assim, na mente deles, não precisavam usar essa frase para provar seu amor por nós. E embora eu nunca tenha me sentido mal-amado de qualquer forma, não ouvir essas palavras desenvolveu uma crença sobre como deveria expressar amor em meus relacionamentos já como adulto. Depois que fiquei mais velho e comecei a namorar, percebi que me sentia desconfortável se uma namorada me dissesse "amo você", pois minha programação infantil me dizia que isso não era necessário. Você pode argumentar que se eu ouvisse "amo você" diariamente, mas de pais que na verdade não demonstrassem isso, teria causado um impacto muito diferente em meus relacionamentos como adulto. Isso demonstra que independentemente de qualquer coisa, estamos todos condicionados. Todos temos nosso manual. E isso afeta como operamos hoje.

Uma vez que nos tornamos conscientes de que o viés de confirmação é algo do qual *todos* sofremos, você pode tentar praticar ser um pouco mais aberto à sua percepção e aos seus julgamentos. Quando sabe que sua respiração influencia seus pensamentos e sentimentos, pode começar a usá-la como ferramenta, com a percepção e a reprogramação conscientes, para mudar suas crenças. E isso significa que não precisa passar sua vida toda acorrentado a crenças formadas por suas experiências na juventude.

Você pode se libertar. Assim, chegou a hora de começarmos a desfazer nossa mala e mudar nosso manual — mas antes, permita-me apresentar Jasmine.

JASMINE

A Jasmine participou de uma sessão em grupo que ofereci em Londres. Como parte da prática, pedi a todos que fizessem "sons" e movessem o corpo diversas vezes durante a prática respiratória, semelhante ao nosso exercício de "Respiração Infinita com Som" (Exercício 25, página 172), como uma forma de movimentar qualquer emoção presa.

Logo no início da sessão percebi uma mulher que mal fazia algum som. Aproximei-me e encorajei-a para se entregar ao exercício. Mesmo assim, nada. Continuamos nesse formato de 5 a 10 minutos de respiração, seguidos por 2 minutos de movimentos e sons. Ao longo dos 60 minutos da sessão, ela foi se abrindo lentamente, fazendo cada vez mais sons a cada rodada, até que, por fim, era a pessoa mais barulhenta na sala. Era mais que barulhenta, e acabou chorando de tanto rir, repleta de alegria.

Ao fim da sessão, ela veio me agradecer. Disse que seu sonho de criança era ser cantora, mas que alguém lhe dissera que sua voz era horrível, o que foi uma experiência traumática para ela. Acreditar que era horrível naquilo que mais adorava fazer abalou profundamente sua confiança e a fez se fechar, infeliz e silenciosa. A aula de respiração fez com que se abrisse, permitindo superar a experiência dolorosa da infância. Ela começou a acreditar que tinha o direito de se expressar. Um mês depois, me enviou uma mensagem para dizer que havia começado a fazer aula de canto e que estava adorando.

EXERCÍCIO 26

VOCÊ QUER AGRADAR TODO MUNDO?

As crianças que cresceram em ambientes caóticos ou controladores podem se tornar alguém que quer agradar todo mundo, aprendendo que ao ser bom ou se comportar bem, elas podem evitar o conflito e atrair o amor. Isso se chama de reação de "bajulação", uma alternativa à reação de lutar, fugir ou congelar. Como adultos, aqueles que querem agradar a todo mundo podem ser metamorfos emocionais, minimizando suas próprias necessidades e desejos para satisfazer aqueles dos outros. Tal comportamento se deriva de uma crença de que o amor é condicional.

Você quer agradar todo mundo? Faça meu teste rápido:
- Você tem dificuldade para sentir que os outros o "veem"?
- Acha difícil dizer não às pessoas?
- Você descarrega suas emoções em estranhos?
- Sente-se culpado quando está bravo com outras pessoas?
- Sente-se responsável pelas reações dos outros?
- Abre mão de seus valores em prol de outras pessoas?
- Você se desconecta emocionalmente de situações sociais?

Se respondeu sim a qualquer pergunta, pode ser alguém que tenta agradar todo mundo. Isso nem sempre é resultado do trauma, e a maioria de nós tem tendências para tanto. O importante é reconhecer que nunca podemos realmente saber o que as outras pessoas querem, então nossas tentativas de agradar podem sair errado. Se realmente queremos que gostem de nós, precisamos simplesmente ser nosso eu autêntico.

Chegou a hora de começarmos a desfazer nossa mala e mudar nosso manual.

EXERCÍCIO 27

O QUE HÁ EM SUA MALA?

Visto que as crenças centrais normalmente estão relacionadas com coisas que experienciamos na infância, especialmente durantes os anos de programação que vão de 0-7 anos, um exercício útil é pensar sobre o que as pessoas diziam ou faziam com frequência enquanto crescíamos.

Pense sobre sua infância, especialmente em suas memórias mais antigas, até os 7 anos. Aqui estão algumas perguntas para o ajudar:
- Houve qualquer experiência traumática, grande ou pequena, que ainda impacta seu relacionamento hoje?
- Seus pais/cuidadores prestavam muita atenção em você?
- Como eles lhe demonstravam amor?
- Quais mensagens você recebia muito quando criança? Diziam-lhe para ficar quieto e não chorar? Foi repreendido por algo que não fez ou lhe disseram que não era bom o suficiente em algo? Houve mensagens sobre dinheiro, trabalho ou relacionamentos? Ensinaram a você que podemos confiar nas pessoas?
- Como seu pai e sua mãe tratavam um ao outro?
- Estavam em casa na maior parte do tempo?
- Disseram que você não era bom em alguma coisa?
- Disseram que você era bom em alguma coisa?
- Seus pais/cuidadores faziam julgamentos sobre os outros?
- Alguém disse que você não tinha a permissão de expressar uma opinião?
- Seus pais/cuidadores reclamavam muito sobre o trabalho?
- Você tem irmãos? Qual foi a dinâmica com eles? Você era constantemente comparado com eles?

Essas perguntas não cobrem tudo que pode ter ouvido quando criança, mas certamente o farão começar a pensar. Agora, tire um tempo para considerar as mensagens que recebeu. Consegue pensar em alguma maneira pela qual elas possam influenciar seu comportamento hoje? Consegue começar a mudar suas crenças centrais para outras mais positivas ou que encorajem seu crescimento pessoal? Verifique a tabela na próxima página para obter um pouco de inspiração.

Atenção, por favor: se não conseguir se lembrar de nada de sua infância, pode ser que esteve em um estado constante de "congelamento" naquele período. Esse estado de fechamento e retiro é uma forma de proteção psicológica contra passar por algo traumático ou devastador. Isso ainda pode ser processado com nossa prática da "Respiração Infinita".

MUDE SUAS CRENÇAS CENTRAIS

Crença Negativa	Pensamento Reformulado
Sou um fracasso. Não sou suficiente. Tudo é minha culpa. Nunca faço nada certo.	Estou fazendo meu melhor. Sou digno. É seguro abrir mão. Aprendo com meus erros.
Sou detestável, indesejável, pouco atraente, feio.	Amo e aceito a mim mesmo incondicionalmente. Sou suficiente.
Qual é o sentido? Por que me incomodar?	Tenho uma contribuição positiva a fazer para o mundo. Sigo minha intuição.
Sou apenas uma pessoa ansiosa.	Estou seguro. Escolho ser confiante. A ansiedade não me define.
Sempre estou liso. Nunca tenho dinheiro.	Há oportunidades em todos os lugares. Tenho habilidades para ganhar meu sustento.
Sou idiota.	Confio e acredito em mim mesmo. Aprendo com meus erros e melhoro.
Ninguém me ouve.	Sou ouvido e visto. Expresso-me de forma aberta e livre.
Por que isso sempre acontece comigo?	O que isso está me ensinando?

Pois bem, há outra experiência influente pela qual todos passamos e que precisamos discutir. É a primeira a ser posta em nossa mala e pode ser o primeiro registro em seu manual.

 ## TRAUMA DE NASCIMENTO

Quando nasceu neste mundo, foi um pouco chocante, mas você chegou aqui. O nascimento é uma de nossas primeiras experiências sentidas. Ela vai na mochila/mala — não há como evitar. É traumática. E o parto não é traumático apenas para você, mas muito provavelmente o foi para sua mãe e talvez para seu pai também. O primeiro fôlego pode desempenhar um papel importantíssimo em moldar quem você é e como percebe a realidade. É o primeiro registro em sua linha do tempo.

Alguns até sugeriram que o tipo do parto — induzido, pélvico, natural, cesariano ou algum outro — pode corresponder a crenças que você forma sobre o mundo. Os bebês que nasceram de parto induzido, de acordo com essa hipótese, podem crescer acreditando que não conseguem fazer nada sozinhos. Se foi um parto difícil, então você pode crescer acreditando que o mundo não é um lugar seguro para se estar. Para alguns, esse medo pode ser reforçado ainda mais pelas experiências da primeira infância, como estar em um ambiente doméstico caótico. É uma crença que pode se desenrolar durante sua vida nos sentimentos que tem e nas escolhas que faz, e pode levá-lo a adotar um arquétipo teimoso como o da respiração reversa ou até da respiração caçada, distraindo-se de estar aqui, agora. Sua mente inconsciente pode colocá-lo em um estado constante de luta, fuga ou congelamento. Talvez se sinta permanentemente ansioso, estressado ou socialmente desajeitado.

Fui apresentado ao conceito do trauma de nascimento quando me deparei com o trabalho de Leonard Orr e sua prática de "renascimento".[1] Orr é considerado um dos pioneiros do movimento da respiração na cultura ocidental. Dizem que seus ensinamentos foram inspirados pelo guru de Kriya ioga, Mahavatar Babaji (o guru de Yogananda — olha aí aquele livro de novo!). Contudo, o primeiro insight de Orr e sua habilidade de destravar e resolver suas próprias memórias do nascimento lhe vieram em 1962, embora não tenham vindo dos ashrams himalaios ou das escrituras espirituais.

Sua principal revelação lhe veio como muitos dos momentos *eureca*: no banho. Ele descobriu que ao fundir a inspiração e a expiração num ritmo calmo e relaxado — exatamente como fazemos em nossa "Respiração Infinita" —, as pessoas poderiam, em suas palavras, "curar os oito maiores traumas humanos: nascimento, síndrome da desaprovação parental, negativos específicos, desejo inconsciente da morte, carma de vidas passadas, religião, escola e senilidade." É uma afirmação muito forte para ser feita no banheiro.

Orr e seus ensinamentos se espalharam como fogo no mundo ocidental. Acredita-se que ele ensinou mais de 100 mil instrutores e estima-se que alcançou mais de 10 milhões de pessoas. Disseram algumas coisas boas sobre sua técnica e outras não tão boas, sendo que alguns extremistas do renascimento levaram as coisas longe demais. No entanto, o renascimento ainda é praticado hoje e sua técnica é a base da maioria das escolas comuns de respiração de "energia consciente" reconhecidas atualmente.[2]

Quando você está treinando em qualquer coisa que coloque ligeiramente um pé sobre o território espiritual, é comum ouvir histórias do homem que caminhou sobre a água, do cara que praticou tanta ioga que começou a levitar ou da pessoa que curou todos seus problemas e enfermidades respirando ar. Embora meu alarme do ceticismo tenha soado muitas vezes enquanto explorava o mundo da respiração, os exercícios e práticas que estava aprendendo estavam causando um efeito profundo em mim e em muitos outros com os quais trabalhava, me reunia, treinava e compartilhava histórias. No entanto, a noção do trauma do nascimento — a prática das técnicas de renascimento — era algo que só aprendi nos treinamentos. E então, conheci Danny.

DANNY

Fui apresentado ao Danny por sua mãe, Trish. Ela me disse que ele estava sofrendo de uma severa ansiedade de separação. Era tão séria que ele entrava em pânico se estivesse brincando no jardim e ela fechasse a porta de trás. Ela se perguntava se isso não teria algo a ver com as dificuldades pelas quais passara em seu parto. Eu lhe disse que havia apenas aprendido sobre o trauma do nascimento, mas que seria um prazer atender Danny e que esperava poder ajudar de alguma forma.

Quando o conheci, sua linguagem corporal me dizia que ele estava aterrorizado demais para se engajar em conversação. Seus ombros estavam curvados para frente e seu corpo dobrado, colapsando sua respiração. Ele se escondia atrás da cabeleira de sua mãe e ficava olhando seus tênis Nike. Arraigado na posição, sua postura estava congelada e sua respiração, paralisada.

Mentalmente, ele parecia estar fechado e viajando — as marcas de alguém cujo arquétipo respiratório é tanto a respiração caída como a reversa. De fato, sua respiração era quase inexistente, e de vez em quando ele dava uma grande arfada para recuperar o fôlego. As pessoas que vivem em um estado constante de medo, como o Danny, acham difícil pensar com clareza, e qualquer exigência para que realizem algo pode levá-las a se fechar ainda mais. Assim, dei passos de tartaruga. Pedi que se sentasse e solicitei que respirasse. Logo confirmei que sua respiração era reversa, então o encorajei respirar mais profundamente levando o ar para seu torso, enquanto respirava com ele.

Depois de quatro sessões, a respiração de Danny ficou mais profunda, seu diafragma começou a se engajar, sua postura melhorou e suas bochechas até voltaram a ficar coradas. Semana a semana, ele parecia um pouco mais confiante e disposto a conversar. Na quinta sessão, tivemos uma revelação. Depois de aproximados 10 minutos de respiração infinita, ele eclodiu de emoção, gritando a todos pulmões por mais de 1 minuto. E, como mágica, sua respiração foi reconfigurada. Foi algo expansivo, aberto e fluído, eficiente e sem esforço.

Na consulta seguinte, Danny veio ao estúdio sem sua mãe. Ele estava engajado e simpático, e me disse que havia entrado para o time de futebol do colégio. Parecia outra pessoa, completamente. Ele parecia liberto de seu trauma, embora nunca saberemos se ocorreu em seu nascimento ou posteriormente em sua vida. Mas foi uma das transformações mais drásticas que já testemunhei.

Gostaria que revisitasse nosso exercício de linha do tempo "O que Há em Sua Mala?" (Exercício 27, página 183). Seria possível que a pessoa que você era quando criança e a pessoa que é hoje terem sido impactadas por sua experiência do nascimento? Talvez precise perguntar a algumas pessoas, é claro, sobre como foi seu nascimento, mas pode ser outra pista para ajudá-lo a abrir mão de crenças profundamente arraigadas que não mais lhe servem.

Para a maioria de nós, embora nossa experiência de nascimento seja traumática, o amor, o cuidado, o alimento, o carinho, a proteção e a conexão que recebemos dos pais são geralmente suficientes para nos permitir superar o trauma do nosso pouso forçado na Terra. Chegamos à conclusão (ou crença) de que não foi tão ruim assim, afinal. Isso esvazia nossa mala/mochila, então ela está limpa e vazia para continuarmos nossa jornada da vida. É como se, quando bebê, você fosse um espaço vazio de percepção, e seu cérebro é uma esponja, absorvendo informações, pronto e disposto a criar conexões e caminhos regulares para o ajudar a navegar pela vida.

Porém, nem todos têm a sorte de nascer e crescer em lares amorosos. Às vezes os pais ainda estão lidando com seus próprios traumas e estão fechados demais para atender às nossas necessidades. Essas experiências e influências podem afetar sua vida hoje, mas você pode reassumir o controle.

Não é possível mudar o passado, mas você *pode* aprender com ele para que possa tomar decisões melhores agora. A ideia é entender e fazer as pazes com pessoas e experiências, aprendendo com elas e sendo curioso consigo mesmo, suas crenças e seus comportamentos, sem erradicá-los de sua história.

Agora você sabe que por meio da percepção diária e da prática regular de respiração funcional você pode começar a esvaziar sua mala de tijolos, aliviando seu estresse e acalmando qualquer dor. Mas você também pode começar a tirar o que está dentro da mala de tijolos usando a "Respiração Infinita". É possível começar a resolver qualquer trauma, mesmo que ele esteja tão emaranhado com suas crenças a ponto de não conseguir reconhecê-lo.

ESVAZIE SUA MALA

Neste capítulo, aprendemos como quase todos nós carregamos o trauma, seja grande ou pequeno, e como isso pode estar atrelado a nossas crenças centrais: as ideias às quais fomos expostos quando éramos crianças e que agora internalizamos. Vimos que essas crenças podem até ser influenciadas por nosso parto, e também exploramos como são um manual mental, nos dizendo como encontrar nosso caminho na vida. Porém, podemos superar crenças e experiências danosas por meio da respiração. Podemos começar a esvaziar nossa mala de tijolos.

Às vezes nossas crenças centrais e nossos comportamentos estão arraigados tão profundamente que é difícil nos libertar deles imediatamente. Leva tempo e dedicação praticando respiração. Quando estamos realmente tentando desaprender hábitos e comportamentos que dificultam nossa vida e nos impedem de seguir em frente, precisamos adotar uma prática diária. Isso nos permitirá apertar o botão reiniciar. Parte desse reinício também é uma reprogramação consciente — reescrever a história que contamos a nós mesmos, alterando nosso manual e nossas crenças centrais. E você pode fazer isso por meio de afirmações junto a sua prática diária de "Respiração Infinita".

EXERCÍCIO 28

RESPIRAÇÃO INFINITA COM SONS E AFIRMAÇÕES

Gostaria de acrescentar algumas afirmações à sua prática de "Respiração Infinita com Som". Podem ser as três afirmações que escolheu no início do livro (Exercício 1, página 13), ou algo novo, para ajudar a reprogramar suas crenças centrais. Por exemplo, sou suficiente, sou poderoso, sou digno de receber tudo de que preciso. Qualquer coisa que pareça estar alinhada com você.

Portanto, usando o mesmo formato de prática do Exercício 25, "Respiração Infinita com Som" (página 172):

- Encontre uma posição confortável, sentado ou deitado.
- Estabeleça um timer para 10 minutos, ou toque uma música com essa duração.
- Permita-se um tempo para ancorar-se em seu corpo.
- Perceba seu corpo; deixe-o amolecer. Deixe ir qualquer tensão em seu rosto, sua mandíbula, seu pescoço.
- Perceba sua mente; esteja consciente de seus pensamentos, seus julgamentos e suas opiniões.
- Agora, sinta seu coração batendo em seu peito e diga suas afirmações, as três.
- Comece a respiração. Inspire pelo nariz contando até três, sentindo sua barriga subir e depois fluindo e expandindo para cima como uma onda, em seu torso e peito.
- Sem pausar, solte e libere o ar contando até três, também pelo nariz. É importante não expirar muito forte — apenas deixe o ar sair de seu corpo sem o forçar ou controlar.
- Sem pausar, inspire novamente.
- Continue com este fluxo de respiração infinita.
- Sempre que sentir o desejo, bata as mãos sobre os joelhos enquanto cantarola. Faça isso por três rodadas antes de voltar à prática da respiração infinita, repetindo até que os 10 minutos se encerrem.
- Ajuste-se no aqui, ancore-se de volta ao corpo e relaxe totalmente.
- Diminua sua respiração.

- Sinta seu coração batendo novamente, pode até colocar as mãos sobre o peito.
- Valorize o coração batendo, a vida e a vitalidade em seu corpo.
- Sinta gratidão por tudo que o faz se sentir seguro e amado — as pessoas em sua vida, os recursos e as oportunidades que tem à mão. Às vezes isso traz um fluxo de emoção, e tudo bem, deixe-a fluir.
- Volte às batidas do seu coração e agora repita as afirmações, sejam quais forem: *sou forte, sou amável, sou apoiado, estou orgulhoso, escolho ser eu.*
- Não as diga apenas na mente; sinta-as realmente em seu corpo.
- Volte ao seu espaço.

Lembre-se de que as afirmações lhe são singulares e o ajudarão a começar a alterar seu manual e suas crenças centrais.

Capítulo 7

Deixe Ir e Transforme

O MENTOR PERFEITO

Ao longo de minha jornada de respiração, minhas crenças sobre o que a respiração pode fazer foram testadas e validadas pela minha experiência e as de meus clientes. Vi gente saindo do luto, superando o trauma e se tornando mais feliz, saudável e funcional quase da noite para o dia.

Sei de minha própria experiência que a respiração pode consertar esses problemas. Mas também reconheço que se eu quiser ajudar o máximo possível de pessoas, preciso conseguir explicar essas experiências transformadoras usando a linguagem da ciência ocidental. Mais pesquisas sobre a respiração são necessárias para provar por que isso ocorre, e estou determinado a fazer minha parte. Alguns anos após começar a praticar respiração, dei início à minha busca por respostas, e descobri um mentor — alguém com experiência em ciência e pesquisa — para me ajudar. E o conheci, de todos os lugares, em Ibiza.

Sempre senti uma conexão profunda com Ibiza — a natureza, os pores do sol, a cultura — e passei diversos verões mágicos na ilha. Os geólogos dizem que é um dos lugares mais magnéticos da Terra e às vezes me pergunto se não seria por isso que encontrei meu parceiro perfeito de pesquisa lá.

Esta viagem foi um pouquinho diferente das outras às quais estava acostumado. Era minha primeira vez em Ibiza como terapeuta, não como DJ. Havia sido convidado para dar workshops na Cúpula Internacional da Música. Eles queriam criar um espaço para que o setor da música eletrônica entendesse a saúde mental e explorasse estratégias de apoio.

Eu estava um pouco sonolento por ter acordado tão cedo. O sol estava nascendo quando ocupei o assento na última fileira do miniônibus que nos levaria do hotel ao local da conferência. O veículo estava cheio de especialistas do mundo todo, mas eu era carne fresca, e se alguma vez fosse a hora de sentir a síndrome do impostor, era aquela. Havia especialistas do sono, neurocientistas, coaches com fama mundial. Senti que não estava preparado o suficiente, para dizer o mínimo. Percebi que minha respiração havia congelado. À minha frente estava sentado um senhor mais velho usando um chapéu Panamá creme. Usava óculos redondos e possuía uma aura de inteligência. Eu ainda não havia acordado direito quando ele se virou e começou a me interrogar.

— Olá, Stuart. Chamo-me Norm. Ouvi pessoas falarem sobre esta técnica poderosa de respiração que você ensina. Qual é a pesquisa científica subjacente?

Minha nossa. Foi direto na jugular com uma pergunta que eu mesmo ainda estava tentando responder ao longo do último ano. Naquele momento, eu não tinha noção de que Norm era o Dr. Norman E. Rosenthal, um cientista renomado mundialmente, pesquisador e psiquiatra que havia liderado a equipe que cunhou o termo "transtorno afetivo sazonal" e desbravado a terapia da luz amplamente usada para tratá-lo. Autor best-seller, ele havia trabalhado com uma longa lista de clientes importantíssimos. O cara era bom.

Houve um longo silêncio. Foi um daqueles momentos "cri... cri... cri...". Quisera eu ter uma resposta sólida. *Me dá um tempo*, pensei. *Acabei de acordar*. Mas minha resposta foi:

— É meio que uma salada de coisas.

O Dr. Norman me deu "aquele olhar". Seus olhos bem treinados permaneceram imóveis, mas ele bem que os podia ter virado e feito tsc, tsc, tsc. Ele não disse uma palavra, mas o que ouvi, como que por telepatia, por meio de minhas lentes de impostor, foi: "que merda é essa? Isso é ridículo e inútil. O que está fazendo aqui?" Quando o miniônibus começou a andar, ele voltou-se para frente.

Ao longo daquele dia, sem meu conhecimento, o Dr. Norm ficou me observando de longe enquanto eu realizava as sessões de respiração. Sua investigação também incluiu perguntas a alguns dos participantes sobre como tinha sido a experiência comigo. Eu não fazia ideia de que estava sendo investigado secretamente. Mais tarde, quando nós dois havíamos terminado os inúmeros workshops, palestras e conversas, ele se aproximou de mim e disse:

— Seu comprometimento óbvio com sua prática e sua sinceridade suscitaram minha curiosidade. Será que teria um tempinho para me oferecer uma sessão individual?

— Adoraria — respondi sorrindo.

Na manhã seguinte, bem quando o sol estava acordando, nos encontramos em um espaço de treinamento nas dependências do hotel. Antes de começarmos a sessão, expliquei que trabalharíamos com práticas respiratórias poderosas e dinâmicas envolvendo energia consciente que poderiam liberar emoções e traumas presos, e ajudar a reprogramar o cérebro. Norm colocou a mão em meu ombro e meu deu aquele olhar novamente.

— Sou terapeuta há quarenta anos — informou ele. — Ficaria muito surpreso se acontecesse qualquer coisa.

E assim, começamos.

NORM

A sessão com Norm foi igual às inúmeras outras que havia feito, só que, desta vez, os riscos eram maiores. Dava para dizer que ele estava cético, e eu queria provar o valor do que estava fazendo. Ele se contraiu e estremeceu, e depois de um tempinho, pude ver que ele estava começando a processar algo. Havia tensão em seu ombro direito, que, se der uma olhada em nosso mapa corporal do Capítulo 5 (página 153), sugere raiva não expressa.

Eu o auxiliei a liberá-la fisicamente, ao aplicar pressão e massagear suavemente, mas ele começou a estremecer de forma cada vez mais intensa, estava começando a fazer um barulho. Parecia que a raiva estava começando a chegar à sua mandíbula na forma de tensão, torções e espasmos, finalmente houve uma explosão de emoção, um berro, antes das lágrimas começarem a rolar livremente pelos lados de seu rosto. Isso durou quase um minuto e meio, precisamente o tempo necessário para processar as emoções totalmente.

Continuamos a prática, mas agora a emoção mudou; as lágrimas foram substituídas pelo riso — aquela gargalhada que sai da barriga, que você teria dado caso tivesse ouvido a piada mais engraçada de todos os tempos. Ele riu tanto que minha energia se incorporou à dele, e eu quis rir também. Novamente, isso durou por 90 segundos antes que seu corpo relaxasse. Sua respiração ficou aberta, fluída e natural. Levei-o a um estado mais relaxado. Quando terminamos, lhe ofereci um copo d'água.

— Como está se sentindo? — perguntei.

— Isso foi muito... — houve uma longa pausa — ...interessante.

Foi tudo o que ele disse.

— Gostaria de compartilhar alguma coisa? Quer falar sobre sua experiência?

— Não. Foi apenas muito... — outra longa pausa — interessante.

Ele pegou seus pertences e saiu rumo ao seu quarto.

Senti-me vindicado pela experiência de Norm, mas não conversei mais com ele naquele dia, pois ele havia tomado um voo logo cedo de volta para Washington, DC. Cerca de uma semana depois, recebi uma ligação de um número dos EUA. Era Norm, que começou a me contar o que havia experienciado.

Emoções que pensava ter processado anos atrás borbulharam à superfície e saíram, e desde a sessão, disse ele, sentia-se incomumente positivo e tranquilo. Claramente, assim como acontece com muita gente, a emoção que ele pensava que havia resolvido estava apenas trancada no subsolo de seu inconsciente, invisível e silenciosa, mas afetando seu cotidiano. Porém, Norm tinha algo mais a dizer.

"A emoção que estou sentindo em reação à nossa sessão de respiração me faz lembrar de como me senti quando meus colegas e eu começamos a explorar o transtorno afetivo sazonal e a terapia da luz em 1981, ou quando descobri a Meditação Transcendental."

Isso é algo sobre o qual ele dá palestras no mundo inteiro. "A pesquisa sobre sua técnica parece pouca. Eu adoraria ajudá-lo a preencher os espaços."

O QUE DESCOBRIMOS

Desde aquela conversa, Norm me orientou que coletasse os testemunhos de 636 pessoas, pois os resultados continuam lançando luz sobre o impacto da respiração na vida das pessoas. Embora minha missão tenha sido interrompida pela pandemia do COVID-19, continuamos juntando dados de clientes que participaram de minhas sessões online.

Até agora, os efeitos autorrelatados da respiração têm sido impressionantes. As mesmas histórias surgem repetidas vezes: humor e bem-estar melhores; liberação de trauma há muito tempo preso; mais habilidade de seguir em frente; e novos insights. Os resultados foram consistentemente positivos em homens, mulheres, grupos, indivíduos e até nas sessões online e presenciais (algo surpreendente para mim). Contudo, não queríamos nos iludir com os resultados, então pedimos aos participantes que relatassem efeitos adversos. Algumas pessoas — 19% — disseram que sentiram alguns, incluindo desconforto físico, emoções fortes, sentindo-se cansadas e reservadas. No entanto, apesar de alguns efeitos adversos percebidos, 99% de todos os participantes relataram que a experiência os ajudou, sendo que 26% indicaram que foi transformadora.

Foi um começo promissor. Porém, queríamos descobrir mais. O que se tornou claro durante minha prática e ensinos sobre respiração é que a conexão entre a tensão física e a emoção profunda no ciclo respiratório é forte. Se, como Norm, você acredita que já resolveu emoções passadas, há uma chance de que apenas as guardou dentro de uma caixinha no canto do subconsciente de sua mente e elas ainda estão gravadas em sua respiração — e afetando sua vida — no presente. Para o corpo, não há traumas "passados". De algumas maneiras, o trauma continua acontecendo agora, energeticamente. Norm e eu temos muito trabalho à frente para entendermos completamente o impacto do uso da respiração como uma intervenção para o trauma e as emoções presas. Mas estamos animados com o que está por vir.

 CAMINHOS BEM TRILHADOS

Somos criaturas de hábitos. Sempre que pensa ou sente alguma coisa, você fortalece o circuito em seu cérebro, tornando cada vez mais provável que continue pensando ou sentindo a mesma coisa. Você procura confirmar essas crenças em sua vida diária, mesmo que não esteja consciente de que faça isso e mesmo que isso o faça se sentir muito mal.

Quanto mais o tempo passa, mais profundos esses hábitos ficam arraigados à medida que as vias neurais no cérebro se tornam bem batidas. Podemos criar vias, mas nosso cérebro continuará tentando pegar o caminho com menos resistência, voltando-se às vias originais que conhece melhor, presumindo que não estamos tentando criar os novos padrões intencionalmente. Esse é outro motivo pelo qual estabelecer sua intenção no início deste livro foi tão importante (Exercício 1, página 13). Nesta altura de nossa jornada, pode até valer a pena rever as perguntas sobre suas intenções para ver se talvez precise mudar alguma coisa.

Como já aprendeu, os hábitos que tem há muitos anos são os mais desafiadores para mudar. Eles estão incorporados profundamente no cérebro, e ao fazer 25 anos de idade, você já tem tantas vias neurais preexistentes das quais seu cérebro faz uso que é muito difícil de alterá-las. Às vezes você passou pelo mesmo caminho tantas vezes e criou uma vala tão profunda que não consegue mais enxergar outra rota por cima dela.

Quando isso acontece, você precisa de algo mais radical — uma intervenção transformadora, algo para o ajudar a escalar para fora da vala para que possa mudar rapidamente de caminho.

Nosso cérebro continuará tentando pegar o caminho com menos resistência.

MUDANÇA PELA RESPIRAÇÃO

Aquela prática da respiração da qual participei com minha mãe foi uma dessas transformações radicais. A técnica foi semelhante a que usei com Norm, Danny, Linda, Jasmine e milhares de outras pessoas que tiveram transformações incríveis ao mudarem sua respiração. Talvez você já tenha começado a sentir alguns dos benefícios, alterações e mudanças com sua prática diária da respiração infinita.

A respiração pode ajudar a fazer uma reconfiguração rápida no corpo e na mente. Como falamos, descobri que ela é altamente eficaz para liberar o trauma, a emoção presa e os hábitos antigos, bem como para mudar sistemas de crença, sem ser realmente necessário falar sobre tudo isso. Porém, da mesma forma, descobri que ela é de enorme ajuda para chegar ao âmago de problemas que nos afligem desde sempre, como ansiedade, estresse, sono ruim, má digestão, baixa energia e falta de autoconfiança ao resolvê-los de uma vez por todas. O que é fantástico sobre a respiração é que, diferentemente da percepção consciente e das ferramentas de coach, ela não precisa "saber" qual é o problema para começar a ajudá-lo. A respiração pode, portanto, ser incrivelmente útil ao limpar os padrões e condicionamentos inconscientes que estão refletidos em como você respira diariamente.

É claro que a terapia tradicional falada também é incrivelmente útil, mas às vezes não temos as palavras para explicar como estamos nos sentindo nem as respostas para resolver o que está errado. Às vezes até corrompemos o processo de forma inconsciente, pois estamos tão acostumados a sermos nós mesmos que até nossos problemas não nos incomodam — por mais contraintuitivo que possa parecer. Mas todos os nossos problemas estão mapeados em nossa respiração. Não há como nos escondermos disso. E, ao trabalhar em sua respiração como uma forma de intervenção, você pode liberar a tensão emocional que carrega, mudar a química em seu corpo e reprogramar as vias neurais em seu cérebro. Pense nisso como o reset máximo, como pressionar Ctrl-Alt-Del no computador.

O workshop de respiração no qual participei com minha mãe cerca de dois meses após a morte de Tiff deu início ao processo de cura do meu luto. Aquilo me escancarou, permitindo-me sentir de maneira incondicional. Praticar algo que causa um alívio poderoso, mas de curto prazo ao estresse e à dor, como na técnica "Na Dúvida, Expire" (Exercício 14, página 102), não teria mudado o luto por si só, uma vez que minha dor emocional estava profundamente arraigada com meu passado, minhas

200 / O Poder de Cura da Respiração

crenças centrais, minha inabilidade de sentir plenamente e de deixar ir. Precisei ir muito abaixo da superfície. Trabalhar de forma segura com as técnicas de respiração com energia consciente me deu alívio, conforto e consolo, o que por sua vez possibilitou que todos os sentimentos fortes que estava segurando em meu corpo se expressassem. Consegui tirar aquela mochila cheia de tijolos das costas. Comecei a me sentir mais leve, e isso me deu a habilidade de seguir em frente. Você também pode fazer isso.

ALGO QUE VOCÊ PERDEU

O motivo pelo qual precisei de uma intervenção radical foi porque estava passando pelo luto, uma emoção altamente complexa e uma forma extrema de dor social. Matthew Lieberman, cientista e autor de *Social: Why Our Brains Are Wired do Connect* [Social: por que nossos cérebros estão programados para se conectar, em tradução livre], diz que os seres humanos estão programados para sentirem uma profunda necessidade de conexão social visto que é o segredo de nossa sobrevivência. Um bebê não conseguiria sobreviver muito tempo sem um forte vínculo com seus pais ou cuidadores, que lhe proveem alimento e abrigo. Qualquer coisa que arrisque quebrar nossos vínculos sociais com os outros é traumática. Isso explica expressões do cotidiano como "ela quebrou meu coração" ou "ele feriu meus sentimentos". Mas a perda real de uma conexão social por meio do luto pode ser extremamente difícil de superar. Vem geralmente acompanhada da respiração constrita em seus músculos respiratórios secundários no torso e no peito. Lembra-se do último capítulo que diz como o fluxo de ar ao redor de seu "centro cardíaco" (página 168) emocional pode congelar para protegê-lo de emoções complexas ou do luto?

O luto pode ser causado por uma ampla gama de coisas — é uma conexão social rompida que não ocorre necessariamente apenas com a morte. Você pode senti-lo após uma grande reviravolta, um divórcio ou uma separação, ou quando perde sua casa ou seu emprego. Também pode senti-lo se emigrar para um novo país, mudar de escola, perder a sensação de esperança ou segurança ou perder o contato com quem você é. Muitos dos principais esportistas sentem esse tipo de profunda dor emocional após perderem uma partida importante ou mesmo quando ganham a prata em vez do ouro.

Às vezes é difícil explicar *o que* perdemos exatamente. Podemos perder nossa sensação de eu, de propósito, nossa simples sensação de segurança quando sentimos que o mundo ao nosso redor está mudando rápido e não conseguimos acompanhar. Quando algo que sentimos que era importante, "se vai", de repente nossa vida pode parecer instável e imprevisível. E quando nosso futuro está indelevelmente alterado, sentimos a perda e o luto pela vida que poderíamos ter levado, mas que já não é possível — nosso sonho de ser jogador de futebol é aniquilado por uma lesão terrível no joelho, ou a viagem que sempre quisemos fazer é cancelada devido a restrições. Também podemos perder nossa crença em algo ou em alguém nos quais confiávamos totalmente.

E às vezes, com esses tipos de perda, não sentimos tanto que perdemos algo, mas que isso foi arrancado *de* nós. Podemos perder a sensação de pertencimento quando o mundo que conhecemos muda radicalmente ao nosso redor e sentimos que perdemos nossas raízes. Os refugiados que fogem das adversidades podem sentir luto ao deixarem seu lar para trás, mesmo que tenha sido destruído por bombas. Direta ou indiretamente, essas são todas conexões sociais perdidas. A dor da perda e o luto que sentimos é muito real e algo que todos sentiremos em alguns momentos da vida.

A respiração pode ajudá-lo a enfrentar a incerteza e a estar mais confortável com a mudança causada pela perda. Isso porque, diferentemente da perda, é algo que podemos controlar. Podemos diminuir seu ritmo para acalmar nossa mente, usá-la para nos conectarmos com nossas emoções e liberá-las e para expressar nossos sentimentos. Ao assumir o controle de sua respiração quando está passando por incertezas, você traz uma sensação de estabilidade para seus pensamentos e emoções.

A incerteza é interessante, pois pode ser tanto uma fonte de dor como um resultado da dor. Ela pode nos deixar ansiosos, e nos encorajar para tentarmos adivinhar o futuro. E como temos uma tendência negativa natural, podemos catastrofizar e entrar em uma espiral negativa. O atleta dedicado sofre uma séria lesão e questiona se algum dia poderá competir novamente no esporte que ama. O esposo amoroso perde sua esposa e não sabe se conseguirá enfrentar a vida sem ela ao seu lado. A incerteza nos faz sentir que não temos qualquer controle sobre nossa vida, e isso pode nos deixar sentindo impotentes e vulneráveis ao mundo à nossa volta.

Muitos acham difícil lidar com isso. Gostamos de pensar que temos o controle sobre nossa vida. Damos nosso melhor para nos agarrarmos ao controle, e sofremos ao perceber que esse já não é mais o caso. Mas vou lhe contar um segredo: na verdade, nunca temos controle total de nossa vida, e não tem problema abrir mão da necessidade de controle.

A ideia de deixar ir pode parecer assustadora; especialmente se você é do arquétipo de respiração controlada. Mas precisamos aprender a abrir mão das coisas que não podemos controlar, como o mundo ao nosso redor, as ações de outras pessoas, nosso passado e nossos medos. Deixar ir o que não podemos controlar nos dá um sentimento de mais controle e uma sensação de liberdade. À medida que aceitamos, perdoamos e confiamos, não reduzimos a incerteza, mas a sentimos menos. Sentimos menos dor emocional, e isso nos faz sentir que temos mais controle sobre nós mesmos e nossa vida. Assim, embora eu venha falando muito sobre controle e lhe ensinando como controlar sua respiração para controlar como pensa e se sente, também quero que saiba que pode abrir mão do controle para libertá-lo do passado.

Emoções complexas como luto e perda, ou mesmo o arrependimento e o ciúme, são individuais, variáveis e de longa duração. Sua mente inconsciente faz seu melhor para tentar impedi-las e proteger você de sentir a dor de tais emoções. Desta forma, sua respiração fica restringida — e você segura seu passado. Sintomas da respiração disfuncional que compõem todos os arquétipos respiratórios podem surgir assim.

Quanto mais complexas forem as emoções ou quanto mais emaranhadas estiverem com seus sistemas de crença, mais "presa" ou controlada sua respiração pode se tornar. Quanto mais persistirem esses sentimentos ou o padrão de segurar a respiração que criaram, mais chances há de que você se sinta preso no drama do comportamento emocional de sua vida. Os tijolos e as pedras se tornam mais pesados na mala que você carrega por aí.

Parte do problema é nossa inabilidade de nos expressar no mundo moderno. Com os exercícios deste livro, já aprendemos a melhorar a questão dos sentimentos usando nossa respiração para acessar o fluxo emocional no corpo e liberá-lo. Certamente, nem sempre é apropriado romper o choro e continuar como se nada tivesse acontecido, mas engolir seus sentimentos tampouco lhe faz bem. A prática da respiração lhe oferece um espaço seguro para abrir mão daquela necessidade de se autocontrolar e de agir "adequadamente". Ela lhe dá a permissão para liberar o trauma, o estresse e a tensão fornecendo um lugar seguro para aprofundar-se em sua psiquê para receber sabedoria e clareza, que em geral estamos ocupados demais para acessar.

Sua respiração é o ritmo de sua vida.

EXERCÍCIO 29

RESPIRAÇÃO INFINITA E DEIXAR IR

Falamos sobre o controle e como é importante reconhecer quando algo não está sob nosso controle. Até agora, suas práticas de "Respiração Infinita" podem ter parecido bem controladas. Você vem controlando sua inspiração contando até três, depois controlando a expiração, também contando até três. Você está "agindo" ao inspirar e "agindo" ao expirar. No entanto, essa prática também é uma intervenção realmente eficaz que pode ajudá-lo a criar equilíbrio entre controlar e abrir mão do controle. Por meio dela, você pode assumir o controle e seguir em frente ao fazer algo — inspirando —, enquanto solta e se entrega ao apenas "ser" — quando expira. Isso pode ajudá-lo a deixar ir, processar suas emoções complexas, curar-se do passado, soltar a mala e esvaziá-la.

A base desta prática é a mesma do Exercício 28 — Respiração Infinita com Sons e Afirmações (página 190).

- Encontre uma posição confortável, sentado ou deitado.
- Estabeleça um timer para 10 minutos, ou toque alguma música com essa duração.
- Permita-se um tempo para se ancorar ao seu corpo.
- Perceba seu corpo; deixe que se solte. Deixe ir qualquer tensão em sua face, mandíbula e pescoço.
- Perceba sua mente; esteja consciente de seus pensamentos, julgamentos e opiniões.
- Agora, sinta os batimentos cardíacos em seu peito e diga suas afirmações, suas três declarações.
- Comece sua respiração infinita.
- Desta vez, em vez de contar, quero que apenas sinta.
- Inspire pelo nariz, sentindo sua barriga subir e talvez uma expansão secundária leve em seu torso e depois, em seu peito. Como uma onda subindo.
- Sem pausar, expire pelo nariz, mas em vez de controlar a respiração, apenas solte-a. Deixe ir completamente. Não faça nada, apenas seja. Deixe todo seu corpo relaxar e se entregar. Seu diafragma se moverá de volta sozinho, como um elástico após tê-lo esticado.
- Sem pausar, inspire novamente; deixe a barriga subir primeiro — abra-se e expanda.
- Expire. Relaxe e deixe ir.

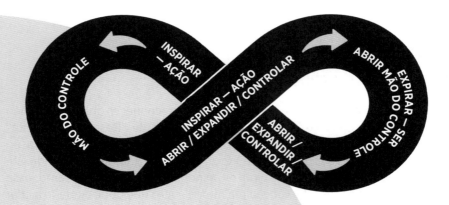

- Continue com este fluxo de respiração infinita.
- Sua inspiração é seu estado de "ação". Você está dizendo "sim" para a vida. *Estou aqui e escolho estar aqui e seguir em frente.*
- Sua expiração é seu estado de "ser". *Confio e deixo ir.*
- Pode até dizer isso em cada expiração — *confio e deixo ir* ou *é seguro deixar ir* — para ajudá-lo a se entregar mais profundamente com cada expiração.
- É aqui nesse cruzamento em sua prática infinita de "agir" ao inspirar e "ser" ao expirar que sua mala começa a se esvaziar.
- Sempre que sentir a necessidade, bata as mãos sobre os joelhos enquanto cantarola. Pode fazer isso por três rodadas antes de voltar à prática da respiração infinita. Lembre-se, se alguma emoção surgir, permita-se senti-la. Caso se sinta desconfortável, faça uma pausa.
- Quando se passarem os 10 minutos, relaxe e se ancore de volta em seu corpo. Faça algumas respirações lentas, profundas e relaxadas.
- Sinta seus batimentos cardíacos novamente; pode até colocar as mãos sobre o coração.
- Sinta a apreciação por seu coração batendo, pela vida e pela vitalidade em seu corpo.
- Sinta gratidão por todas as coisas que o fazem se sentir seguro e amado — as pessoas em sua vida, os recursos e as oportunidades que tem disponível. Às vezes isso traz um fluxo de emoções e está tudo bem — deixe fluir.
- Volte aos seus batimentos cardíacos e agora repita suas afirmações: *sou forte, sou amoroso, tenho apoio, estou orgulhoso, escolho ser eu mesmo.*
- Não as diga apenas na mente; realmente as sinta em seu corpo.
- Volte ao seu espaço.

206 / Exercício 29 – Respiração Infinita e Deixar Ir

UMA PROFESSORA VALIOSA

A emoção complexa, apesar de tudo, pode ser uma excelente professora. Nem sempre gostamos dos nossos professores e nem sempre concordamos com o que eles nos ensinam. Vamos pegar a terrível dor do luto como exemplo — seja a perda de um amado, de um trabalho ou de um sonho. Ela nos transmite conhecimento, gostemos ou não, e esse conhecimento é valioso. Praticamente de forma única, ela nos ensina que as coisas que mais amamos e valorizamos no mundo, mesmo algo que mal notamos, como viver uma vida sem dores, pode ser arrancado de nós num piscar de olhos. E quando nos conectamos com isso, podemos ficar extremamente gratos pelo que temos.

Não significa apenas que não damos as coisas como certas, mas também que somos mais propensos a buscar conexões e a tentar viver nossa vida de forma significativa. Podemos buscar coisas de valor e propósito reais, em vez de itens materiais. Afinal, é quase um clichê que no fim da vida as pessoas tendem a se arrepender de não ter passado mais tempo com amigos e familiares. Pouquíssimas pessoas dizem: "sabe o quê? Queria ter comprado mais sapatos."

A perda também nos lembra de que somos todos iguais. Todos perdemos coisas e, no fim, a vida. A morte é a niveladora máxima. No fim das contas, cada um de nós parte deste mundo como o conhecemos e vai para um lugar desconhecido. Gosto de pensar que todos terminamos como pura consciência em uma festona no céu, mas não há evidências concretas para sugerir que haja qualquer coisa depois desta vida, e mesmo se houver, não podemos levar nada material conosco. Assim, vamos usar a morte como um exemplo para nos ajudar a viver mais plenamente agora. Não precisamos ter perdido alguém ou estar perto do fim de nossa vida para pensarmos sobre a morte. Podemos nos beneficiar a qualquer momento quando a confrontamos, como uma motivação para vivermos vidas melhores, com mais propósito e significado. E embora pareça mórbido, o oposto é verdadeiro. A morte o conecta à vida plena.

Uma coisa que aprendi com minha experiência de luto é que, de certa maneira, ele se torna parte de quem somos. Você pode usar sua respiração para deixar o luto ir e limpar aquela dor debilitante. Mas pode ser que tenha algumas pontadas de dor que o mantém conectado à pessoa ou coisa que perdeu. Pode parecer estranho, visto que falamos sobre como podemos processar o luto e seguir em frente. Mas podemos seguir em frente *com* nosso luto.

O que aprendi com minhas experiências e ajudando outros a superarem os desafios que encontram em sua vida é que somos muitíssimo mais fortes do que imaginamos — para cuidar do que *podemos* controlar e para abrir mão do que *não podemos* controlar.

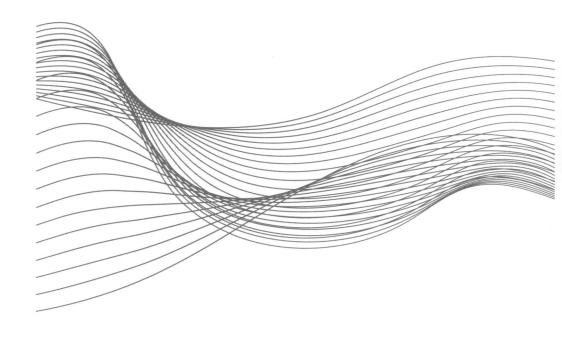

EXERCÍCIO 30
CONFRONTE A MORTE E VIVA MELHOR

Se hoje fosse seu último dia:
- Com quem o passaria?
- Quais sonhos seriam perdidos?
- Quem quer perdoar?
- Do que sentiria falta?
- Você faria o que estava planejando fazer hoje?

Nem sempre podemos fazer exatamente o que queremos todos os dias, senão, nunca progrediríamos em nossos projetos. Mas se sua resposta for "não" à última pergunta muitos dias seguidos, pode reconhecer que algo em sua vida precisa mudar. Confrontar a morte dessa forma pode mantê-lo alinhado com suas intenções e com o que realmente quer na vida.

NÃO TEMAS O CEIFADOR
No Ocidente, temos medo da morte. Fazemos nosso melhor para evitá-la e tentar prolongar nosso tempo na Terra a todo custo, mesmo que isso signifique um tormento enorme a todos os envolvidos. Muitos preferem ter uma qualidade de vida deplorável em vez de deixá-la terminar. Mas o tempo é só relativo. É a qualidade de nossas experiências e a vida que você vive que importam, e não há quanto tempo está vivo. Quando a vida parecia mais precária, as pessoas tinham uma relação mais íntima com a morte. Os antigos filósofos gregos meditaram sobre ela e seu significado, e muitas das maiores religiões recorrem a ela regularmente como uma recordação de que a vida é passageira e de que não devemos nos deixar levar demais pelos prazeres terrenais, pela satisfação material e pelas realizações externas. Alguns budistas praticam *maranasati* — atenção plena [mindfulness] da morte —, um lembrete de que a morte pode nos atingir a qualquer momento.

Parabéns por chegar até aqui! Nossa seção de trabalho mais profundo pode fazê-lo confrontar algumas verdades profundas sobre si mesmo. Nesta seção, exploramos como as emoções funcionam, como elas ficam presas e como você as pode mudar, processar e integrar com sua respiração.

Consideramos como as experiências pelas quais passamos ao longo da vida podem ter um impacto gigantesco em nosso bem-estar mental, e como o trauma, muito embora seja subjetivo e esteja emaranhado com nossas crenças (lembra-se do pote de ketchup?), ele pode realmente afetar como pensamos, nos sentimos e comportamos diariamente.

Discutimos o fato de que fazer e pensar as mesmas coisas ao longo de muitos anos pode fortalecer as conexões no cérebro, e como uma intervenção mais radical por meio da respiração pode nos ajudar a finalmente romper essas conexões e os hábitos com as quais estão associadas e seguirmos em frente. Você também conheceu meu bom amigo e mentor, o Dr. Norm.

Daqui em diante, gostaria que continuasse por 40 dias com suas práticas de "Respiração Infinita" apresentadas nesta seção, bem como com quaisquer práticas e exercícios da Parte 1.

Agora chegou o momento de passarmos à terceira e última parte do livro na qual compartilharei como otimizar sua respiração para que possa prosperar no trabalho, no esporte e em outras partes de sua vida. Se acredita que ainda não fez bastante do trabalho mais profundo a ponto de começar a otimizar sua respiração, não se preocupe: você pode continuar esvaziando sua mochila à medida que progredimos.

PARTE 3: OTIMIZE

Capítulo 8

Encontre Fluxo, Foco e Energia

ALCANÇANDO UM ESTADO IDEAL

Até agora, você explorou como, ao estar mais consciente de sua respiração e criar a intenção de mudá-la, você pode dar os primeiros passos no caminho de uma vida mais saudável e feliz. De fechar a boca (é bom que ainda esteja fechada, hein!?) a diminuir o ritmo (lembra-se de Yogananda?) e liberar um pouco da tensão em seu diafragma, você obteve algumas maneiras fáceis e acessíveis, porém poderosas para assumir o controle de seus pensamentos e sentimentos diariamente. Mas também consideramos como as experiências pela qual passou há cinco ou dez anos podem estar afetando-o hoje, e como, por meio de uma intervenção mais radical, incluindo seus 40 dias de respiração infinita (não pare agora), você consegue quebrar padrões, desaprender hábitos não saudáveis, começar a esvaziar sua mala de tijolos e reconfigurar uma nova forma de pensar, ser e se comportar.

Mas sei o que está pensando: e se eu não quiser *menos* de algo, porém *mais*? E se eu quiser foco e fluxo, mais criatividade e autoconfiança antes de uma grande apresentação? Você não está sozinho. Encaremos os fatos: *todos* nós queremos ter certeza de que nosso desempenho será o melhor possível, seja no escritório, enfurnado em seu home office ou correndo no campo de esportes. Mesmo depois de nosso trabalho mais profundo, a vida ainda pode nos passar a perna. Talvez o bebê o manteve acordado a noite toda, você está se sentindo pesado por ter comido aquela pizza tarde da noite ou estava tão ansioso pelo dia seguinte que ficou se revirando na cama a noite toda. Talvez a distração máxima — seu celular — tenha roubado sua atenção. O alto desempenho diário — fluxo descomplicado, foco de Jedi, energia constante, criatividade ilimitada — parece uma impossibilidade, e as pessoas que conseguem isso parecem super-humanas. Atingir esse estado ideal, no entanto, é mais fácil do que possa imaginar.

ENCONTRE SEU FLUXO

Já teve um daqueles dias que parece que nada pode impedir você? Seu desempenho é o melhor a cada passo. *Pá, pá, pá.* Você rebate seus afazeres como Serena Williams, deslizando tranquilamente de uma tarefa para outra. Sua energia está alta, mas você está pacífico e calmo. Sua respiração é constante, o tempo já não existe mais e não há constrangimento ou dúvida. Você está no aqui e agora, totalmente absorto no que está fazendo.

214 / O Poder de Cura da Respiração

É isso o que chamamos de "estado de fluxo", o ponto perfeito entre o estresse e o descanso. Os atletas denominam isso de "estar no ponto". É o ambiente fisiológico e psicológico ideal para o desempenho máximo. É o estado em que o músico está improvisando e todo mundo está dançando, quando o empreendedor está cativando a sala toda de investidores com a apresentação de uma ideia inovadora, quando o atleta olímpico está voando na pista e quebra o recorde mundial. Todos queremos nos sentir assim. E queremos que seja impreterivelmente naqueles dias em que não podemos errar: o dia da entrevista de emprego, o discurso no casamento, a grande apresentação, a corrida.

Muito provavelmente já esteve nesse estado antes. Já percebeu, quando as condições são perfeitas (como quando vai viajar no feriado que se aproxima e realmente precisa fazer algumas coisas antes de ir), como você descobre que consegue fazer o trabalho de uma semana em poucas horas?

Esse é o fluxo.

🫧 UM CÍRCULO VIRTUOSO

O conceito do fluxo foi inicialmente descrito na década de 1970 por Mihaly Csikszentmihalyi (um baita trava-língua, pronunciado "mi Rai, tinha que ser mi, Rai). Ele é psicólogo húngaro-americano e um dos pioneiros no campo da felicidade humana. Estudou milhares de pessoas acima da média e descobriu que se uma tarefa fosse difícil o bastante para desafiar suas habilidades, a pessoa sentia tanto o desejo de realizá-la como satisfação ao completá-la. Ao concluir exitosamente a tarefa, a pessoa se tornava mais habilidosa em sua execução e sentia o desejo de fazer uma tarefa mais difícil. O fluxo, portanto, cria um ciclo virtuoso tanto de desafio como de realização.[1]

Em outras palavras, quando completamos uma tarefa que estava além do nosso nível de habilidade, nos sentimos muitíssimo satisfeitos e melhoramos. Somos então forçados a seguir e tentar completar tarefas mais desafiadoras para que possamos continuar com esse sentimento positivo. Em geral, o fluxo e o alto desempenho andam de mãos dadas, pois à medida que melhoramos, precisamos continuar nos testando para continuar acessando-o. Isso quer dizer que ficamos cada vez melhores. Um estudo de dez anos demonstrou que as pessoas em estados de fluxo eram cinco vezes mais produtivas.[2] Pense em quanto poderia realizar em um dia, ou quanto tempo de sobra poderia ter para relaxar se descobrisse seu fluxo quando quisesse!

Assim, para início de conversa, como é possível entrarmos nesse estado? Conforme diz Csikszentmihalyi, damos o primeiro passo ao equilibrar nossa habilidade com a dificuldade da tarefa. Isso significa garantir que não seja tão fácil que nos entedie, e nem tão difícil que nos desencoraje ou nos faça desistir. Mas há outra forma poderosa de acessar tal estado. E é pela respiração.

Ao praticar um padrão respiratório que promove o equilíbrio entre sua reação ao estresse e ao descanso, a variabilidade de seus batimentos cardíacos aumenta e você envia um ritmo cardíaco coerente ao seu cérebro. Isso ajuda a alinhar inúmeros sistemas no corpo com esse ritmo para acessar o fluxo. Exploramos uma versão disso como nossa "Respiração na Proporção Mágica" (Exercício 11, página 87).

⬤ QUESTÃO DE VIDA OU MORTE

Quando transformamos o estresse em calma no Capítulo 4 (página 97), aprendemos que a respiração é bem binária. Ao inspirar mais, você aperta o botão "ligar", ativando a resposta simpática e aumentando seus batimentos cardíacos. Por outro lado, a respiração lenta e longas expirações apertam o botão "desligar", ativando seu estado parassimpático e diminuindo sua taxa cardíaca. Visto que estar no fluxo exige que equilibremos nossas reações ao estresse e ao descanso e que tenhamos ritmos cardíacos coerentes, precisamos equilibrar a inspiração e a expiração para acessá-lo.

E não sou apenas eu que está dizendo isso. Os Fuzileiros Navais dos EUA, considerados um dos melhores e mais bem treinados grupos de operações especiais do mundo, fazem exatamente isso para acessar rapidamente um estado de fluxo antes de entrar em uma situação perigosa. Eles não querem ficar estressados, tampouco se sentirem relaxados. Tais unidades militares de elite precisam estar hiperfocadas na tarefa a ser desempenhada e resistir à distração de miríades de coisas que enfrentam no cumprimento do dever. É literalmente uma questão de vida ou morte. Assim, se é bom para eles, acredito que seja bom para nós.

Em geral, o fluxo e o alto desempenho andam de mãos dadas.

EXERCÍCIO 31

RESPIRAÇÃO DA CAIXA

A técnica que os Fuzileiros Navais dos EUA usam é chamada de respiração da caixa, e é uma das que sempre uso nos intervalos entre reuniões ou sessões com clientes para otimizar minha mente. Mesmo quando estou caminhando do ponto A ao B, ou sempre que preciso descansar mentalmente e encontrar meu fluxo, lanço mão desta técnica. É também uma ótima maneira de equalizar o oxigênio e o dióxido de carbono em seu corpo.

A respiração da caixa leva esse nome porque tem quatro lados. Vamos experimentá-la:

- Inspire pelo nariz contando até quatro, usando seu diafragma e sentindo a barriga subir.
- Segure a respiração contando até quatro, mantendo-se calmo e parado.
- Expire pelo nariz contando até quatro, de forma contínua e controlada.
- Segure a respiração contando até quatro. Seja brando e gentil consigo mesmo. (Nada de tensão, não aperte as mãos: deixe este momento suave e delicado.)
- Repita.

Apenas uma rodada já trará um impacto positivo em sua mente e seu corpo, mas um estado de fluxo não acontece instantaneamente. Leva tempo para que o coração, o corpo e a mente se sincronizem e embarquem nesse ritmo respiratório. Algumas pesquisas mostram que podem ser necessários até 15 minutos para acessar esse estado,[3] mas descobri que, com prática, apenas 4 minutos de respiração da caixa pode deixá-lo quase lá. Procure se comprometer com isso pelos próximos 4 minutos, se possível; pode até tentar enquanto continua sua leitura.

Se perceber que durante esses 4 minutos está sentindo muita fome de ar (saberá quando isso ocorre porque terá um desejo incontrolável de respirar), comece com um padrão de 3-3-3-3 e vá aumentando com o tempo. Este exercício pode ser desfrutado em repouso, sentado com os olhos fechados, ou ao caminhar, alinhando as contagens com seus passos — quatro passos inspirando, quatro segurando, quatro expirando e mais quatro segurando. Gosto de fazer essa respiração quando vou a pé ao escritório, mas você pode praticar quando está caminhando ao shopping, indo de um cômodo para outro em sua casa ou levando o doguinho para passear — sempre que tiver uma chance.

Quando a respiração da caixa é praticada em grupo, acontece algo especial: o ritmo de todo mundo se sincroniza.

Corpos e mentes se tornam um à medida que a energia do grupo começa a alcançar um estado de fluxo coletivo. Você pode imaginar o quanto é poderoso para um grupo de operações especiais, como os Fuzileiros Navais, pensar com um cérebro coletivo, um olhando para a esquerda, outro para a direita. Descobri que a respiração da caixa é especialmente útil quando estou trabalhando com equipes empresariais, como quando um grupo precisa pensar e sentir de forma mais coletiva e coerente antes de uma apresentação, projeto ou tarefa.

FOCO DE JEDI

É impossível falarmos sobre fluxo sem mencionarmos o foco. Mas, contrário à crença popular, não são a mesma coisa. Sem foco, você não consegue estar em um estado de fluxo. Mas sem um estado de fluxo, você *consegue* focar. Talvez você sinta que tenha muito foco no negativo e queira focar menos, quem sabe após ter dito algo de que se arrependeu e não consegue parar de pensar nisso por dias ou se sua mente se preocupa compulsivamente com algo do futuro sobre o qual você não tem nenhum controle. Bem, em um estado *puramente* focado — quando está apenas focado no momento em si, sem ficar divagando — a noção do passado e do futuro não existe, pois você se tornou totalmente presente, imerso no momento. Quando você está realmente focado no sentido mais verdadeiro da palavra, não apenas direcionando sua atenção a algo, mas engajado, sua mente não pode divagar e repetir erros antigos ou remoer o passado, tampouco pode se preocupar com o futuro. Você apenas foca o que importa agora.

Todos desejamos ser um pouco mais focados nas coisas que são importantes para nós. E quando queremos estar focados, a primeira coisa que precisamos fazer é escolher apenas uma tarefa — odeio ter que lhe revelar isso, mas a multitarefa é um mito. Quando tentamos fazer várias coisas de uma só vez, nós nos sobrecarregamos, nossos pensamentos entram em espiral e achamos difícil pensar claramente. Um conflito surge em nossa mente, pois não sabemos o que fazer primeiro. Estamos tentando resolver coisas diferentes no mesmo momento, pensando de forma caótica, e não demora até que nos cansemos. E embora possamos dizer a nós mesmos que somos ótimos em fazer malabarismo, a verdade é que não somos. Mesmo nos melhores cenários, estamos progredindo de maneira muito mais lenta do que se fizéssemos uma coisa de cada vez. De acordo com o cientista da computação e psicólogo Gerald Weinberg, quando você está trabalhando em tarefas múltiplas ao mesmo tempo, você reduz sua produtividade em até 80%. Pense nisso da seguinte maneira: se está focando uma tarefa, está dando 100% de seu tempo produtivo para ela. Se está fazendo duas coisas ao mesmo tempo, está dando 40% de seu tempo produtivo para cada uma e perdendo 20% na troca de contextos. Aumentando para três tarefas, está focado apenas 20% do tempo em cada uma e perdendo 40% na troca de contextos. E assim por diante.[4] Desta forma, nossa atenção não é apenas limitada, mas quando fazemos várias coisas ao mesmo tempo, estamos efetivamente nos distraindo por escolha própria e podemos garantir que não atingiremos um estado de fluxo. E nem precisamos de ajuda para isso. Nosso mundo está repleto de distrações. Às vezes parece que ele foi projetado especificamente para nos impedir de focarmos. O telefone dispara notificações em nossa direção trocentas vezes por dia, dezenas de abas em nosso navegador competem por nossa atenção, há tantos filmes e séries na TV que mal podemos terminar de ver um (e provavelmente usando o celular enquanto assistimos) e o ambiente de trabalho também está cheio de distrações. Sempre que nos distraímos, perdemos o foco e nos impedimos de entrarmos "no ponto", ou nos arrancamos de nosso estado de fluxo. Voltamos à estaca zero e precisamos nos reconcentrar novamente naquilo que estávamos fazendo.

Hoje em dia, nem sempre podemos nos dar ao luxo de eliminar distrações. Em um escritório movimentado, há ruídos em todos os lugares. A natureza de alguns trabalhos, como de atendimento ao cliente, é reagir às coisas conforme acontecem. Pais que ficam em casa e aqueles que fazem home office muitas vezes precisam tentar realizar sua lista de afazeres ao mesmo tempo em que atendem às necessidades de seus filhos. E os atletas de elite precisam focar a tarefa à mão enquanto estão circundados por milhares de fãs berrando. Quanto aos Fuzileiros Navais, levar um tiro é um alto custo na lista de distrações.

O LAMA NO LABORATÓRIO

Pesquisadores interessados no reflexo de Moro — a intensidade do qual prevê o nível de emoção negativa em alguém — testaram o monge budista Matthieu Ricard, que sob o pseudônimo Lama Oser havia acumulado dezenas de milhares de horas de práticas meditativas. Eles fizeram contagem regressiva e reproduziram o som de um tiro no volume limítrofe suportado pelos humanos. Embora um estudo da década de 1940 tenha concluído que era impossível impedir o reflexo de Moro (mesmo os atiradores policiais, que disparam armas rotineiramente, não conseguem impedir o sobressalto), o Lama Oser conseguiu suprimir seu reflexo completamente. Posteriormente, ele disse: "se você conseguir se manter adequadamente nesse estado meditativo, o estrondo parece natural, como um pássaro cruzando o céu."[5] Embora nem todos possamos nos tornar monges ermitãos como o Lama Oser, podemos, ao usarmos nossa respiração, diminuir a extensão à qual ficamos distraídos em nosso cotidiano.

Se não podemos eliminar as distrações,

●

precisamos minimizá-las e nos tornar menos reativos a elas.

O QUE É UMA DISTRAÇÃO?

O que é uma distração? Todos sabemos o que nos distrai: o vídeo engraçadíssimo enviado por um colega, uma nova publicação em nossas redes sociais. Sob o olhar evolutivo, distrair-se com os sons surpreendentes foi importante para garantir que estivéssemos atentos ao nosso ambiente caso uma ameaça ou uma oportunidade aparecessem. Mas uma distração é apenas algo que tira sua atenção do que está fazendo ou pensando. O que distrai uma pessoa pode não distrair outra. Algumas, como os Fuzileiros Navais ou um bom garçom em um restaurante movimentado, podem não registrar certos estímulos como "distrações" com a mesma intensidade que outras pessoas o fazem, seja porque estão muito acostumadas a elas ou porque têm poderes de foco altamente desenvolvidos. É claro, sempre há motivos pelos quais queiramos de fato nos distrair — por exemplo, os pais querem conseguir ouvir seus filhos quando estão em outro quarto. Mas a maioria das pessoas se distrai facilmente e gostaria que não fosse assim, e o fundamental a se lembrar é que se não podemos eliminar as distrações, precisamos minimizá-las e nos tornar menos reativos a elas, como o Lama Oser. A boa notícia é que quanto melhor nos tornarmos em focar, menos registraremos as distrações que nos tiram de nosso fluxo e o rompem, e quanto mais praticarmos, mais difícil será para que as distrações nos arranquem do que estamos fazendo.

Como podemos fazer isso? Bem, o primeiro passo é minimizar as distrações. Isso pode significar colocar seu celular em modo avião, o que me ajuda muito. Ainda melhor, pode deixá-lo em outro cômodo, desativar as notificações e pedir que as pessoas (amigos/familiares/colegas) não o incomodem (muito importante). Mas, obviamente, a distração pode de fato ser sua própria mente — aqueles pensamentos e ideias que não param. Como mencionei, parte de nosso foco pode ter se prendido ao futuro ou ao passado, criando preocupações ou um loop de pensamentos em demasia.

PENSANDO DEMAIS

Levanta a mão aí quem se preocupa com coisas que estão fora de seu controle — seu ambiente, o resultado de situações, as ações de outras pessoas ou mesmo o clima? O bom e velho Dalai Lama diz: "se um problema é consertável, se você pode fazer algo sobre a situação, então não precisa se preocupar. Se ele não for consertável, então não há por que se preocupar. Assim, não há nenhum benefício em se preocupar, não importa a situação."

Sim, entendo, Vossa Santidade D.L. Mas dizer "não se preocupe com isso" enquanto está em um ciclo vicioso de "preocupar-se, tentar ganhar controle, fracassar, preocupar-se mais, repetir" é realmente difícil.

Aqui temos duas dicas para ajudá-lo a assumir o controle de sua mente que pensa demais para que possa abordar as coisas de forma diferente:

Dica 1: Identifique o que está no controle e o que não está

- Se enfrenta um problema e está sofrendo o desconforto causado por pensar demais, pergunte a si mesmo se é um problema que pode resolver. Que tal mudar como age e se sente quanto ao problema?
- Se está em seu controle, resolva-o.
- Se não está, há algo que possa fazer para inspirar a ação? Por exemplo, você não pode forçar sua equipe a ser produtiva, mas pode lhes dar as ferramentas e o apoio necessários para alcançarem o êxito. Você não pode forçar alguém a mudar sua dieta, mas pode compartilhar um livro inspirador de receitas com a pessoa.
- Se sua mente está a um milhão, foque o presente com algumas rodadas da "Respiração de Jedi", usando ou não as mãos (Exercício 32, na próxima página).

Dica 2: Marque em sua agenda um "horário para se preocupar"

- Parece loucura, não? Mas há estudos que comprovam sua utilidade.[6]
- Escolha 15 minutos diários nos quais se preocupar (só não pode ser antes de dormir!).
- Caso se preocupe fora desse horário, lembre-se de que não está na hora de se preocupar.
- Durante esses 15 minutos, escreva sobre tudo que está preocupado e que está fora de seu controle.
- Acabando esse momento, continue seu dia. Logo começará a refrear suas preocupações para os 15 minutos, muito melhor do que ficar preocupado 24 horas por dia![7]

224 / O Poder de Cura da Respiração

EXERCÍCIO 32

RESPIRAÇÃO DE JEDI

A respiração pode fazer toda a diferença quando está tentando fazer sua mente se concentrar e quebrar o loop do pensamento excessivo. Uma técnica que uso é algo que gosto de denominar "Respiração de Jedi". É a nossa técnica de "Respiração com Narinas Alternadas" do Capítulo 3 (Exercício 7, página 72) com um toque especial. Então, vamos começar. Ela tem inspirações e expirações equilibradas, como na "Respiração da Caixa" (Exercício 31, página 218), mas com a diferença de que alternamos as narinas, forçando-nos a focarmos ainda mais.

- Faça o sinal da paz com sua mão direita, usando o polegar e o anelar.
- Feche a narina direita com o polegar direito e inspire pela narina esquerda continuamente e contando até quatro.
- Pause ao fechar sua narina esquerda com seu anelar direito e abra a narina direita.
- Expire calmamente pela narina direita contando até quatro, pausando brevemente ao término da expiração.
- Inspire pela narina direita continuamente e contando até quatro.
- Pause ao fechar sua narina direita com o polegar direito e abra sua narina esquerda.
- Expire calmamente pela narina esquerda e contando até quatro.
- Agora que pegou o jeito do movimento respiratório de narinas alternadas, está na hora de entrarmos no modo Jedi de respiração. Quero que tente a mesma técnica, mas sem usar as mãos.
- Inspire pela narina esquerda contando até quatro.
- Expire pela narina direita contando até quatro.
- Fique comigo! Foque de verdade!
- Agora inspire pela narina direita contando até quatro.
- E expire pela narina esquerda contando até quatro.
- Repita.

Eu sei. É muito difícil. E exige muito foco para trazer sua consciência apenas ao fluxo de ar em cada narina. Mas permita-me lhe fazer a seguinte pergunta: ao praticar essa técnica, estava pensando em alguma outra coisa?

A técnica é tão desafiadora que o força a pensar exclusivamente em sua respiração. Assim, a percepção de sua mente, que normalmente é tão vasta quanto o mar, se dirige apenas a essa coisa. Você está respirando com tal intento que a mente entra em um estado de concentração altíssima e seus pensamentos são canalizados a um ponto singular como um raio laser. Você não está mais pensando no passado ou preocupado com o futuro. Está focado no presente. Em sua respiração, e no ar que flui para dentro e para fora de cada narina.

É algo especialmente eficaz a fazer antes de estudar, revisar ou trabalhar em um projeto que demande sua atenção total. Ou quando está se sentindo particularmente distraído por seus arredores ou sua mente. Sua atenção é retirada completamente de tudo que está acontecendo ao seu redor para que esteja focado em sua respiração. O ruído do dia se aquieta e você está agora pronto para se concentrar atentamente naquilo que precisa fazer.

Agora, já praticou a respiração da caixa para encontrar seu fluxo e a respiração de Jedi para melhorar seu foco, e eliminou o máximo possível de distrações. Mas seu cérebro é um órgão ganancioso, devorando até 25% de sua energia. Você precisa de combustível para sustentar sua concentração por mais tempo, e se precisou ir dormir tarde ou se acordou várias vezes durante a noite por causa de seus filhos ou da festa no vizinho ou pela diferença de fuso horário, talvez queira aquele empurrãozinho para começar seu dia.

A respiração da caixa pode ajudá-lo a manter o equilíbrio, mas às vezes você precisa de fato pressionar o botão "ligar" e criar uma reação simpática de estresse. Deixe-me dizer por quê.

O ESTRESSE É BOM

Embora os benefícios do sistema parassimpático pareçam autoevidentes para a maioria das pessoas, aqueles do sistema simpático são menos óbvios. Por que diabos eu iria querer me forçar a um estado de estresse, você pergunta? Bem, o estresse é *bom*, pelo menos às vezes, embora raramente seja convidado para a festa e muitas vezes seja considerado o bandido. Mas há tanto o estresse bom quanto o ruim. Você já aprendeu que o estresse é a forma pela qual seu corpo salva sua vida (lembra-se do urso pardo?); além disso, realmente existe bom estresse, conhecido como *eustresse*, que tem um efeito de curto prazo e nos dá a sensação de ânimo. Pode lhe deixar mais forte, rápido, energético e produtivo. Pode motivá-lo e deixá-lo pronto para agir, reagir ou desempenhar quando necessário — como antes de uma reunião importante, um casamento, mudar-se de casa ou ganhar uma promoção. Ouça as palavras da Dra. Kerry Ressler, professora de psiquiatria na Harvard Medical School. Ela diz que "uma vida sem estresse não é apenas impossível, mas também, seria muito desinteressante — de fato, um certo grau de estresse é útil para o crescimento".[8]

Talvez você precise de um pouco de disposição ou de uma ajudinha para vencer aquela preguiça da tarde. Estimular a resposta simpática deve ser feito com moderação, como beber café; todos sabemos como podemos nos sentir mal após terminar aquele sexto cafezinho puro. A respiração é melhor que a cafeína pois não interfere com os receptores de adenosina no cérebro, sobre os quais aprendemos no Capítulo 4.

EXERCÍCIO 33

BARRIGA-PEITO-EXPIRAÇÃO

Este exercício é perfeito para quando precisa dar uma turbinada na energia. É algo que ensinei aos DJs que querem uma maneira saudável de ficarem ligados antes de um setlist para que estejam no mesmo nível do público. Também o considero um exercício útil para abrir as sessões de respiração, o que é de ajuda caso ainda perceba que seu peito está curvado e que não esteja fluindo em seu centro emocional. Umas duas rodadas também o ajudarão a intensificar o fluxo de energia no início de sua prática diária de respiração infinita.

- Faça meia inspiração pelo nariz, levando o ar para a barriga.
- Faça outra meia inspiração pelo nariz e leve o ar para seu peito.
- Faça uma expiração completa pelo nariz.
- Repita três rodadas com dezesseis repetições cada.

A ação é conduzida por seu diafragma e pelos intercostais; se perceber que está respirando muito forte pelo nariz, provavelmente se sentirá um pouco tonto ou com a cabeça leve, então faça uma pausa e pratique em um ritmo adequado para fazer o movimento corretamente. Fazer o exercício lentamente pode ajudá-lo a abrir padrões restritivos em seu peito, enquanto praticá-lo num ritmo mais dinâmico fará com que sua energia flua.

A música também ajuda aqui. Solte o som de alguma música animada e aumente o volume!

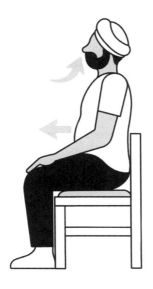

Faça meia respiração pelo nariz, levando o ar para a barriga.

Faça meia respiração pelo nariz, levando o ar para o peito.

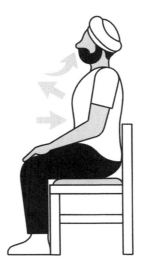

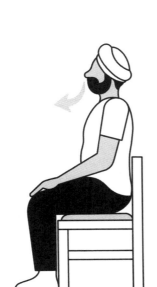

Faça uma expiração completa pelo nariz.

Encontre Fluxo, Foco e Energia / **229**

EXERCÍCIO 34

RESPIRAÇÃO BOMBEADA

Se precisar de outra forma para turbinar sua energia, o exercício a seguir é bom. Ele difere do exercício "Barriga-Peito-Expiração" ao levar seus níveis energéticos um pouco mais além. Apenas use-o quando precisar de uma dose repentina de energia. (Gosto de usá-lo para combater o jet lag.)

Você está ativando seu impulso simpático neste exercício, então é importante não realizá-lo o dia todo. Assim como você não beberia café o dia inteiro. Caso se sinta tonto, zonzo ou com a cabeça leve, pare. Se está menstruada ou grávida, por favor pule este; durante esses períodos, é importante que nutra e descanse seu corpo, e este exercício não faz isso!

O exercício é alimentado a partir do umbigo, visto que é puxado e empurrado a cada expiração e inspiração, respectivamente.

- Sente-se com as costas retas. Seu peito permanecerá relaxado e levemente erguido.
- Primeiro, para entender o movimento do umbigo, gostaria que tossisse. Consegue senti-lo se movendo para trás, na direção da espinha? Agora, feche a boca e imite esse movimento da seguinte forma.
- Inspire rapidamente pelo nariz, engajando seu diafragma para que sua barriga se mova para fora.
- Expire pelo nariz rapidamente, engajando seu tórax; seu umbigo vai para trás, na direção da espinha.
- Sua inspiração e expiração devem ter a mesma duração.
- Uma vez que entendeu o movimento, vamos agitar as coisas ao movimentar seus braços também.
- Inspire rapidamente pelo nariz; sinta a barriga subir enquanto levanta as mãos acima da cabeça.
- Expire rapidamente pelo nariz, engajando seu tórax, e puxe o umbigo na direção da espinha, enquanto abaixa os braços para os lados do corpo.
- Repita inspirando e expirando pelas narinas, trabalhando o umbigo enquanto levanta e abaixa os braços.

Inspire rapidamente pelo nariz, e sua barriga vai para frente.

Expire rapidamente pelo nariz, e sua barriga volta para dentro.

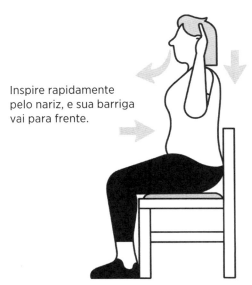
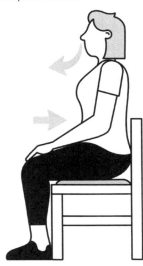

Inspire rapidamente pelo nariz, sua barriga sobe enquanto levanta seus braços acima da cabeça.

Expire rapidamente pelo nariz, sua barriga desce enquanto abaixa seus braços para os lados do corpo.

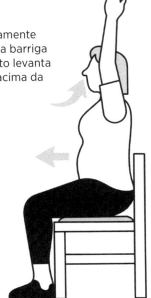
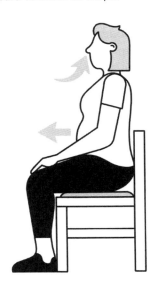

Encontre Fluxo, Foco e Energia / **231**

TURBINE SUA CRIATIVIDADE

Quantas vezes já ouviu alguém dizer: "não sou uma pessoa criativa"? Gostamos de pensar em nós mesmos como criativos ou não, provavelmente porque quando a maioria pensa em criatividade, há a tendência de relacioná-la apenas com artistas, músicos e inovadores.

Porém, a criatividade é mais do que isso; ela está ao nosso redor e é um aspecto fundamental de nossa vida. Mesmo em áreas consideradas altamente lógicas ou práticas, geralmente precisamos recorrer à nossa criatividade. É um mito que os trabalhos são ou criativos ou funcionais, embora, é claro, muitos se inclinam para um lado ou para o outro. Tudo que pensamos e fazemos é criativo. Somos criativos de forma tão natural que nem percebemos, especialmente quando nosso dia é repleto de tarefas repetitivas. Tendemos a entrar em piloto automático apenas para fazer as coisas. Mas em vez de atribuir a criatividade apenas às partes artísticas de nossa vida, como nossos artesanatos e hobbies, podemos ser criativos em tudo que fazemos e em todas as ideias que temos.

Quando você aprende a aproveitar a criatividade, encontrará formas melhores e mais eficientes de funcionamento, terá mais soluções geniais e até deixará as tarefas cotidianas comuns mais agradáveis. Já assistiu aos vídeos daqueles homens-sanduíche fazendo propaganda de alguma coisa na rua? Ou dos policiais que dançam enquanto direcionam o trânsito? Essas pessoas encontraram maneiras novas e divertidas de fazer as coisas que normalmente seriam consideradas muito chatas; da mesma forma, a criatividade pode fazer com que você desfrute daquilo que precisa fazer. E o melhor é que quanto mais você usa seu poder criativo, mais criativo fica.

O psicólogo social e educacionista Graham Wallas identificou quatro estágios distintos no processo criativo: preparação, incubação, iluminação e verificação.[9] Pode ser difícil de lembrar, então gostaria que você pensasse que a criatividade é como fazer um bolo. No primeiro estágio de Wallas, você junta os ingredientes — você se prepara ao coletar informações e inspirações, criando quadros de emoções e tentando aprender o máximo possível sobre o projeto ou problema no qual esteja trabalhando, por exemplo, como deixar algo comum mais agradável. Talvez precise de tempo para realmente se concentrar em um problema que está tentando resolver enquanto combina e mistura os ingredientes, mas talvez também precise apenas sair e se inspirar com o mundo à sua volta. Na fase de preparação da criatividade, a "Respiração de Jedi" (Exercício 32, página 225) pode ser útil, especialmente se tem a tendência de se distrair.

232 / O Poder de Cura da Respiração

Quanto mais você usa seu poder criativo,

●

mais criativo fica.

No próximo estágio, a incubação, você apenas coloca os ingredientes em seu forno mental. Você tira completamente o foco e deixa todos os materiais que juntou cozinharem em seu cérebro. Isso pode ser difícil para aqueles com o arquétipo de respiração controlada — sempre querendo fazer algo e, em geral, sendo competitivos, ambiciosos e impacientes —, visto que o processo acontece mais efetivamente quando a mente está em descanso, incluindo quando dorme. Às vezes me refiro a isso como atividade de desfoque, quando você para de se concentrar atentamente em uma tarefa, mas as ideias e influências nas quais se concentrou na fase de preparação estão tocando lá no fundo da sua cabeça, formando novas conexões e gerando insights. Einstein chamou esse processo inconsciente de "jogo combinatório". Podemos aprimorar este estágio fazendo algo relaxante — sair para uma caminhada, tomar um banho de banheira ou de chuveiro, tirar um cochilo ou brincar com nossa prática de respiração infinita.

O estágio três, a iluminação, é quando tiramos o bolo do forno. Às vezes é chamado de "momento eureca", em homenagem ao momento de insight de Arquimedes. Mas para você, este momento pode vir durante sua prática diária de respiração. Essas epifanias são momentos de pura inteligência criativa, e são raros, pois nosso pensamento diário é quase um processo ininterrupto. É apenas quando o fluxo de consciência para de escanear a memória que ela pode se aquietar por tempo suficiente de modo a permitir que surja um novo impulso elétrico de pensamento. Essa nova ideia totalmente formada pode apenas finalmente vir a nós quando a mente está descansando e o infinito palavrório interno de nosso fluxo de consciência é silenciado. A experiência de ter um desses momentos é com frequência uma satisfação gigantesca — deixe as emoções inundarem seu corpo.

Por fim, no quarto estágio, a verificação, experimentamos nosso bolo e vemos se os ingredientes foram perfeitamente misturados. Caso não foram, começaremos a ajustar nossa ideia até que esteja perfeita. Trazemos ideias para nossa música, empresa, livro e, em seguida, as desenvolvemos. Pense nisso como peneirar em busca de ouro: precisamos dar uma limpada e remover qualquer coisa que não seja essencial para que fiquemos apenas com uma pepita perfeita e utilizável. Isso pode exigir um pouco de "Respiração de Jedi" (Exercício 32, página 225) focada para ajudar a dar aqueles toques finais.

Os momentos criativos vitais de nossas manhãs foram efetivamente sequestrados.

 ## MUDANDO AS ONDAS CEREBRAIS PARA EXPLORAR A CRIATIVIDADE

Lembra-se de nossas ondas cerebrais do Capítulo 6 (página 175)? Algumas das maiores mentes da história encontraram novas formas de ajudá-las a formular seus maiores insights. Tanto Albert Einstein como Thomas Edison faziam uso do estágio inicial do sono — quando as ondas theta predominam — para remoer grandes ideias. Dmitri Mendeleev sonhou com a tabela periódica de elementos em um estado de delta profundo, enquanto Salvador Dalí aprendeu a surfar as ondas theta e alfa para ganhar novas ideias e encontrar soluções criativas.

Na outra ponta do dia — logo cedinho —, é possível ficar no estado theta criativo entre 5 a 15 minutos, tornando seus primeiros momentos de consciência o instante exato para o livre fluxo de ideias. Esse momento pode ser extremamente produtivo, um período de atividade mental significativa e criativa. Assim, é lamentável que, para a maioria das pessoas nas últimas décadas, esses momentos criativos vitais de nossas manhãs foram efetivamente sequestrados. Uma pesquisa que estudou mais de 7 mil usuários de smartphones descobriu que 80% dos participantes usavam o telefone dentro dos 15 primeiros minutos após acordar.[10] Estamos permitindo que o momento mais criativo do nosso cérebro seja controlado pelas ideias de outras pessoas — seus feeds, suas fotos, seus vídeos e suas mensagens, em vez de nos dar o tempo para chegarmos em algo novo e pessoal. Sou culpado de, às vezes, ir correndo ao telefone assim que acordo, mas dar-se de presente esses primeiros 15 minutos, sem telefone, para a criação, a contemplação e o registro de ideias no estado tetha terá um efeito profundo em seu humor durante o resto do dia.

Considerava-se que os estados de ondas cerebrais delta mais profundas poderiam ocorrer naturalmente apenas no sono — e naqueles momentos passageiros logo antes ou depois de dormir —, até que uma série de experimentos foi realizada entre 1970 e 1977 com o famoso iogue Swami Rama. Foram os primeiros experimentos desse tipo e acabaram com muitas suposições da ciência ocidental. No laboratório, Swami Rama conseguiu usar sua respiração e meditação para mudar a temperatura de diferentes partes de sua mão em cerca de 5,5° assim como aumentar seus batimentos cardíacos como quisesse, de 70 bpm a 300 bpm. Ele também parou seu coração voluntariamente por 17 segundos. Em um estudo posterior, Swami Rama conseguiu mudar a emissão de suas ondas cerebrais para theta e depois para delta — algo que, previamente, acreditava-se ser possível apenas no profundo sono reparador. Swami Rama, no entanto, permaneceu plenamente consciente de todo seu ambiente e conseguiu se lembrar de tudo que estava acontecendo nesses estados. Ele demonstrou que os seres humanos têm o potencial de passar a estados alterados e assumir o controle deles para ajudar a turbinar a criatividade e a restaurar o corpo e a mente.

GÊNIO NO CHUVEIRO

O site Reddit tem uma subpágina chamada r/ShowerThoughts [pensamentos no chuveiro, em tradução livre], em que os usuários publicam insights que tiveram enquanto tomavam banho. Nossa habilidade de chegar a insights brilhantes enquanto nos lavamos foi estudado pelo cientista cognitivo Scott Barry Kaufman, coautor de *Wired to Create* [Programados para Criar, em tradução livre]. Seu estudo destacou "a importância do relaxamento para o pensamento criativo", pois descobriu que 72% das pessoas têm ideias criativas no chuveiro. "O ambiente relaxante, solitário e sem julgamentos do banheiro pode proporcionar o pensamento criativo", afirmou ele, "ao permitir que a mente divague livremente e fazer com que as pessoas fiquem mais abertas ao seu fluxo interno de consciência e aos devaneios."[11]

Como adultos, passamos a maior parte do tempo em uma frequência beta de ondas cerebrais. Esse estado é caracterizado por nosso "modo de ação": pensamento ativo, resolução de problemas, foco nas tarefas e remoendo coisas de forma geral.

No entanto, ao longo de sua prática respiratória diária, sua frequência cerebral começa a diminuir para se alinhar com sua respiração, e seu cérebro emite ondas alfa. Você fica mais calmo, introspectivo e entra em seu "modo ser", que de algumas formas age como uma ponte entre o consciente e o subconsciente. Esse estado ocorre naturalmente quando, por exemplo, você dá um grande suspiro de alívio após entregar um projeto importante, e todas as noites antes de dormir. Se por algum motivo seu cérebro não está produzindo muitas ondas alfa, provavelmente você está em um estado mental muito ansioso.

Com a prática de acessar seus estados alfa, você pode aprender a reduzir suas ondas cerebrais ainda mais e sentir as frequências theta profundamente relaxado, porém alerta. Os estados theta estão conectados com a intuição, os insights criativos e os devaneios, permitindo que você acesse memórias, emoções e sensações na mente subconsciente. As ondas theta são dominantes naquele momento lúcido logo antes de dormir ou logo depois de acordar, e também são emitidas durante estados de foco profundo do tipo induzido pela meditação e pela oração. Também são as ondas cerebrais emitidas quando você entra em uma atividade "desfocada", como aqueles momentos de insight no chuveiro ou na banheira, ou mesmo ao se barbear/depilar ou pentear o cabelo — estados que surgem quando uma tarefa se torna tão automática que você pode se desengajar mentalmente dela e entrar em um lugar com livre fluxo de ideação.

FALAR EM PÚBLICO

Como a maioria das pessoas, tive pavor de falar em público a vida toda. Na escola, tentava inventar qualquer desculpa que conseguisse para evitar os dias de apresentação: "estou com intoxicação alimentar." "Fiquei preso dentro de casa." "Fui sequestrado por piratas no caminho do colégio." Não foi diferente na universidade, mesmo depois de anos competindo no judô perante multidões de centenas de pessoas, e era a mesma coisa quando era DJ na frente de milhares. Dê-me um microfone e, de repente, me transformo no Stu Silencioso.

Isso me frustrava. Conseguia conversar individualmente com qualquer um, e se tivesse me perguntado, eu lhe teria dito que sou uma pessoa confiante. Mas, assim que me via na frente de um grupo de pessoas, eu mudava, e um medo paralisante tomava conta. Minhas mãos tremiam, meu coração batia forte e subia um calor pelos meus ombros, meu pescoço e meu rosto. Eu corava, minha boca secava e minha voz falhava. Eu nem a reconhecia. E pensava: "quem é esta pessoa?" Se algo mudasse, como a iluminação, eu perdia totalmente o fio da meada e apenas ficava

Falar em público era como perceber um tigre na sala.

lá parado, em silêncio. "Continua, Stuart!", dizia a voz em minha cabeça. Mas, na maioria das vezes, eu simplesmente congelava.

Considerando minha mente e meu corpo inconscientes, falar em público era como perceber um tigre na sala. Eu passava pelo "lutar ou fugir" e entrava no modo congelar. Então, a paranoia dava as caras, bem como os pensamentos negativos e o constrangimento. Acredita-se que o medo de falar em público, ou glossofobia, afeta 73% da população, de acordo com um relatório do National Institute of Mental Health.[12] Até mesmo palestrantes renomados, incluindo Abraham Lincoln e Mahatma Gandhi sofriam de ansiedade severa quando precisavam fazer um discurso público. Gandhi dizia que "a terrível tensão de falar em público" o impediu por anos de falar, mesmo que fosse em jantares com amigos.[13] Esse medo pode ser causado por uma combinação de tendências genéticas ou fatores ambientais, biológicos e psicológicos. As pessoas que temem falar na frente de outras podem ter um medo de serem expostas ou rejeitadas. Pode estar relacionado com uma única experiência ruim de terem falado em público — que foi tão ruim que você não pode suportar assumir o risco de jamais passar por isso novamente.

Mesmo se pensarmos que talvez nunca teremos que falar em público, este é um medo que é importante confrontar. Talvez lhe peçam para falar no casamento de seu melhor amigo (ou esperem que o faça sem precisarem lhe pedir). Talvez queira falar, no funeral de um amado, algumas palavras que realmente mostrem como foi uma pessoa fantástica. E caso *consiga* se sentir confortável para falar em público, descobrirá que isso beneficia sua vida de maneiras que nem percebia. Pode agregar mais valor ao seu trabalho, levantar o moral entre seus colegas de equipe, sentir-se confiante em um grupo de estranhos e até contar piadas melhores.

SUPERE A ANSIEDADE DE FALAR EM PÚBLICO

O nervosismo é normal. A melhor forma de superar a ansiedade de falar em público é se preparar, praticar e respirar.
- Preparar-se e praticar: tire tempo para planejar e revise suas anotações. Quando estiver confortável com o material, pratique,

pratique e pratique mais um pouco. Pode até se filmar no telefone, ou pedir a um amigo que avalie seu desempenho.
- Respire. "Na Dúvida, Expire" (Exercício 14, página 102).

Isso transformará seu estresse em calma e removerá o tigre da sala...

Quando estiver mais confortável falando em público, pode começar a desfrutar disso. Então, pode usar exercícios diferentes para "entrar no ponto" — "Respiração na Caixa" (Exercício 31, página 218) para encontrar seu fluxo, ou "Respiração de Jedi" (Exercício 32, página 225) para ganhar foco. Ou um dos nossos exercícios energéticos — "Barriga-Peito-Expiração" (Exercício 33, página 228) ou "Respiração Bombeada" (Exercício 34, página 230) — para se turbinar antes de seu show.

O AMIGO IMAGINÁRIO DE PAVAROTTI

Falar em público é um tipo de medo de palco ou ansiedade de performance, e alguns dos nomes mais importantes no mundo do entretenimento já sofreram disso. Um dos melhores exemplos é a história do grande cantor italiano de ópera Luciano Pavarotti. Reza a lenda que ele precisou conceitualizar seu medo de se apresentar quando era criança para poder encontrar a confiança de entrar no palco. Antes de cada concerto, um menininho imaginário chamado Medo batia em sua porta e, de mãos dadas, eles iam juntos perante a multidão. Independentemente de quem somos, todos precisamos encontrar maneiras de conquistar nossos medos, e essa foi a de Pavarotti.

EXERCÍCIO 35

BEM DITO

Leia este parágrafo em voz alta:

O crescimento acontece quando você sai de sua zona de conforto e começa a fazer as coisas que nunca havia feito. Pare de dizer a si mesmo que não consegue, que não tem experiência suficiente ou que não é bom o bastante. Pratique, prepare-se e respire. Você consegue.

Certo, como respirou entre as frases? Pelo nariz ou pela boca? A maioria das pessoas que se consultam comigo respira pela boca entre as frases quando falam, e ainda se perguntam porque se sentem estressadas, ansiosas e cansadas.

Lembra-se de que no Capítulo 3 (página 59) eu lhe disse para fechar a boca? Falar não é diferente. Na verdade, nunca nos ensinaram a respirar e falar ao mesmo tempo. Se trabalha em uma função na qual precisa falar muito, como professor ou vendedor, ou se é alguém que normalmente tenta expressar sua opinião (como em nosso arquétipo da respiração caçada), é provável que você tenha entrado em um padrão de respiração caçada pela boca ao falar. E você sabe como a respiração bucal pode ser problemática.

Você precisa aprender a respirar pelo nariz enquanto fala. É complicadinho de pegar o jeito, e precisará de um pouco de prática para encontrar seu ritmo. Como sempre, a percepção é o primeiro passo, e mesmo que só consiga reduzir a quantidade de respiração bucal enquanto fala, já é um bom começo. Quando mudar para a respiração nasal, a velocidade de sua fala se reduzirá naturalmente. Pode parecer estranho no início, mas de fato fará com que você passe a impressão de ser mais versado, considerado e de estar no controle de suas palavras.

Neste caso, a prática leva à perfeição. Tente ler o trecho em voz alta novamente, mas desta vez, respirando pelo nariz. Repita.

ESTADOS TORNAM-SE TRAÇOS

Há um ditado na neurociência: "os neurônios que se conectam, disparam juntos." Quanto mais pensamos em algo, mais chances temos de continuar pensando nisso. E o processo é extremamente poderoso. O LA Lakers, um dos times de basquete mais exitosos na história, foi dividido em grupos para testar seus poderes de visualização. Um grupo praticou arremessos livres, enquanto ao outro pediram que apenas visualizassem e *pensassem* na prática de arremessos livres. Quer saber o resultado? O grupo que apenas pensou, mas que não fez a prática física, melhorou praticamente o mesmo que o outro grupo, que praticou arremessos na quadra.

Tal fenômeno se aplica também aos estados emocionais. Se estamos ansiosos, há mais chances de continuarmos nesse estado, pois as vias neurais no cérebro relacionadas à ansiedade ficam cada vez mais trilhadas. E se praticarmos nossa entrada em estados emocionais positivos, teremos mais chances de nos sentirmos positivos. Com o passar do tempo, nossos estados podem se tornar traços.

Esse é o motivo pelo qual é muito importante continuar praticando o uso de nossa respiração para melhorar o foco, a criatividade e outros estados mentais e emocionais positivos. Quanto mais fizermos isso, melhor nos tornaremos. E isso se aplica a todos os exercícios deste livro. É por isso também que é muito importante não se sentir desanimado se descobrir que aquele foco de laser dos Fuzileiros Navais não se materializa da noite para o dia. A prática leva à perfeição — então, continue.

Poucas pessoas sabem mais sobre a importância da prática do que os atletas, os usuários de academias e outros que buscam melhorar sua saúde e condição física. Esse será o foco do nosso próximo capítulo.

Capítulo 9

Melhore
Sua Condição
Física

UM RECURSO INEXPLORADO

— Mais 40 segundos! — gritou Billy. — Agora segure a respiração e continue!

Billy era meu treinador de judô. Ele esteve envolvido em todos os jogos olímpicos como atleta ou treinador, desde 1992 em Barcelona. Como parte de nosso treinamento, ele costumava nos fazer segurar o fôlego enquanto praticávamos *uchikomi*, a prática de nos arremessarmos. Eu odiava isso — e presumia que era apenas um de seus estratagemas para nos fortalecer. Era comum que Billy tivesse maneiras heterodoxas de nos treinar, e essa parecia qualquer outra de suas ideias malucas. Foi só anos depois, quando eu estava oferecendo uma sessão respiratória de apresentação com alguns dos judocas do time nacional e me deparei com ele, que decidi perguntar por que nos obrigava a fazer aquilo.

— O time coreano estava fazendo isso, e era o melhor do mundo naquela época — disse ele encolhendo os ombros. — Então, acrescentei ao seu programa de treinamento.

Talvez Billy tenha percebido na época, ou não, mas o fato é que há muita ciência por trás da abordagem do time coreano, e pode ser um dos motivos pelos quais chegaram ao topo. Explicarei em um momento. Mas primeiro, exploraremos a relação entre respiração e desempenho.

Esteja você buscando o ouro olímpico, tentando aumentar seu tempo pessoal ou apenas melhorando sua condição física geral para que possa brincar com seus filhos sem se sentir exausto após 5 minutos, a respiração é muitíssimo útil. Entender como ela se relaciona com sua condição física e seu desempenho não apenas o ajudará a fazer progresso em determinado esporte, mas também melhorará a eficiência de sua respiração diária e aprimorará sua saúde.

Pense um pouco agora. O que o impede de correr aquele quilômetro a mais ou de adicionar uma rodada em sua rotina de exercícios físicos? O que o faz pausar para descansar ao subir pelas escadas quando o elevador não está funcionando?

Bem, isso acontece, geralmente, quando você está "sem combustível". Um sentimento opressivo de falta de ar o faz parar, ou seus músculos ficam fatigados e começam a doer de forma insuportável devido ao aumento de ácido lático. Às vezes, acontecem essas duas coisas ao mesmo tempo.

Como o oxigênio é o combustível para seus músculos, quanto mais atividade fizer, mais oxigênio precisará. O oxigênio dá aos seus músculos a energia de que precisam para sustentar o aumento de atividade. E enquanto isso acontece, você também cria mais dióxido de carbono. Você se lembrará do Capítulo 3 (página 59) que o desejo de respirar é acionado pelo aumento de dióxido de carbono no sangue, o que deixa seu pH mais ácido, e isso leva à sensação de falta de ar. Quer dizer que quanto mais atividades fizer, mais seu cérebro sinalizará que precisa respirar mais rapidamente, e seu coração bate mais rápido para manter a troca de oxigênio e dióxido de carbono acontecendo. Assim, quanto mais eficientemente conseguir entregar oxigênio aos seus músculos, e quanto melhor puder tolerar o aumento de dióxido de carbono, melhores serão seu sistema respiratório, sua saúde no dia a dia e os resultados na academia.

Pois bem, aqueles com um sistema ineficaz de entrega de oxigênio, resultante de maus hábitos respiratórios, lesões, doenças ou aqueles com uma baixa tolerância ao dióxido de carbono provavelmente sentirão um rápido aparecimento da sensação de falta de ar durante a atividade física. Você pode até achar difícil ir caminhando para algum lugar ou subir um lance de escadas sem sentir falta de ar. Assim, atrasar o início da falta de ar por meio do aumento da tolerância ao dióxido de carbono é importante para todos nós, para vivermos uma vida saudável e ativa. Mas há outra pecinha neste quebra-cabeça respiratório.

Se pela respiração aeróbica (usar oxigênio no ar) você não consegue atender à demanda energética necessária para determinada atividade ou se suas células ficam sem oxigênio, um novo processo começa: a *respiração anaeróbica*. Ela não precisa do oxigênio no ar. Funciona ao liberar uma quantidade relativamente pequena de ATP (a fonte de energia que suas células usam e sobre a qual falamos no início do Capítulo 1, página 16) durante um processo interno de fermentação chamado *glicólise*. Esse processo cria um produto residual, o ácido lático, que causa dor em seus músculos e reduz sua habilidade de desempenho, não apenas em algum esporte, mas na economia geral de sua respiração e na saúde.

 ## AQUELE TIQUINHO A MAIS

Entre 1908 e 2008, os ciclistas britânicos conquistaram apenas uma medalha de ouro nas Olimpíadas. Quanto à maior e mais famosa corrida do mundo, Tour de France, nenhum britânico subiu no pódio em 110 anos. Mas, na virada do milênio, algo estranho aconteceu. O cientista independente dos esportes e gerente de vendas de bicicletas Dave Brailsford foi contratado pela seleção britânica de ciclistas como consultor, em 1998, e se tornou o diretor de desempenho de 2003. Ele foi atrás de uma nova e ousada estratégia baseada na teoria dos ganhos marginais.

"O princípio em sua totalidade veio da ideia que se você descompusesse tudo que vem à mente relacionado ao ciclismo e, então, melhorasse 1%, obteria um aumento significativo quando juntasse tudo novamente", afirmou ele.[1] Assim, enquanto a equipe de Dave se concentrava em melhorar a aerodinâmica, ela não parou por aí; redesenhou os selins para torná-los mais confortáveis, testou diferentes géis de massagem para ver qual levava a uma recuperação muscular mais rápida, determinou o tipo de travesseiro e colchão que possibilitava a melhor noite de sono para cada atleta e até pintou de branco o interior do caminhão da equipe, o que ajudou a identificar pontinhos de pó que normalmente passavam despercebidos, mas que podiam deteriorar o desempenho das bicicletas altamente ajustadas. A equipe considerou todos os pormenores que poderiam ser 1% mais eficazes para lhes proporcionar aquela melhoria significativa. É uma ótima forma de olhar a vida e o trabalho em geral, não apenas o esporte.

E funcionou. Nos jogos olímpicos de 2008, em Pequim, os ciclistas britânicos venceram 60% de todas as medalhas de ouro possíveis na categoria. Em Londres, 2012, estabeleceram nove recordes olímpicos e sete mundiais. Naquele mesmo ano, um ciclista britânico — Bradley Wiggins — venceu o Tour de France. No ano seguinte, outro britânico — Chris Froome — foi o vencedor. E ele venceu novamente em 2015, 2016 e 2017. São seis vitórias no Tour de France em seis anos. Ao longo de uma década, de 2007 a 2017, os ciclistas britânicos venceram incríveis 178 campeonatos mundiais, 66 ouros olímpicos ou paraolímpicos e 5 Tours de France.

Assim, quando cheguei à arborizada cidade de Henley-on-Thames para trabalhar com alguns remadores olímpicos, eles, como os ciclistas, estavam buscando aquele tiquinho a mais — o 1% em sua respiração — que, combinado com outras melhorias minúsculas, fariam uma grande diferença. Como um deles disse:

— Muito do nosso ritmo em uma corrida tem nossa respiração como base. Sempre foi um aspecto da corrida que é muito dominante.

Outro concordou:

— Em uma final olímpica há duzentas remadas e uma quantidade gigantesca de trabalho vai para cada uma delas, então, se conseguirmos melhorar uma dessas remadas em apenas 1%, cada coisinha contribui."[2]

O oxigênio é o combustível de seus músculos. Para que consiga fazer *qualquer coisa* — falar, caminhar ou se exercitar —, você precisa levar oxigênio a eles. Respirar melhor certamente oferecia um ganho marginal para os remadores. Mas o que logo descobri foi que o potencial de melhorias estava muito acima do 1%.

Fiquei chocado com a maneira com que alguns desses ótimos atletas estavam respirando. Um dos remadores tinha uma respiração peitoral dominante. Outro tinha níveis abaixo da média de saturação de oxigênio, o que significava que sua respiração não estava abastecendo eficazmente seus músculos. Isso mostra que até os atletas de elite podem respirar de tal forma que limite seu funcionamento e desempenho gerais. E isso é animador demais. Pense nos tipos de desempenhos super-humanos que podemos ver se os atletas de elite puderem realmente entender o poder da respiração. Seria possível vermos não apenas ganhos marginais, mas ganhos gigantescos. E se os atletas profissionais poderiam estar respirando melhor, o que dizer de nós?

O primeiro estágio para os remadores (e para você, também) foi garantir que sua mecânica respiratória estivesse funcionando de forma eficiente. Espero que, a esta altura, você tenha feito algumas mudanças em sua respiração. Mas agora, quero que pense especificamente em como respira durante os exercícios físicos.

EXERCÍCIO 36

VISUALIZAÇÃO DA MECÂNICA RESPIRATÓRIA

Quero que imagine que está se exercitando agora, pode ser qualquer coisa: corrida, caminhada, dança, levantamento de pesos — algo que goste de fazer.

- Visualize-se se forçando à intensidade máxima.
- Como está respirando?
- Está inspirando pelo peito ou pela barriga?
- Pelo nariz ou pela boca?
- Como se sente?

Caso seja difícil de imaginar isso, preste bastante atenção a como respira na próxima vez que se exercitar. Lembre-se, a percepção é o primeiro passo para qualquer coisa. Ou então, pode fazer uma corrida estacionária ou alguns polichinelos para ver como respira.

Certamente você consegue se reeducar

para usar seu nariz em muitos esportes.

NARIZ, NARIZ, NARIZ!

Como aprendeu nos capítulos anteriores, a forma mais eficaz de levar ar aos seus pulmões é pelo nariz, usando o diafragma. Não é diferente nos esportes. E, contudo, se é como a maioria dos corredores que vejo arfando ao longo do canal perto da minha casa, você respira pela boca, especialmente quando a intensidade da atividade aumenta. Isso ocorre naturalmente quando sentimos que não conseguimos obter ar rápido o suficiente para determinada atividade — nossa respiração acelera, fica curta e superficial, e mudamos para a respiração bucal. A respiração bucal fornece menos resistência de ar do que a respiração nasal, pois o peito se move de forma curta e superficial para que possamos saciar nossa sede de ar mais rapidamente. Apesar de ser uma solução rápida, as pesquisas sugerem que a respiração bucal não é um processo tão econômico de entrega de oxigênio.

Isso foi explorado em um estudo realizado na Universidade Estadual do Colorado.[3] Os pesquisadores observaram homens e mulheres que corriam de forma recreacional e que vinham praticando há 6 meses a respiração exclusivamente nasal enquanto se exercitavam. Seu VO_2 max, a taxa máxima de consumo de oxigênio ("V" de volume, "O_2" de oxigênio e "max" de máximo), não mudou da respiração nasal para a bucal. Mas suas respirações por minuto diminuíram durante a respiração nasal, ou seja, eles conseguiram obter o mesmo resultado, mas respirando menos. Respirar menos é mais econômico e menos estressante para o sistema do que uma respiração arfada e hiperventilada.

Como você sabe, uma das principais funções do seu nariz é apoiar o sistema respiratório — preparar o ar, filtrar partículas e acrescentar umidade e calor para melhorar a entrada de ar nos pulmões. O óxido nítrico também é liberado durante a respiração nasal, o que aumenta o fluxo sanguíneo e diminui a pressão arterial. Se não está respirando pelo nariz, pode ter complicações.

Durante os exames de rotina da equipe olímpica do Reino Unido, antes das Olimpíadas de Atenas em 2004, o registro de prevalências de asma induzida por exercício (uma condição em que suas vias aéreas se estreitam, dificultando a respiração) entre os atletas foi de 21% — o dobro do que na população daquele país.[4] Isso é bastante incrível e, logicamente, não faz muito sentido. Por que a asma induzida por exercício seria tão alta em algumas das pessoas com as melhores condições físicas da nação? Parece ser algo ainda mais prevalente nos esportes de inverno:

alguns estudos mostram taxas que vão de 35% a 50% nos principais patinadores, jogadores de hockey e esquiadores cross-country.[5] O que está acontecendo? Talvez você consiga adivinhar.

PARA ONDE VAI A GORDURA?

Já se perguntou para onde vai o peso que você perde? Evapora? Sai pelo suor? Desce pela privada? Vira éter?!

Há equívocos bastante difundidos sobre como os humanos perdem peso. A gordura não pode apenas se transformar magicamente em calor ou energia — isso iria contra a lei de conservação de massa. A gordura tampouco se decompõe em partes menores. E sua maior parte também não é excretada ou transformada em músculo, apesar do que pensam alguns.

Então, para onde ela vai? Acho que você consegue adivinhar a resposta. Isso mesmo, a maior parte dela é expirada.

Funciona assim:

O composto químico da molécula de gordura de uma pessoa comum é $C_{55}H_{104}O_6$. Parece um robô do *Star Wars*, mas o que significa é que a gordura é composta por 55 moléculas de carbono, 104 de hidrogênio e 6 de oxigênio. Quando você se movimenta mais e come menos, criando um déficit energético no corpo, a gordura é "queimada", ou seja, é decomposta nestas moléculas: carbono, hidrogênio e oxigênio.

Agora já sabemos que a glicose e o oxigênio fazem o ATP, a principal molécula para armazenar e transferir energia nas células, bem como o dióxido de carbono e a água. Quando não há glicose suficiente no corpo para atender a demanda de energia, seu corpo vai para as células de gordura para obtê-la. Isso significa que a maioria de sua gordura, 84% dela, é expirada como dióxido de carbono, e os outros 16% saem pelo suor, pela urina ou pelas fezes, em forma de água.

Sei o que está pensando. Se eu quiser que aquela calça me sirva, posso apenas respirar mais? Infelizmente, não. É o déficit energético que faz a mudança acontecer.

Os cientistas especulam que os asmáticos induzidos por exercício têm uma tendência maior de mudar para a respiração bucal durante a prática esportiva, o que reduz a umidade nas vias aéreas causando desidratação e inflamação.[6] No entanto, respirar pelo nariz fornece uma influência protetora contra isso. As pesquisas demonstraram que respirar apenas pelo nariz durante o exercício inibe uma reação de via aérea restrita durante a atividade.[7] Obviamente, há alguns esportes, sendo a natação o mais óbvio, nos quais é impossível praticar exclusivamente a respiração nasal, mas certamente você consegue se reeducar para usar seu nariz em muitos esportes.

 ## SEU NARIZ É UM SMARTWATCH

Inicialmente, pode ser um desafio mudar para a respiração nasal durante os exercícios. O corpo leva tempo até se adaptar. Já estamos praticando isso com "Deixe o Nariz Trabalhar" (Exercício 6, página 68) no Capítulo 3. Até a "Respiração da Caixa" (Exercício 31, página 218) e a "Respiração de Jedi" (Exercício 32, página 225) podem enfraquecer a sensação de fome de ar. Ao saber que a fome de ar não é o inimigo, você pode começar a praticar a respiração nasal durante os aquecimentos e resfriamentos de seus exercícios.

Depois, mude sua perspectiva durante a atividade. Digamos que está saindo para correr. Em vez de pensar na velocidade ou no tempo, vá apenas até onde sua respiração nasal o levar. Respire *apenas* pelo nariz enquanto corre. Sempre que ficar "sem fôlego" ou sentir o desejo de respirar pela boca, reduza para uma caminhada até recuperar o fôlego. Continue apenas com a respiração nasal, não importa o que aconteça. Caso seu nariz esteja entupido, lembre-se de nossa "Técnica de Desentupimento Nasal" do Capítulo 3 (Exercício 4, página 62). Com o tempo, você desenvolverá a habilidade de respirar pelo nariz enquanto corre, e achará mais fácil fazer isso.

Gosto de usar minha respiração nasal como se fosse praticamente um smartwatch quando estou correndo para sinalizar quando meu corpo está tentando mudar entre a respiração aeróbica e a anaeróbica. Desta forma, você pode começar a trabalhar para desenvolver seu limite aeróbico, limitando o aumento de ácido lático e prevenindo as dores musculares. A natureza restritiva da respiração nasal tende a mantê-lo no estado aeróbico. Quando sentir aquele desejo de respirar pela boca, talvez quando chega a uma subida ou quando vai mais rápido, você tende a mudar para a anaeróbica. Assim, pode testar seu limite: encontre um ritmo em que comece a sentir o desejo de respirar pela boca, mas não tão grande a ponto de realmente ter que fazer isso. E lembre-se, se precisar recuperar o fôlego, diminua para uma caminhada, mas continue respirando apenas pelo nariz.

PRECISAMOS DE MAIS ÔNIBUS DA HEMOGLOBINA

Vamos fazer uma viagem de volta ao Capítulo 3 (página 59) e nos recordar sobre o ônibus da hemoglobina. Bombeado por seu coração, o ônibus da hemoglobina carrega oxigênio dos pulmões para as células e não permite que o oxigênio desça para as células que o necessitam a menos que elas já contenham a quantidade apropriada de dióxido de carbono. Cada ônibus da hemoglobina tem quatro assentos. Assim, se tiver um número limitado de ônibus, o oxigênio nos pulmões não chegará a tempo para o trabalho, e o processo de *respiração anaeróbica* começará a criar a energia necessária. Isso cria o ácido lático, e você começa a sentir dores e falta de fôlego.

Desta forma, se, além de respirar pelo nariz durante os exercícios, você conseguir produzir mais ônibus da hemoglobina e criar mais faixas nas rodovias arteriais para que possam viajar mais facilmente, você terá um aumento na sua capacidade de respiração aeróbica. As faixas extras na rodovia são bem simples, pois aproveitar o óxido nítrico pela respiração nasal ajudará a abrir os vasos sanguíneos e acrescentar espaço às rodovias. Você pode aproveitar mais ao usar nossa técnica de cantarolar, que praticou como parte da técnica "Reconheça-Respire-Ressignifique" (Exercício 21, página 140). Mas a fabricação de mais ônibus requer um pouco mais de intervenção. Você precisa criar mais glóbulos vermelhos, pois eles contêm hemoglobina.

(NÃO) SEJA COMO LANCE

Há um hormônio natural, no corpo que estimula a medula óssea a produzir mais glóbulos vermelhos, chamado eritropoetina (EPO). Mais glóbulos vermelhos significam que mais ônibus da hemoglobina estão disponíveis para transportar oxigênio para trabalhar no fornecimento de energia aos seus músculos. Medicamente, a EPO é administrada em pacientes com doenças crônicas que suprimem a medula óssea, pois isso os ajuda a ter mais energia e aumentar suas funções diárias. No entanto, a EPO ganhou notoriedade por um motivo diferente, quando o desonrado ciclista Lance Armstrong admitiu a Oprah Winfrey que havia injetado EPO ilegalmente, bem como tomado um coquetel de outras drogas que aumentam o desempenho, durante *todas as sete* vitórias que obteve no Tour de France, como uma forma de turbinar sua capacidade aeróbica e trapacear para chegar ao pódio repetidas vezes. Ele poderia muito bem não ter pego esse atalho e, em vez disso, trabalhado para atingir naturalmente (e legalmente) o poder de aumento de desempenho da EPO ao praticar sua respiração.

Seu corpo aumenta naturalmente a EPO para ajudar a sustentar a entrega de oxigênio quando está em um ambiente com baixo oxigênio. É por isso que pode ter ouvido falar de atletas treinando em altitudes. Muito embora o treinamento intenso em altitude seja difícil, se um atleta também dorme em altitude, o efeito crescente da EPO aumenta drasticamente o desempenho quando ele compete a nível do mar. Daí surgiu o desenvolvimento das barracas de altitude com um aparelho de hipóxia (*hipo* significa "baixo" e *oxia* significa "oxigênio), nas quais o atleta pode dormir ou passar horas sem fim, estimulando a produção da EPO. Com seu aumento no corpo, também há aumento dos glóbulos vermelhos e da capacidade de carregamento de oxigênio do atleta. Isso lhe dá uma vantagem quando sai de lá e vai competir no nível no mar. É uma estratégia perfeitamente legal e aceita pela Agência Mundial Antidoping (WADA, da sigla em inglês). A menos que dinheiro não seja problema, no entanto, é improvável que você usará essa abordagem com o intuito de obter energia extra para brincar com seus filhos ou para melhorar o tempo de suas corridas no parque. A boa notícia é que um resultado semelhante pode ser obtido com uma abordagem levemente diferente.

VIVA EMBAIXO, TREINE ACIMA

Outra forma de aumentar a EPO é viver no nível do mar, mas treinar em altitude, algo que, como acabei de mencionar, é fisicamente difícil. (Outro detalhe crucial: talvez você não tenha acesso à altitude.) No entanto, pode simular a altitude com as técnicas de respiração hipóxica e hipoventilatória — dito de forma simples, apenas segurar e reter a respiração. Antes de explorarmos isso, é importante esclarecer que praticar a retenção da respiração é diferente dos padrões inconscientes de retenção respiratória que exploramos em capítulos anteriores. Aqui, a questão é fazer uma prática *deliberada* de retenção respiratória para provocar uma mudança positiva no corpo; não se trata de fazer disso um hábito em seu dia a dia.

Um dos pioneiros nessa área foi um homem outrora apelidado de "O Maior Corredor de Todos os Tempos" e "A Locomotiva Tcheca", Emil Zápotek. Ele apenas começou a correr porque os gerentes da fábrica onde trabalhava o obrigaram. E essa não era a única coisa inconvencional sobre ele. Como Larry Snyder, técnico de atletismo da Universidade Estadual de Ohio, na época, disse: "ele faz tudo errado, com a exceção de vencer."[8]

Da mesma forma que meu técnico de judô Billy nos obrigava, Zápotek normalmente segurava a respiração enquanto treinava, algo considerado estranho na época, mas que agora tem o apoio da ciência moderna. Ele entendeu que se conseguisse treinar duro enquanto consumia menos oxigênio (hipoventilação), seu corpo precisaria ser mais eficiente ao usá-lo. E foi exatamente o que aconteceu. Zápotek quebrou dezoito recordes mundiais e foi invencível por seis anos nos 10 mil metros.

Há duas maneiras de realizar a hipoventilação voluntária: com alto volume pulmonar — você inspira e segura a respiração com os pulmões cheios — ou com baixo volume pulmonar — você expira e segura a respiração com os pulmões vazios. A hipoventilação com alto volume pulmonar, usada por décadas por nadadores ou corredores como Zápotek, provoca um aumento nas concentrações de dióxido de carbono. No entanto, estudos adicionais conduzidos pela Universidade de Paris[13] demonstraram que a hipoventilação com baixo volume pulmonar pode provocar tanto um aumento nas concentrações de dióxido de carbono (efeito de hipercapnia) como uma queda no oxigênio (efeito hipóxico) no sangue e nos músculos, simulando estar em altitude para promover um aumento na EPO.[9] Quando uma técnica de expirar e segurar é aplicada corretamente, é possível obter uma queda na oxigenação arterial semelhante à que ocorreria em altitudes acima de 2 mil metros.

MELHORE SEU DESEMPENHO NO CAMPO

Em muitos esportes, como rúgbi ou futebol, a habilidade de fazer repetidas corridas curtas e rápidas e se recuperar é uma exigência importante de condição física. Xavier Woorons, da Universidade de Lille, conduziu um estudo de 4 semanas com 21 jogadores de rúgbi altamente treinados para determinar os efeitos do treinamento de arrancadas repetidas em hipoxia induzida pela hipoventilação voluntária com baixo volume pulmonar.[10]

Os jogadores realizaram disparadas repetidas de 40 metros a cada 30 segundos até que caíram abaixo de 85% de sua velocidade máxima de arrancada. Eles foram então colocados em pares de acordo com o nível de desempenho e atribuídos a grupos de forma aleatória: um que havia realizado as disparadas repetidas normalmente, e outro que as havia realizado segurando a respiração após a expiração (ou treinamento hipóxico intermitente). Woorons e seus colegas pesquisadores concluíram que o número de disparadas completadas pelo grupo de treinamento hipóxico foi significativamente aumentado até o fim do teste. Após 4 semanas, esse grupo foi de 9,1 arrancadas para 14,9, enquanto aqueles que treinaram normalmente mostraram apenas uma melhoria tímida, de 9,8 para 10,4 arrancadas. A velocidade máxima não mudou, apenas a habilidade de continuar naquele ritmo por mais tempo, demonstrando ser uma estratégia eficaz para melhorar as corridas curtas repetidas em esportes coletivos.

ALÉM DA PERFORMANCE

Entender como o corpo reage a ambientes com baixo oxigênio pela prática da retenção deliberada da respiração tem benefícios que vão além da performance física.

Foi demonstrado, por exemplo, que as células-tronco — que desempenham um papel crucial para atrasar o processo de envelhecimento — sobrevivem mais tempo e se renovam em um ambiente com baixo nível de oxigênio.[11] Também foi provado que a prática consciente da retenção respiratória induz a p53, a famosa "guardiã do genoma",[12] considerada a proteína mais significativa para a supressão do câncer.[13] A perda da função da p53 é a base da progressão dos tumores na maioria dos cânceres epiteliais, que representam entre 80% a 90% de todos os cânceres, de acordo com o National Cancer Institute.[14] (O tecido epitelial é encontrado em todo o corpo; na pele, assim como na cobertura e no envoltório dos órgãos e das passagens internas, como o trato gastrointestinal.) A prática deliberada da retenção respiratória, e não os padrões inconscientes de retenção respiratória, também podem ajudar a aumentar ainda mais a produção de óxido nítrico, que junto aos benefícios já mencionados, pode ajudar os mecanismos de defesa do corpo contra os danos oxidativos. Isso claramente ilustra o poder da respiração para melhorar sua saúde física chegando ao nível celular.

Novamente, as pesquisas estão começando a dar suporte ao que as tradições vêm afirmando há séculos. Os pesquisadores também descobriram que segurar a respiração deliberadamente por períodos curtos e intermitentes pode aumentar a expectativa de vida ao preservar a saúde das células-tronco.[15] Também pode fazer com que o corpo libere células-tronco para reparar um dano maior, impedir e aliviar doenças como Parkinson.[16] A prática de retenção respiratória também pode preservar a função cerebral[17] (embora ainda seja algo teórico com relação aos humanos; estudos foram feitos apenas com salamandras) e pode ajudar a aumentar a resistência a infecções bacteriais.[18]

A relação entre respiração e imunidade era muito mal compreendida até que um homem, convencido do poder da respiração, passou a reescrever os livros de ciência — e atingiu seu objetivo.

WIM HOF: O HOMEM DO GELO

"Inspire, expire. É só acompanhar o fluxo. DENTRO, FORA, DENTRO, FORA. Ar na barriga, no peito e para fora. Como uma onda. Isso aí, totalmente para dentro... solte tudo... continue assim, respirando. Tudo para dentro... solte... Dê seu melhor. Leve o ar para a bunda se precisar. Última rodada... tudo para dentro... e solte. Agora, segure a respiração. Deixe seu corpo fazer o que é capaz... Relaxe o mais profundamente possível, custe o que custar..."

Foi assim que conheci Wim Hof, enquanto ele dava aula em uma sala abarrotada em Londres. Wim foi uma adição refrescante ao mundo da respiração. Ele abalou as coisas e mudou a percepção sobre a respiração, de uma modinha *New Age* para uma prática mais convencional. Lá, naquela sala lotada, havia praticamente homens durões: jogadores de rúgbi, personal trainers, doidos por musculação e ratos de academia; pessoas que gostavam de levar o corpo e a mente ao limite, sempre procurando algo para lhes dar uma vantagem.

É isso que o temerário holandês Wim faz. Ele força os limites do que é humanamente possível. De algumas formas, é como um Swami Rama moderno, porém mais acessível. Ele afirma que qualquer feito que consegue conquistar, você também consegue. E o ensina como fazer isso.

Wim Hof conquistou a alcunha de "Iceman" (Homem do Gelo) após realizar inúmeros feitos arriscados e estabelecer diversos recordes mundiais. Ele nadou sob um lago congelado ao vivo na TV e depois pulou de volta para resgatar um observador que havia caído na água congelante. Em 2007, ele escalou 24.500 metros do Monte Everest sem roupas especiais, oxigênio suplementar ou óculos, vestindo nada além de shorts e sandálias abertas. Ele também escalou o Monte Kilimanjaro com vestimentas semelhantes, e correu meia-maratona acima do Círculo Ártico descalço. Ele quase morreu quando suas retinas congelaram após nadar 50 metros sob o gelo polar e precisou ser resgatado. Quando as pessoas acharam que ele só conseguia suportar o frio, ele completou uma maratona no Deserto da Namíbia no sul da África — sem beber água durante o trajeto.

"Você usa o estresse para encontrar o objetivo", afirma ele. Sabe qual é seu professor? O frio e a dura natureza. E seu segredo? "Respire, filho da puta!"

Wim usa a técnica de respiração Tummo que os monges tibetanos praticam para se aquecer, junto à retenção respiratória e a exposição ao frio. Ele desenvolveu o que chama de "Método Wim Hof", e ganhou inúmeros seguidores ao redor do mundo. Esse método combina respiração e exposição ao frio para forçar e chocar o corpo. Você hiperventila por trinta respirações profundas, segura a respiração pelo tempo que aguentar e, depois de algumas rodadas, pula na água gelada enquanto controla sua respiração. Seu método se concentra no uso da reação simpática natural ao estresse de forma controlada para forçar os limites do que é humanamente possível.

A história de Wim Hof é a de alguém que transformou o impossível em algo possível por meio da respiração.

Um dos usos mais profundos dessa técnica para dar a si mesmo os denominados "poderes super-humanos" diz respeito ao sistema nervoso autônomo e à reação imunológica. Wim afirmou que conseguia influenciar deliberadamente seu sistema nervoso autônomo e acessar sua imunidade. Desta forma, sob o olhar perscrutador dos pesquisadores holandeses, ele recebeu uma injeção de endotoxina. Então, praticou sua técnica respiratória e, como afirma, amorteceu sua reação imunológica para que não ficasse doente nem tivesse quaisquer sintomas adversos.[19]

Impressionados com isso, os pesquisadores consideraram então se os genes de Wim não seriam diferentes de uma pessoa comum, dando-lhe a habilidade de suportar as endotoxinas em seu sangue. Mas Wim interveio, dizendo que era possível que qualquer um fizesse aquilo. Assim, um outro estudo foi conduzido com 30 homens saudáveis, 18 dos quais haviam treinado seu método, e os 12 restantes estando no grupo de controle, sem treinamento. Todos os participantes receberam a endotoxina — todos no grupo de controle exibiram os sintomas e reações típicos da reação imunológica (febre, náusea, dores de cabeça e tremores), enquanto aqueles que haviam treinado com Wim não demonstraram sintomas agudos, tiveram uma inflamação reduzida e se recuperaram rapidamente.

RESPIRANDO PARA TER IMUNIDADE — O ESTUDO DE WIM HOF

Quando as toxinas invadem seu corpo, elas ativam uma resposta imunológica inata que se prepara para combater a infecção. Quando a resposta imunológica entra em ação, ela libera pequenas proteínas chamadas citocinas e você sente mudanças fisiológicas: febre, náusea, tremores, dores de cabeça etc.

A combinação da respiração hiperventilada intermitente deliberada e de fortes retenções da respiração altera a química corporal, ativando uma resposta de estresse e inundando o corpo com adrenalina como resultado. Demonstrou-se que isso turbina a interleucina 10 — uma proteína mensageira essencial que age como uma citocina anti-inflamatória, inibindo a liberação de outras citocinas que levam à inflamação. Muito embora a reação inflamatória seja suprimida, a adrenalina aumentada ativa um aumento de glóbulos brancos no sangue disponíveis para combater a toxina.

Assim, o sistema imunológico atua nos bastidores, apesar da reação inflamatória diminuída. Isso mostra que você consegue hackear deliberadamente seu sistema nervoso autônomo e usar uma resposta aguda de estresse para combater toxinas ou infecções sem sentir sintomas muito fortes. O resultado é que você se recupera mais rápido. Mais pesquisas são necessárias, mas essa poderia ser uma alternativa promissora ao tratamento tradicional de doenças inflamatórias ou autoimunes.

De algumas formas, o que Wim Hof tenta experienciar são os extremos que enfrentaríamos na natureza. Isso ativaria reações agudas de estresse, que possibilitam que nosso corpo faça coisas que nunca achávamos serem humanamente possíveis.

A vida humana moderna é razoavelmente luxuosa. Se estamos com frio, ligamos o aquecedor; se está calor, o ar-condicionado. Como espécie, com o avanço da tecnologia e o desenvolvimento de nosso cérebro,

Melhore Sua Condição Física / 261

nos tornamos desconectados da força natural que nos trouxe onde estamos hoje. Geralmente vivemos nossa vida meio adormecidos — ou meio acordados. Por meio de práticas respiratórias mais extremas e por nos expormos de forma controlada a situações fisicamente estressantes ao mesmo tempo em que mantemos um estado mental calmo, podemos forçar nosso corpo a se reiniciar e adaptar, alterando corpo e mente.

LEVE SUA CORRIDA AO PRÓXIMO NÍVEL

Helen estava mantendo seu ritmo sem qualquer esforço e indo tranquilamente à chegada. O suor pingava de seu rosto, que estava vermelho pelo esforço, mas ela parecia estar confortável. Sua corrida era suave e sua respiração era calma. E começou a sorrir. Havia conseguido — completado a meia-maratona Derby e levantado 5 mil libras para a Sociedade do Alzheimer. *Além disso*, havia batido seu recorde pessoal em 15 minutos inteiros.

Como ela conseguiu isso? Helen, professora de ensino fundamental e mãe de dois filhos, vinha seguindo um plano simples de respiração para corredores que eu havia compartilhado com ela para ajudá-la a melhorar sua saúde e condição física. O fundamental foi algo chamado *respiração rítmica*.

EXERCÍCIO 37

RESPIRAÇÃO RÍTMICA PARA CORRER

Não é necessário dizer que a respiração rítmica envolve você respirando com o diafragma e apenas pelo nariz enquanto corre, certo? Falamos sobre isso anteriormente neste capítulo.

Agora, você precisa encontrar um ritmo que adéque sua respiração à cadência de seus passos. Pode ser uma forma útil de encontrar seu fluxo e manter-se centrado e focado enquanto corre. Mas é importante que seja um padrão par/ímpar para reduzir o estresse de impacto; pisar sempre com o mesmo pé no início de cada expiração faz com que um lado de seu corpo absorva o maior estresse e impacto da corrida.

Isso porque quando seu pé toca o chão, a força do impacto é de duas a três vezes o peso de seu corpo. O estresse de impacto atinge seu pico quando seu pé toca o chão no início da expiração, pois ao soltar o ar, seu diafragma se relaxa e cria menos estabilidade em seu tórax. Menos estabilidade no momento de maior impacto cria um cenário perfeito para lesões, especialmente se estiver ocorrendo repetidamente do mesmo lado. A respiração rítmica, por outro lado, com um padrão par/ímpar, alterna o estresse de impacto em ambos os lados do corpo durante a corrida para reduzir suas chances de se machucar.

Há dois padrões de respiração rítmica que recomendo, sendo que ambos têm uma inspiração mais longa do que a expiração. Por quê? Pois seu diafragma e outros músculos respiratórios se contraem durante a inspiração, trazendo estabilidade ao seu tórax. Esses mesmos músculos se relaxam quando você expira, diminuindo a estabilidade. Tendo em mente o objetivo de evitar as lesões, é melhor tocar o chão com mais frequência quando seu corpo está mais estável: durante a inspiração.

Comece com um padrão de 3-2, que se aplicará para a maioria de suas corridas que exijam um esforço leve ou moderado. Inspire por três passos e expire por dois.

Para pegar o jeito, pratique deitado:
- Deite-se de costas com os joelhos dobrados e os pés com as solas no chão.
- Coloque uma mão sobre a barriga e certifique-se de que seu diafragma esteja engajado, sentindo-o subir e descer.

Exercício 37 – Respiração Rítmica para Correr **/ 263**

- Respire pelo nariz por três rodadas, batendo o pé no chão para imitar os passos da corrida.

- Inspiração *(esquerda)*, dois *(direita)*, três *(esquerda)*; expiração *(direita)*, dois *(esquerda)*; inspiração *(direita)*, dois *(esquerda)*, três *(direita)*; expiração *(esquerda)*, dois *(direita)*... e assim por diante.

Se precisar acelerar o passo, ou se for uma subida, mude para o padrão 2-1: inspire por dois passos e expire por um. Isso também o ajuda a ficar livre de lesões quando fizer treinamento intervalado e arrancadas.

EXERCÍCIO 38

PRÁTICA DE RETENÇÃO
RESPIRATÓRIA PARA OS ESPORTES

A respiração do retângulo é um ótimo ponto de partida para aumentar o tempo que você aguenta sem respirar. Prima da "Respiração da Caixa" (Exercício 31, página 218), ela o ajudará a engajar o diafragma enquanto o apresenta às retenções respiratórias com volumes pulmonares altos e baixos. A inspiração e a expiração permanecem constantes, mas suas paradas aumentam com o tempo. Este exercício também promove uma reação de foco, que é outro bônus.

- Sente-se em uma posição confortável ou deite-se de costas no chão.
- Relaxe os ombros.
- Coloque as duas mãos sobre o abdômen inferior.
- Inspire pelo nariz contando até quatro, levando o ar em direção de suas mãos e sentindo a barriga subir.
- Segure a respiração contando até cinco. Fique calmo e relaxado. (Procure não tensionar os músculos enquanto segura a respiração.)
- Expire pelo nariz contando até quatro, sentindo sua barriga baixar.
- Segure a respiração contando até cinco. Fique calmo e relaxado.
- Repita cinco vezes.
- Mantenha as inspirações e expirações por 4 segundos, mas tente aumentar o tempo que segura a respiração em 1 segundo a cada semana. Não tenha pressa. Seu corpo precisará de tempo para se adaptar.

Exemplo:

- **Semana 1**: Pratique INSPIRAR quatro, SEGURAR cinco, EXPIRAR quatro e SEGURAR cinco. Repita por 5 minutos diariamente.
- **Semana 2**: Pratique INSPIRAR quatro, SEGURAR seis, EXPIRAR quatro e SEGURAR seis. Repita por 5 minutos diariamente.
- **Semana 3**: Pratique INSPIRAR quatro, SEGURAR sete, EXPIRAR quatro e SEGURAR sete. Repita por 5 minutos diariamente.
- **Semana 4**: Pratique INSPIRAR quatro, SEGURAR oito, EXPIRAR quatro e SEGURAR oito. Repita por 5 minutos diariamente.

Talvez sinta um desejo de respirar mais, porém, procure resistir. É apenas o dióxido de carbono aumentando em seu corpo. O que estamos buscando aqui é aumentar sua tolerância, então tente ficar calmo e superar. Caso queira se desafiar um pouco mais, pode praticar isso enquanto caminha.

MERGULHE MAIS FUNDO EM BUSCA DAQUELE 1% A MAIS

Há uma correlação entre os efeitos positivos da altitude na economia respiratória e a fisiologia das pessoas que fazem mergulhos profundos ao redor do mundo. Esse mergulho poderia ser aquele 1% a mais de que você precisa. As mergulhadoras de pérolas [Ama, em japonês], e os pescadores artesanais de Bajau nas Filipinas e na Malásia, mergulham profundamente no oceano por várias vezes, passando até 60% de seu tempo embaixo d'água. Durante 9 horas pescando, eles chegam a passar 5 horas submersos, sem respirar.[20] Essas populações de mergulhadores compartilham características distintivas com aquelas que vivem em altitude, como os Sherpas no Nepal, conhecidos por sua respiração eficiente. Eles têm pulmões grandes e fortes, com alta capacidade respiratória, muitos glóbulos vermelhos (por causa da produção da EPO em ambientes com baixo oxigênio) e baços maiores que a média. O papel do baço na entrega de oxigênio pode ser a chave final para a entrega melhorada de oxigênio, especialmente durante a prática esportiva.

Seu baço armazena entre 25% e 30% de seus glóbulos vermelhos concentrados. As focas são algumas das mergulhadoras mais impressionantes do mundo animal, armazenando cerca de metade de seus glóbulos vermelhos no baço. Isso significa que elas não desperdiçam energia bombeando todo aquele sangue ao redor do corpo quando não é necessário. Quando você pratica uma forte retenção respiratória (ou apenas treina bastante), seu baço se contrai, como o da foca, para liberar mais sangue rico em oxigênio em sua circulação e sustentar a energia. Com o treinamento de retenção respiratória, essa contração pode ser estimulada, dando uma mãozinha para um desempenho melhor ao fornecer a disponibilidade reforçada de sangue oxigenado.

No caso dos Sherpas e dos mergulhadores livres Bajaus, seus genes são responsáveis por pulmões e baços maiores, graças ao tempo que seus antepassados passaram no alto das montanhas ou embaixo d'água. Mas não é necessariamente o tamanho do baço que importa — é sua resposta de contração, e isso pode ser treinado para o ajudar em seu rendimento. Faz-se necessária uma prática um pouquinho mais avançada de retenção respiratória que imita o mergulho profundo, mas no conforto de seu lar. São exercícios de terra seca e não devem ser praticados na água, na banheira ou caso esteja grávida.

Há dois tipos de prática de retenção respiratória que gosto de usar para obter resultados levemente diferentes. A primeira ajuda a melhorar sua tolerância a altos níveis de dióxido de carbono para auxiliar na produção da EPO e reinicializar seu relógio da retenção respiratória. A segunda prática auxilia sua habilidade de ficar com baixo O_2 e aumenta a contração do baço e a longevidade das células-tronco. Os mergulhadores de mar profundo as denominam tabelas de CO_2 e O_2, pois elas imitam o mergulho, mas podem ser feitas em casa. Os mergulhadores tendem a praticar sua retenção respiratória com os pulmões cheios, mas gosto de praticar ambas com os pulmões vazios, visto que você obtém resultados semelhantes em menos tempo.

Ambas consistem em segurar a respiração por oito vezes. Com uma tabela de CO_2, a quantidade de tempo que você segura o fôlego permanece a mesma, mas o tempo de recuperação entre cada rodada vai diminuindo. Com as tabelas de O_2, seu tempo de recuperação permanece o mesmo, mas a quantidade de tempo que você segura o fôlego aumenta em cada rodada. Você pode calcular a sua de acordo com o próximo exercício, ou usar aplicativos que fazem isso para você.

EXERCÍCIO 39

MERGULHO PROFUNDO DE DESEMPENHO

PASSO 1: CALCULE O TEMPO MÁXIMO QUE CONSEGUE SEGURAR A RESPIRAÇÃO

Calcule o tempo máximo que consegue segurar a respiração com os pulmões vazios (baixo volume pulmonar). Você precisará de um cronômetro.

- Encontre uma posição confortável, sentado ou deitado.
- Respire calmamente durante 2 minutos para relaxar o corpo e a mente. Esteja atento para não respirar forte demais.
- Após os 2 minutos, faça uma inspiração normal, uma expiração normal e ative o cronômetro para ver quanto tempo aguenta sem respirar. Fique calmo e seu corpo ignorará sua mente e fará com que você respire quando for necessário.
- Anote seu resultado, pois precisará dele para as práticas das tabelas de O_2 e CO_2.

PASSO 2: DECIDA QUAL PRÁTICA QUER FAZER — PRÁTICA 1 (ALTO CO_2) OU PRÁTICA 2 (BAIXO O_2)

Estas tabelas não estão aqui para forçar seus limites, mas para condicioná-lo, o que exige paciência e tempo. A questão é dar passos de bebê, fazendo um progresso lento e constante em um ambiente seguro.

Atenção nisto:
- Pratique sentado ou deitado.
- Não pratique na água ou em uma banheira.
- Não faça mais de uma prática por dia.
- Evite fazer mais de uma tentativa de tempo máximo sem respirar no mesmo dia.
- Atente-se para não respirar demais ou muito forte durante as rodadas de recuperação, pois isso diminuirá o dióxido de carbono e derrubará o objetivo da prática.

PRÁTICA 1: ALTO DIÓXIDO DE CARBONO

As pessoas que têm um início de falta de ar antecipado nos esportes precisam se concentrar nas tabelas de CO_2. Nesse caso, a ideia é permitir que o nível de dióxido de carbono em seu sangue e tecidos aumente gradualmente ao longo do exercício. Há oito rodadas de respiração e oito retenções respiratórias. A quantidade de tempo pela qual segura a respiração permanece a mesma (metade do seu tempo máximo), mas o tempo de recuperação entre cada retenção diminui. Comece com vinte respirações e vá diminuindo até seis. Visto que há menos tempo entre as retenções respiratórias para liberar o dióxido de carbono do corpo, a quantidade de dióxido de carbono em seu corpo aumenta gradualmente com cada repetição. Esse aumento lento desenvolve sua tolerância ao dióxido de carbono e aumenta a EPO. Pratique dia sim, dia não por duas semanas, antes de tentar a tabela de O_2. Não pratique no mesmo dia que fizer a retenção respiratória máxima.

As respirações durante as rodadas de recuperação devem ser naturais e relaxadas. Não respire demais, pois isso acaba com o objetivo do treinamento.

Exemplo: se calculou sem tempo máximo sem respirar em 1 minuto, sua tabela de retenção respiratória de CO_2 é 50% disso, portanto, 30 segundos.

1º Rodada:
Respire normalmente por 20 respirações, expire e segure por 30 segundos.

2º Rodada:
Respire normalmente por 18 respirações, expire e segure por 30 segundos.

3º Rodada:
Respire normalmente por 16 respirações, expire e segure por 30 segundos.

4º Rodada:
Respire normalmente por 14 respirações, expire e segure por 30 segundos.

5º Rodada:
Respire normalmente por 12 respirações, expire e segure por 30 segundos.

6º Rodada:

Respire normalmente por 10 respirações, expire e segure por 30 segundos.

7º Rodada:

Respire normalmente por 8 respirações, expire e segure por 30 segundos.

8º Rodada:

Respire normalmente por 6 respirações, expire e segure por 30 segundos.

PRÁTICA 2: BAIXO O_2

Esta segunda prática serve para aumentar o tempo máximo que aguenta sem respirar, aumentando a quantidade de tempo que segura a respiração em cada rodada. O tempo de recuperação permanece o mesmo. Isso treina a contração do baço, ajuda a preservação e a liberação das células-tronco e induz a p53. Você começa com uma respiração nasal diafragmática relaxada por 20 respirações. Vá aumentando o tempo que segura a respiração em cada rodada até que seja 80% de seu máximo na 8º Rodada. Novamente, a respiração nas rodadas de recuperação deve ser natural e relaxada. Não respire demais.

Exemplo: se calculou sem tempo máximo sem respirar em 1 minuto, sua tabela de retenção respiratória de O_2 é 80% disso — 48 segundos —, então, trabalhe de trás para frente.

1º Rodada:

Respire normalmente por 20 respirações, expire e segure por 23 segundos.

2º Rodada:

Respire normalmente por 20 respirações, expire e segure por 28 segundos.

3º Rodada:

Respire normalmente por 20 respirações, expire e segure por 23 segundos.

4º Rodada:

Respire normalmente por 20 respirações, expire e segure por 28 segundos.

5º Rodada:

Respire normalmente por 20 respirações, expire e segure por 33 segundos.

6º Rodada:

Respire normalmente por 20 respirações, expire e segure por 38 segundos.

7º Rodada:

Respire normalmente por 20 respirações, expire e segure por 43 segundos.

8º Rodada:

Respire normalmente por 20 respirações, expire e segure por 48 segundos (80% do seu máximo).

Lembre-se de não forçar muito seus limites ao usar mais da metade de seu tempo máximo sem respirar na tabela de CO_2 ou ficar mais de 80% de seu tempo máximo sem respirar na última rodada da tabela de O_2. Lembre-se de que essa prática é um exercício para seus pulmões, então considere um treino; isso significa que não deve forçar os pulmões com outros exercícios físicos nos dias que pratica as tabelas, pois precisa de tempo para descansar e se recuperar entre as práticas.

A cada duas semanas, verifique seu tempo máximo sem respirar e ajuste as tabelas. Também pode ver o quanto seu número do "Teste de Tolerância ao Dióxido de Carbono" aumenta (Exercício 12, página 93).

Neste capítulo, discutimos sobre como pode usar sua respiração para ganhar uma vantagem extra, seja você atleta profissional ou alguém que queira melhorar seu tempo pessoal. Exploramos como o nariz é crucial nesse processo, e como pode usá-lo como um smartwatch embutido para trabalhar dentro de seu limite aeróbico. Agora você também sabe como forçar suas retenções respiratórias deliberadas para melhorar sua prática esportiva um pouquinho mais. E aprendeu sobre como a prática da retenção respiratória pode oferecer benefícios que vão além da área esportiva com Wim Hof, que demonstrou que há uma conexão poderosa entre respiração e imunidade.

A história de Wim Hof é a de alguém que transformou o impossível em algo possível por meio da respiração. E o que aprendi em minha jornada é que a respiração pode fazer isso de inúmeras maneiras.

Capítulo 10

Acesse Estados Transcendentes

CANOA CELESTIAL PASSEIOS LTDA

"Eu estava em uma canoa, passando pelo que só consigo descrever como um túnel encantado. Parecia um daqueles que você atravessa em um barquinho nos parques, antes de entrar neste mundo."

Essas foram as palavras de Ryan, diretor e cinematógrafo britânico. Ele estava descrevendo a experiência que teve durante a sessão de respiração comigo.

"Eu via uma luz lá na frente, mas não havia necessidade de remar até ela. Parecia haver uma corrente que me movia gentilmente para lá. Comecei a ouvir vozes surgindo — 'Continue, isso aí, você está quase lá.' Quando passei pela abertura, entrei em um vasto espaço e, uau, me encontrei num silêncio completo. Cheguei no que parecia ser um enorme lago subterrâneo iluminado por uma brilhante luz de estrela. Havia uma calma surpreendente no espaço e, contudo, algo mágico quanto a ela. Parecia cintilar e brilhar. Senti uma paz profunda que nunca havia sentido antes. No entanto, esse sentimento também parecia estranhamente familiar — tão familiar que me deixou emocional.

"A água parecia seda no remo. Nós continuamos com facilidade, paciência e sem expectativas. E digo "nós" porque, do nada, outra canoa apareceu do meu lado esquerdo, mais atrás, embora quando tenha surgido, percebi que ela estava comigo o tempo todo. Nela, havia um homem. Não conseguia ver seu rosto, mas ele vestia uma jaqueta preta de couro e tinha cabelos castanhos longos e encaracolados. Ele passou por mim. Foi estranho. Parecia que o conhecia minha vida toda, talvez há mais tempo.

— Com licença, onde estamos? — perguntei.

— Bem-vindo! — disse ele. — Você chegou. Estávamos o esperando. Este é o lugar onde o Universo se junta, onde pode decifrar o mundo. Parabéns!

"Eu sei, eu sei. Parece loucura. Mas ser transportado para esse outro mundo, para aquela caverna preenchida por luz de estrela, onde a água brilhava, foi uma das experiências mais poderosas, calmantes e plenas que já tive. Ela me deu uma compreensão melhor de quem sou, e uma conexão com uma parte mais profunda de mim mesmo que eu havia escondido. E não apenas isso — ela me deu uma sensação de conexão com algo maior em meu estado de vigília, e uma clareza que nunca havia tido antes."

"O sentimento que experimentei nessa dimensão se tornou um ponto de referência definidor para mim. Ele me permitiu acessar estados meditativos mais profundos diariamente. É comum eu precisar de referências para que consiga executar alguma coisa; e sou um perfeccionista que gosta de me desafiar. Nunca havia conseguido meditar antes. Sempre achei difícil apenas ser, e simplesmente desisti; mas essa experiência de respiração, por mais estranha que tenha sido, me ajudou a entender a natureza de 'ser' e como é sentir uma paz de verdade. Consegui começar a praticar para me conectar mais com esse sentimento em meu estado de vigília e em meu trabalho criativo."

Parece estranho? O engraçado é que esses tipos de histórias realmente não são incomuns. No fim das minhas sessões de respiração, as pessoas normalmente descrevem haver tido visões bizarras, saído do corpo e viajado para outra dimensão, sentindo uma percepção de algo muito maior do que sentem durante a vigília normal, ou acessando uma serenidade mais profunda que nunca sentiram antes.

Consigo me lembrar de diversas ocasiões em que alguém de um dos meus grupos disse que sentiu a emoção que outra pessoa do grupo estava sentindo, como se fosse dela mesma. Recebi incontáveis relatos de pessoas se conectando com os amados que já haviam falecido. E inúmeras vezes, no fim da sessão, alguém diz algo do tipo: "foi muito confortante quando você segurou minha cabeça e outra pessoa veio e segurou meus pés no fim da sessão" — quando nem eu tampouco minha equipe facilitadora havia feito isso. Talvez você tenha sentido algo inexplicável em sua prática diária da respiração infinita...

 CONECTANDO-SE COM SHAKESPEARE

Inspire, e uma parte do mundo se torna uma parte de você. Expire, e uma parte de você se torna o mundo. A respiração transcende corpo e mente, conectando-os a tudo que está vivo. O ar passa por seus pulmões e coração ao inspirar, e, ao expirar, continua fluindo para que outra pessoa o inspire. E é claro, não são apenas os seres humanos que respiram o ar ao seu redor — seu gato, o cachorro do vizinho, a árvore ali fora, a planta em seu quarto e os oceanos também o respiram. Assim, quando você respira, há uma conexão meio que íntima com tudo, e de uma forma que seu coração toca os corações de milhares de outros com cada respiração. É como se houvesse uma rede invisível de respiração nos conectando.

Quando digo que a respiração nos conecta intimamente com todas as outras coisas, não estou exagerando. De fato, ao inspirar e expirar agora mesmo, você acabou de respirar as mesmas moléculas de ar inaladas (e exaladas) por uma vasta gama de pessoas que vão de Oprah Winfrey a William Shakespeare. Isso mesmo — durante um único dia, você respira as mesmas moléculas de oxigênio respiradas por todos os seres vivos que já habitaram neste planeta. Você tem um vínculo com cada animal, planta e humano que vive e que já viveu na Terra toda vez que respira. Assim, inspire mais uma vez profundamente. Isso é um lembrete poderoso de nossa interconexão com tudo ao nosso redor. O mesmo mecanismo que nos mantém vivos — a respiração — também nos une com todas as outras criaturas e com nosso planeta.

Você respira o mesmo ar que os demais, sempre.

Inspire.

Quando você respira, há uma conexão íntima com tudo o que meio que.

VOCÊ ACABOU DE RESPIRAR O MESMO AR QUE TODO MUNDO NO PLANETA.

Para meus colegas que adoram matemática, veja como isso é possível:

Você inspira cerca de 25 sextilhões de moléculas a cada vez que inala ar. (Isso, a propósito, é 25 seguido de 21 zeros, então, é enorme.) Há 7,75 bilhões de pessoas vivas hoje. Se cada um de nós tivesse 7 bilhões de descendentes — 7 bilhões x 7 bilhões —, ainda estaríamos longe desse número em 500 vezes.

Desta forma, por quanto tempo essas moléculas persistem e são distribuídas em nossa atmosfera? A matemática disso é muito mais complexa, mas continue comigo. O ar é (de forma simplificada) uma mistura de quatro moléculas de nitrogênio para cada uma de oxigênio. Assim, a massa de um mol de ar — o mol é a unidade base de quantidade da substância — é de aproximadamente 28,9 gramas. A massa total da atmosfera do nosso planeta é de 5 x 1.021 gramas. Um mol de qualquer substância contém cerca de 6 x 1.023 moléculas. Portanto, há cerca de 1,04 x 1.044 na atmosfera da Terra. Ainda me acompanhando?

Um mol de qualquer gás na temperatura do corpo e na pressão atmosférica tem um volume aproximado de 25,4 litros. O volume de ar inspirado ou expirado pelo ser humano comum é de aproximadamente 1 litro. William Shakespeare, Napoleão, Oprah Winfrey — pode escolher quem quiser — expiram [ou expiravam] cerca de 2,4 x 1.033 moléculas em cada respiração.

Selecionemos alguém qualquer do passado. Ao longo de 45 anos, essa pessoa, respirando na taxa de 25 respirações por minuto, expirará aproximadamente 2,1 x 1.031 moléculas. Portanto, cada molécula em cada uma das 5 x 1.012 moléculas da atmosfera foi expirada por essa pessoa. Porém, inspiramos cerca de 2,4 x 1.022 moléculas a cada respiração, então, muito embora estejamos fazendo suposições genéricas, há uma possibilidade extremamente alta de que inspiramos aproximadamente 4,3 x 109 moléculas que essa pessoa respirou.

UMA PALAVRA DIFÍCIL DE DEFINIR

Sentimentos poderosos de conexão com algo de fora deste mundo, como na experiência respiratória de Ryan, são geralmente descritos como "espirituais". A respiração tem sido tradicionalmente conectada com a espiritualidade; de fato, a palavra em português "espírito" vem da palavra em latim *spiritus*, que significa "fôlego". O livro de Gênesis, o primeiro da Bíblia hebraica e do Antigo Testamento cristão, explica como Deus soprou o fôlego de vida nas narinas de Adão, o primeiro homem. A respiração é a força que sustenta a vida na ioga, que os hindus acreditam que os leva mais próximos a Brahman, a Realidade Máxima ou o Deus Supremo.

Contudo, "espiritualidade" é uma palavra notoriamente difícil de definir, e está carregada com todos os tipos de pressuposições e crenças. Alguns ficam confortáveis com isso, outros nem tanto. Uma das maneiras mais simples e inclusivas de definir "espiritual" é como algo que trata do mundo não material — coisas que não são físicas, que você não consegue tocar. Também envolve o reconhecimento de um sentimento ou uma sensação de que há algo mais em sermos humanos do que nossa experiência sensorial, que há um mundo além da nossa dimensão e que a natureza está conectada com ele de uma maneira divina.

A partir da física quântica, sabemos que há um mundo inteiro no nível subatômico que não podemos ver nem tocar. A ciência está nos mostrando cada vez mais que o mundo é mais complexo e misterioso do que imaginamos. Para a maioria das pessoas, a ideia de experiência espiritual é muito menos confusa e ajuda a entender o mundo. Na verdade, as pessoas vêm tendo experiências espirituais desde o início dos tempos, às vezes de forma espontânea, outras induzidas por cerimônias, rituais e ou até mesmo por apenas estarem na natureza.

Nas experiências espirituais, é muito comum ouvir as pessoas falarem sobre terem um sentimento forte de que estão conectadas com algo maior, que possuem uma sensação de tudo, que por um momento parecem estar em algum lugar além do tempo e do espaço. E com isso, podem vir muitas emoções positivas: amor, alegria, êxtase, sentimentos de bondade e união, uma sensação profunda de significado. É por meio dessas experiências espirituais que as pessoas mudam e se transformam, têm intuições profundas, ficam mais criativas, entendem melhor a si mesmas, desenvolvem mais confiança na vida, curam-se, resolvem problemas, diminuem sua depressão e aproveitam os estados de fluxo. Experiências como essas podem ajudar as pessoas a aceitarem uma grande reviravolta ou uma perda dolorosa, como a de um amado, e seguirem em frente. Certamente, esse foi meu caso.

Realmente, você pode chamar experiências assim como quiser. Mas a maioria das pessoas — mesmo aquelas que acham o termo "espiritual" desconfortável ou confuso — sente que precisa desse tipo de conexão profunda de tempos em tempos, seja para ganhar uma sensação de propósito, significado ou aceitação, ou apenas para chegar a uma compreensão sobre algum aspecto do mundo. Todos precisamos voltar a ter contato com o porquê escolhemos determinado caminho. Às vezes precisamos de uma forma para recuarmos e garantirmos que o caminho que escolhemos é o certo para nós. Consigo me lembrar de diversas vezes em que um cliente meu teve uma experiência poderosa com a respiração e percebeu que alguma área de sua vida — talvez uma amizade tóxica ou um trabalho que não ama mais — não está funcionando para ele.

Bilhões de pessoas que, globalmente, adotaram ou nasceram em religiões tradicionais descobrem que sua sensação de espiritualidade é nutrida dessa forma. E "espiritual, mas não religioso" tem sido uma maneira popular de uma pessoa se autoidentificar como alguém que tem uma forte sensação dessa conexão além do físico, mas que não reconhece as religiões organizadas como o único caminho para aumentar a espiritualidade. Alguns adotam uma abordagem mais à la carte à religião, adotando práticas e ensinamentos de outras fés, crenças e tradições. E diversas pessoas levam vidas profundamente espirituais ou têm experiências intensamente espirituais sem as buscar tampouco as considerar como "espirituais". A questão é que todos temos alguma coisa em nós que busca uma conexão com algo além do nosso mundo material, além da nossa experiência humana individual. Todos temos um desejo inato de nos conectarmos ou reconectarmos com isso ao longo de nossa vida, e a prática respiratória pode ser uma maneira de acelerar essa conexão.

OLHANDO INTERNAMENTE PARA ENXERGAR EXTERNAMENTE

No caso de algumas práticas como a respiração e a meditação, ao olhar seu interior, você acaba enxergando o exterior. Você consegue encontrar uma fonte de cura, conectar-se com suas intuições mais profundas e descobrir propósito e significado em sua vida. O acesso a tais estados, que alguns chamariam de estados transcendentais, pode ser acelerado por técnicas de subestimulação e superestimulação. Respiração lenta, meditação, oração, hipnose, jejum e outras atividades podem causar esses efeitos. Por milhares de anos, monges, monjas, iogues, entre outros, praticam a remoção do máximo possível de recursos estimulantes, ao mesmo tempo em que diminuem a intensidade daqueles que não podem ser removidos. Em tempos mais recentes, as pessoas vêm usando tanques de privação sensorial, ou "retiros silenciosos", para acessar esses estados. A subestimulação encoraja a introspecção e uma compreensão de como a parte da mente que nos dá nosso senso de identidade e se esforça pelas coisas — o ego — é a causa de grande parte de nossa infelicidade e nos separa de outros. Após um período de subestimulação, o ego baixa a guarda, e sentimos tanto felicidade como uma percepção mais ampla.

Por outro lado, aumentar radicalmente a estimulação também pode provocar a conexão com um estado poderoso e transcendental ao diminuir ou eliminar o ego e as suas defesas. Atividades que muitas culturas têm usado para tanto incluem respiração acelerada, estimulação rítmica (como música, baterias, sons estridentes, dança, canto e entoação), privação de sono, exposição ao calor ou ao frio e plantas medicinais.

Tais práticas ou remédios criam mudanças temporárias na atividade neural. Podem ser uma mudança em sua neuroquímica, na forma em que um neurotransmissor funciona, uma mudança nos receptores do cérebro ou nas ondas cerebrais, como exploramos nos Capítulos 6 e 8. Essas alterações podem deixar seu cérebro menos constrito, fortalecer e criar conexões dentro dele e levar a um aumento ou a uma diminuição de certos químicos, o que permite uma alteração da consciência e da perspectiva. Experiências espirituais tendem, portanto, a afetar nossas emoções, visão e sensação de integridade corporal.

> ### ÊXTASE ESPIRITUAL
> Os iogues acreditam que quando a respiração física para durante a meditação ou as práticas respiratórias, algo que denominam *kumbhaka*, eles conseguem acessar um estado de êxtase, aumentando a vitalidade e a energia positiva no corpo e na mente. Eles consideram isso o estágio máximo de união espiritual, ou *samadhi*.
>
> *Kumbhaka* não é segurar sua respiração de forma deliberada, tampouco é um padrão inconsciente de retenção respiratória. É uma parada espontânea da respiração que ocorre durante o estado de *samadhi*, obtido por meio da meditação ou respiração. Já testemunhei isso em algumas sessões: os clientes param de respirar e relatam que sentiram uma paz completa e um êxtase. Afirma-se que nesse estado de *kumbhaka*, os iogues experienciam insights iluminados e podem curar doenças, melhorar a saúde e aumentar a longevidade.

INCOMUM: A PESQUISA DE GROF

Como já terá percebido a esta altura, o tipo de experiências sobre o qual estou falando varia em intensidade. Em uma extremidade, você pode sentir uma sensação mais forte do que o normal de conexão com as pessoas ao seu redor, acompanhada por emoções positivas. Na outra, você pode ter uma experiência de cura transformadora que o coloca em um caminho totalmente novo na vida.

Um homem com um interesse profundo no que acontece exatamente quando temos experiências como essas é o psiquiatra tcheco Stanislav Grof. Ele fez pesquisas extensivas sobre como você pode induzir com segurança uma experiência profunda com o propósito de cura e obtenção de insight usando diversos métodos. Ele denomina tais experiências de estados "incomuns" de consciência e, ao longo de sessenta anos, publicou 160 artigos sobre suas descobertas.[1]

Diferentemente das formas mais convencionais de terapia, o foco de Grof estava em acessar a mente inconsciente de forma experimental, em vez de intelectual, verbal ou analiticamente. Sua pesquisa clínica, primeiro no Instituto de Pesquisas Psiquiátricas de Praga de 1960 a 1967 e depois na Universidade Johns Hopkins foi extremamente promissora. Ele observou e relatou benefícios terapêuticos extraordinários pelo uso da poderosa droga alucinógena LSD para a cura profunda em pacientes psiquiátricos, com câncer e viciados em drogas, assim como mostrou sua ampla gama de benefícios criativos para artistas e cientistas curiosos em explorar as profundidades de suas mentes. Mas o LSD foi considerado ilegal nos EUA, em 1966, após um aumento acentuado de seu uso recreativo, e a pesquisa clínica de Grof foi interrompida.

Ele então voltou sua atenção a culturas que haviam encontrado maneiras de suscitar experiências semelhantes sem o uso de substâncias psicodélicas. Ele estudou batidas de bateria, meditação, jejum e entoação e não demorou até se deparar com uma forma especialmente direta e acessível para acessar um estado incomum de consciência: a respiração. Descobriu que uma respiração rápida e equivalente poderia trazer experiências subconscientes à superfície, iniciando liberações emocionais catárticas e alterações na percepção. Esse estilo de respiração, que ele chamou de *respiração holotrópica*, poderia induzir estados que promoviam cura interior e possibilitavam a exploração profunda da psiquê humana. Foi outra forma de respiração com energia consciente que apareceu na mesma época que a técnica de renascimento de Leonard Orr (página 186).

Para um observador de fora, as sessões de respiração holotrópica podem parecer muito estranhas. Há respiração pela boca, muitos gritos, posturas estranhas e movimentos esquisitos, tudo com o intuito de ajudar os participantes a expressarem e liberarem o trauma que acham difícil de lidar por outros meios. A bizarrice da prática é realmente uma indicação de como pode ser difícil nos livrarmos de alguns tipos de trauma, e já testemunhei em primeira mão como essa técnica pode ser eficaz. Desde que ela seja feita na presença de um instrutor qualificado, pode provocar transformações poderosas. Permita-me explicar como.

EXPIRE O EGO

A respiração rápida e prolongada pela boca cria um estado de hiperventilação. Espero que isso acione o sinal de alerta para você. Já exploramos como a respiração bucal diária e a hiperventilação são extremamente disfuncionais, visto que mantêm o corpo desequilibrado, provocando uma reação de estresse. É uma das coisas que quero que você evite e conserte, custe o que custar. Mas quando usadas com moderação como uma intervenção deliberada para propósitos de cura, e se forem feitas na presença de um instrutor gabaritado, algo muito especial acontece. Entramos em um estado de ser que nos ajuda a deixar ir alguns dos padrões de controle em nossa mente que ditam nossas experiências de vida. Podemos curar mais profundamente o trauma, obter uma melhor compreensão de nós mesmos, reiniciar a conexão entre corpo e mente, incluindo nossos gatilhos de estresse, e parar os mecanismos de pensamento que mantêm nossa respiração constrita.

Mas como? Isso é algo que Norm e eu ainda estamos explorando.

Sabemos que ao praticar a hiperventilação, uma das primeiras coisas que acontece é que você altera o pH de seu corpo. Você força a queda dos níveis de dióxido de carbono e seu sangue se torna alcalino. Quando praticada deliberada e cuidadosamente, essa redução de dióxido de carbono reduz a disponibilidade de oxigênio para seus tecidos e células, apesar do fato de que está respirando mais.

Alguns pesquisadores acreditam que esse tipo de respiração rápida funciona como uma terapia de exposição, forçando o cérebro e o corpo a um estado estressado de pânico — mas em um ambiente controlado e com uma consciência calma; isso pode ensinar cognitivamente o cérebro a lidar com o estresse e o pânico sem catastrofizar. Isso pode ser de ajuda para alguns. Mas, por causa de minha própria prática, realmente acredito que algo muito mais poderoso acontece nessas sessões.

Depois de aproximadamente vinte minutos de hiperventilação por meio da respiração com energia consciente, começamos a desativar a "rede de modo padrão".

A rede de modo padrão — RMP [ou DMN, Default Mode Network em inglês] — é um grupo de estruturas cerebrais encontradas no córtex frontal e pré-frontal. Ela conecta partes das funções cerebrais de pensamento, tomada de decisão e interpretativas — que incluem a capacidade de autorreflexão, projeção mental, pensamentos passados e futuros e a habilidade de "interpretar outros" — a estruturas cerebrais mais profundas e evolutivamente mais antigas que estão envolvidas na emoção e na memória. Acredita-se que a RMP seja o lócus do ego e o lar dos pensamentos rígidos e habituais e das obsessões. Ela até mesmo se ilumina quando uma lista de adjetivos relacionados à autoidentidade de uma pessoa é lida e reage de maneira semelhante durante a autorreflexão, a recuperação da memória e até quando ganhamos curtidas nas redes sociais.

Quando não há nenhuma tarefa a ser feita, a rede de modo padrão ativa o "modo padrão" (daí seu nome) ao realizar coisas como os devaneios. Estudos sugerem que a depressão está relacionada com uma RMP superativa. Quando sua RMP é altamente ativa, e você fica remoendo coisas do passado, você analisa exageradamente a si mesmo sob o olhar de sua tendência negativa, saindo do momento presente para questionar constantemente o passado e o futuro.[2]

Demonstrou-se que acessar um estado menos comum, seja pela subestimulação, superestimulação, métodos respiratórios ou por outros meios, diminui o fluxo sanguíneo e a atividade elétrica na RMP. Quando a atividade na RMP cai de forma abrupta, o ego desaparece momentaneamente e as barreiras normais que experienciamos entre nós mesmos e o mundo ao nosso redor, entre sujeito e objeto, se derretem.[3]

Como sugeri, uma vez que você contorna o ego, está livre de suas defesas psicológicas comuns: as crenças e os padrões que, superficialmente, tornam você quem você é. A parte obsessiva e que pensa demais de seu cérebro relaxa à medida que você para de se engajar nos padrões de pensamentos negativos, e você começa a sentir uma transcendência de espaço e tempo. Em tal estado, você fica livre para explorar sua mente inconsciente e se conecta com um mundo além de suas percepções sensoriais. Efetivamente, se seu cérebro é uma casa, então nesse estado, você recebe as chaves que lhe dão acesso ao porão trancado. Assim, quaisquer memórias ou experiências antigas e reprimidas que estão há muito tempo esquecidas podem ser acessadas; não há barreiras inibitórias em andamento. Isso lhe dá a oportunidade de processar e integrar essas memórias e experiências, junto a carga energética que possuem no corpo.

Também foi demonstrado por meio de exames de eletroencefalograma que o cérebro emite ondas theta e delta durante a prática deliberada de respiração hiperventilada, sugerindo a ativação de habilidades criativas e visionárias.[4] Também parece ser o caso em que, por meio desse tipo de prática respiratória, a estimulação das células nervosas é aumentada.

O importante a entender sobre o ego é que, quanto maior ele for, mais pensamos em nós mesmos como uma entidade distinta, separada de tudo que está ao nosso redor. Quanto mais fraco ele for, mais forte será nossa sensação de conexão com o que está à nossa volta. Precisamos do ego — ele evoluiu para nos ajudar a continuarmos vivos. Mas também precisamos mantê-lo sob controle se quisermos entender que, de fato, estamos intimamente conectados com tudo.

Acesse Estados Transcendentes **/ 285**

ALÉM DO TEMPO

Tic-tac. O que aconteceu ontem? O que acontecerá amanhã? Os humanos são obcecados com o tempo. Contudo, ele é um construto da mente. Quando ficamos presos no tempo, seja no passado ou no futuro, achamos difícil nosso funcionamento no presente. Mas o que marca a passagem do tempo na mente?

Pesquisadores do Instituto Kavli de Neurociência de Sistemas em Trondheim, Noruega, descobriram uma rede de células cerebrais que expressam nossa sensação de tempo dentro das experiências e memórias.[5] Embora saibamos que os segundos em um relógio sempre passem no ritmo que estabelecemos para mensurar o tempo, os relógios são mecanismos criados por humanos. Como seres sociais, decidimos coordenar nossas atividades seguindo uma concordância a respeito de uma unidade de medida de tempo. Porém, nosso cérebro não percebe o tempo passando com as unidades padronizadas de horas e minutos. A assinatura de tempo em nossas experiências e memórias é mapeada de forma diferente no cérebro.

Se nossa respiração também é mapeada em nossas experiências e memórias, será que ela poderia ter um papel na função cerebral de percepção temporal? Parece que sim. Observei em centenas de clientes que quando a respiração de alguém está presa, eles temem dar a próxima respiração, pois não querem seguir em frente. Às vezes alguém segura a respiração pois não quer deixar ir — a pessoa não confia o suficiente para abrir mão do passado. Ela usa a respiração para se prender no tempo.

Efetivamente, você recebe as chaves que lhe dão acesso ao porão trancado.

POR QUE ESSAS EXPERIÊNCIAS SÃO TÃO ESTRANHAS?

Por que Ryan acabou se encontrando em uma caverna iluminada pela luz das estrelas? Há algumas teorias que explicam por que certas experiências espirituais parecem ser tão surreais e de outro mundo. Um motivo fascinante para isso pode estar relacionado à mesma razão pela qual somos transportados a outra dimensão quando vamos dormir, algo que alguns pesquisadores sugerem que acontece devido a um químico, que ocorre naturalmente, chamado dimetiltriptamina (DMT).[6] A DMT é um composto orgânico encontrado em muitos animais e plantas, sendo o principal ingrediente em muitos remédios à base de plantas usados por inúmeras culturas há dezenas de milhares de anos para cura, resolução de problemas e conexão profunda com os próximos e o mundo natural.

Alguns especialistas acreditam que esse químico é produzido quando estamos em sono profundo para criar uma sensação de entrada em outras realidades. E, como os sonhos podem ser significativos, geralmente nos mostrando áreas de nossa vida sobre as quais precisamos pensar mais profundamente ou nos dando um insight particularmente útil; algumas pessoas, tribos e culturas religiosas tentaram induzir um "sonho acordado" usando a DMT em um ambiente controlado. É por isso que a DMT é frequentemente referida como a "molécula do espírito". A Imperial College London conduziu pesquisas sobre isso, como relatou a BBC.[7]

Há cada vez mais evidências de que os pulmões e o cérebro têm a capacidade de criar seu próprio suprimento da DMT, e que ela poderia ser potencialmente liberada durante as sessões de práticas respiratórias. Pesquisas feitas em ratos demonstraram que quando estão altamente estressados, seus cérebros soltam quantidades maiores de DMT. O mesmo se dá nos seres humanos, que também liberam altas quantidades de DMT quando estão próximos da morte. Assim, causar deliberadamente a reação de estresse na prática de hiperventilação pode forçar o corpo a produzi-la, embora sejam necessárias mais pesquisas para entendermos quais níveis de estresse seriam necessários para liberar a DMT em quantidades que pudessem produzir uma experiência espiritual.

Outra conexão com a potencial liberação de DMT durante as práticas respiratórias vem de pesquisas que demonstram que altas quantidades de DMT ajudam as células cerebrais a sobreviverem em condições com baixo nível de oxigênio. Um estudo que envolveu a administração de uma alta dose de DMT para células cerebrais lhes deu três vezes mais chances de sobreviverem em níveis de oxigênio de 0,5%, comparados com nossos níveis normais de 20%,[8] sugerindo que poderíamos potencialmente ativar essa liberação da DMT por meio da hiperventilação, que faz com que o dióxido de carbono caia e pare de liberar oxigênio da hemoglobina para a célula. Outro caminho para as condições com baixo oxigênio são as práticas que envolvem a retenção respiratória.

A NECESSIDADE PELO TRANSCENDENTE

De forma simples, a transcendência é apenas ir além de nossa experiência cotidiana e de nossas preocupações costumeiras sobre nós mesmos, que são os produtos de um ego ativo.

O interesse crescente pela respiração e pelas potenciais sensações de transcendência para nos ajudar com a depressão, o transtorno de estresse pós-traumático e outras doenças psicológicas que deixam cicatrizes em nossa vida sugere uma abertura da mente ocidental. Durante experiências espirituais, com nosso ego diminuído, temos a habilidade, mesmo que momentânea, de realmente nos erguermos acima de nós mesmos e pensar em nós como uma parte integral de nossa espécie, do planeta e do Universo, não apenas como é agora, mas como sempre foi e será.

Quando tive minha primeira experiência de prática respiratória — aquela que me mudou para sempre e me trouxe por este caminho —, passei por uma experiência espiritual muito poderosa, um sentimento de conexão e transcendência profundas, que trouxe consigo uma intuição de que Tiff estava ali ao meu lado. Se você me perguntasse hoje se eu acho que ela estava "realmente" presente, ainda não saberia responder. Mas o que estou começando a descobrir, como tantos outros já descobriram, é que não importa se ela realmente estava lá ou não. Eu percebi que ela estava lá, em tempo real, e o resultado foi uma experiência transformadora que me enviou por um caminho novo e mais feliz.

EXERCÍCIO 40

ESTADOS DE VISÃO AMPLA
PARA MANIFESTAÇÃO E CURA

Ao término dos 10 minutos de sua prática da "Respiração Infinita com Sons e Afirmações" (Exercício 28, página 190), quero que se sente em silêncio por mais alguns minutos em um estado relaxado. Reconecte-se com suas intenções, suas afirmações (Exercício 1, página 13). Permita que sua respiração volte a um ritmo natural lento e, nesse estado theta, deixe sua imaginação ir. Comece a pensar sobre a vida que quer ter, a pessoa que quer ser, talvez a diferença que queira fazer no mundo. Talvez haja uma habilidade que você sempre quis dominar, alguém que sempre quis conhecer ou um lugar que sempre quis visitar. Pode ser que você queira ser aquela pessoa que anima todos ao redor. Talvez não faça a mínima ideia agora — e está tudo bem.

- Encontre uma posição confortável, sentado ou deitado.
- Estabeleça um timer para 10 minutos, ou toque uma música com essa duração.
- Permita-se um tempo para se ancorar em seu corpo.
- Perceba seu corpo; permita-o relaxar. Deixe de lado qualquer tensão em sua face, sua mandíbula e seu pescoço.
- Perceba sua mente; esteja ciente de quaisquer pensamentos, julgamentos e opiniões.
- Sinta seu coração batendo em seu peito e afirme suas intenções.
- Comece a respiração infinita.
- Inspire pelo nariz, sentindo a barriga subir.
- Expire pelo nariz. Relaxe e deixe ir.
- Sem pausar, inspire. Abra-se e expanda-se.
- Expire. Relaxe e deixe ir.
- Continue com esse fluxo de respiração infinita.
- Inspiração ativa, expiração passiva.
- Sempre que sentir o desejo, bata as mãos nos joelhos ao mesmo tempo em que cantarola. Faça isso por três rodadas antes de voltar à prática da respiração infinita. Lembre-se, se qualquer emoção surgir, permita-se senti-la. Caso se sinta desconfortável, faça uma pausa.
- Quando os 10 minutos acabarem, acalme-se. Ancore-se novamente em seu corpo.

Exercício 40 – Estados de Visão Ampla para Manifestação e Cura / **289**

- Faça algumas respirações lentas, profundas e relaxadas.
- Sinta novamente seu coração batendo, pode até colocar as mãos sobre ele.
- Sinta a apreciação por seu coração bater, pela vida e pela vitalidade em seu corpo.
- Sinta gratidão por tudo que o faz se sentir seguro e amado — as pessoas em sua vida, os recursos e as oportunidades que tem disponível.
- Volte às batidas do seu coração e agora repita suas afirmações, seja lá qual forem: *sou forte, sou amoroso, sou pacífico, tenho orgulho.*
- Não as diga apenas na mente; realmente as sinta em seu corpo.
- Agora, quero que se imagine com sua versão ideal.
- Transporte-se para lá.
- Onde está?
- O que está fazendo?
- O que pode ver?
- O que está vestindo?
- Está em pé ou sentado?
- O que pode ouvir?
- O que pode cheirar?
- Pode sentir o gosto de quê?
- Apenas permita sua mente divagar.
- Veja se consegue obter vislumbres do seu eu ideal.
- Consegue sentir o solo abaixo de você?
- Consegue sentir seu coração batendo nesse eu ideal?
- Continue assim.
- Sonhe grande!
- Quem está com você?
- Como se sente?
- Continue assim, se puder.
- Veja a si mesmo.
- Você é acima da média.
- Você é incrível.
- Veja isso agora mesmo em sua mente.

- Sinta.
- Agora, quero que seja grato por essa visão.
- Sinta a emoção da gratidão.
- Você é nota máxima.
- Como você é maravilhoso e agradecido.
- Realmente sinta isso.
- Vamos fazer outra inspiração profunda pelo nariz, sentindo a barriga subir.
- E expire lentamente pela boca.
- Mais uma vez. Inspire profundamente pelo nariz.
- E expire pela boca, abrindo os olhos.
- Com o máximo possível de detalhes, escreva os detalhes de seu grande sonho ou sua grande visão.

Inclua os sentimentos que essa visão ampla cria em seu corpo e sua mente.

Pode usar isso como sua nova intenção daqui em diante.

Também pode buscar experiências em seu dia que criem mais desses sentimentos; isso ajudará a reprogramar seu corpo e sua mente bem como a se tornar mais aberto à possibilidade de que sua visão ampla se materialize.

Embora o
livro esteja
quase no fim,

sua
prática
não está.

Está na hora de eu parabenizá-lo. Ao longo dos últimos três capítulos, você aprendeu como usar sua respiração para prosperar em todas as áreas de sua vida, do trabalho ao esporte. Também aprendeu como usar sua respiração para acessar estados transcendentes e sentir-se mais conectado com o mundo ao seu redor. Eu disse no início deste livro que, pela respiração, você pode crescer física, mental e emocionalmente. Agora, você tem todo o conhecimento e as ferramentas para garantir que isso aconteça. Você já entende a mecânica de sua respiração — a importância do nariz e do diafragma, a função do sistema nervoso e o papel do equilíbrio no corpo. Você sabe como sua respiração pode ajudá-lo com as emoções difíceis, liberar o passado e até aprofundar sua conexão com as pessoas à sua volta. E você sabe como otimizar sua respiração para situações diferentes: quando precisar relaxar, estar concentrado, turbinar a energia, correr sua primeira maratona ou acessar estados visionários.

Para colher as recompensas de uma respiração melhor, você deve continuar sua prática por 10 minutos diários. Se ainda não completou seus 40 dias de "Respiração Infinita", não deixe de fazê-lo. Após esse período, pode continuar suas práticas de respiração infinita para alcançar uma integração maior entre corpo, mente e emoções. De modo alternativo, pode usar seus 10 minutos para explorar sua respiração de acordo com a necessidade; alguns dias isso pode apenas envolver praticar "Respiração na Proporção Mágica" (Exercício 11, página 87), enquanto em outros, pode usar esses 10 minutos para encontrar seu fluxo ou ter resultados melhores nos esportes. Agora que está familiarizado com essa ampla variedade de exercícios, deve ouvir sua mente, sentir seu corpo e respiração, e escolher um exercício que ajudará em suas necessidades.

Como exploramos ao longo deste livro, a respiração é uma ferramenta poderosa e acessível para ajudá-lo a alterar seu estado, acalmar seu estresse, reduzir sua dor ou gerenciar emoções simples, sempre que precisar. Em especial, lembre-se de que "Na Dúvida, Expire"! (Exercício 14, página 102). Em momentos difíceis da vida, os exercícios deste livro podem lhe dar força e empoderá-lo para assumir o controle de seus pensamentos e sentimentos, deixando o passado ir. E quanto mais se aprofundar em sua prática, mais imerso estará nela, e mais preparado estará para tudo aquilo que a vida lhe tem reservado.

E se quiser levar sua prática respiratória ainda mais longe, junte-se a nós em www.breathpod.me ou em minhas redes sociais pelo canal @breathpod, onde congrego diferentes abordagens e tipos de respiração oferecidas tanto online como presencialmente para ajudar as pessoas de todos os estilos de vida a prosperarem. [Conteúdos em inglês][*1]

Há apenas uma última coisinha a dizer...

● VIAJE LEVE

Quando Tiff foi diagnosticada com câncer, ela começou um blog para registrar suas experiências ao longo da jornada.[1] Foi um registro espirituoso, honesto, inspirador e muitas vezes perspicaz de alguém que tentava se manter de alto-astral naqueles que provavelmente eram os últimos meses de sua vida. Uma das últimas coisas que ela escreveu, acabou nunca postando. Mas continha uma pitada de sabedoria da qual só me lembrei quando estava chegando ao fim da escrita deste livro: viaje leve.

O que, caso se recorde, foi minha intenção na primeira sessão de respiração em que participei.

Este livro é *realmente* a respeito disso. É sobre deixar ir toda sua bagagem para que possa viajar leve pela vida. É sobre lançar fora todo seu estresse e sua ansiedade, todas suas crenças tóxicas e memórias traumáticas. É sobre colocar aquela mochila no chão, assumir controle quando precisar e abrir mão desse controle — esvaziando toda sua mochila, de uma só vez ou tijolo a tijolo.

A vida ainda acontece. Às vezes surge um trabalho de última hora com um prazo curtíssimo. Às vezes você apenas não dormiu bem e isso o deixa de mau humor. Às vezes descobre que o que comeu no jantar realmente não vai com sua cara. Mas com as habilidades que agora possui, pode atravessar tudo isso. E, de qualquer maneira, sem o ruim, não podemos apreciar o bom.

É claro, você também terá experiências mais difíceis para lidar. Ao passar pela vida, sofrerá feridas emocionais. As coisas tirarão seu equilíbrio. Pode sofrer perdas, reviravoltas ou um luto profundo. Mas agora sabe como se sentir durante esse trauma, como usar sua respiração para integrar essas emoções difíceis. E isso significa que pode se reerguer, seguir em frente e encontrar consolo. Você não precisa mais restringir seus sentimentos. Não precisa permitir que eles fiquem presos em seu corpo.

---

*   O conteúdo online oferecido pelo autor é de responsabilidade dele, não do Grupo Editorial Alta Books, não sendo fundamental para o entendimento da obra.

Não precisa se congelar no tempo para se sentir seguro. Agora, pode trabalhar com suas emoções. Pode continuar seguindo em frente.

Estamos vivendo em um momento maluco, mas animador. Vivemos em um mundo de smartphones, realidade virtual, metaverso e viagens espaciais comerciais. Podemos comprar praticamente tudo e receber na porta de nossa casa. E há mais pessoas cuidando de si mesmas, física e emocionalmente. Estamos mais conscientes de nossa mente e nosso corpo, nossa saúde mental e nosso bem-estar físico. Isso é ótimo, e a respiração é uma de inúmeras ferramentas incríveis que nos ajudam com isso.

Mas também há problemas, e é por isso que é mais importante do que nunca largarmos nossa mochila de tijolos — ainda que começamos a esvaziá-la. Há problemas globais: negligenciamos nosso planeta e agora enfrentamos as consequências. E há problemas embaixo do nosso nariz, como a injustiça continuada e a crise de saúde mental. A verdade é que, num mundo em constante mudança como o nosso, sempre haverá desafios. E os problemas que enfrentamos como espécie normalmente refletem nossos problemas como indivíduos. Se não cuidarmos de nós mesmos, realmente não poderemos cuidar dos outros e de nosso planeta. É geralmente assim que os problemas crescem. Desta forma, como um pai que coloca sua própria máscara de oxigênio antes de ajudar o filho, devemos nos lembrar de que, para ajudar os outros, precisamos primeiro ajudar a nós mesmos.

Temos dentro de nós o poder de fazer a diferença. Os humanos são capazes de realizar coisas maravilhosas, como demonstramos diariamente de formas pequenas e grandes. Fazemos um ato aleatório de bondade. Surgimos com uma ideia arrasadora no trabalho. Fazemos um estranho rir. Ressurgimos da adversidade. E há as grandes coisas: quebrar recordes mundiais, ir ao espaço, escalar as montanhas mais altas do planeta. Os humanos são incríveis.

A mudança começa com você. Bem aqui, bem agora, ela começa com você. Seja a mudança que quer ver no mundo. Você tem o poder de continuar a fazer a diferença, consolidando sua prática respiratória diária em sua rotina além deste livro para que possa continuar assumindo o controle de seus pensamentos e emoções, em vez de permitir que eles o controlem. Ao se conceder a permissão para enxergar dentro de si mesmo e resolver seja lá o que esteja enfrentando ou o que passou em sua vida, você pode fazer algo realmente especial. Pode não parecer assim, mas é o suficiente.

Acesse Estados Transcendentes / **295**

Quero encerrar este livro com uma citação de um dos meus filósofos favoritos, um herói pessoal e uma inspiração diária para mim, Jiddu Krishnamurti:

O que você é, o mundo é. E sem sua transformação, não pode haver a transformação do mundo.

Espero que tenha gostado deste livro. Viaje leve.

NOTAS

1 RESPIRAR, PENSAR E SENTIR

1 Joe Dispenza, *Breaking the Habit of Being Yourself: How to Lose Your Mind and Create a New One* (Hay House, 2012).

2 O QUE SUA RESPIRAÇÃO DIZ SOBRE VOCÊ

1 M. Thomas et al., "Prevalence of dysfunctional breathing in patients treated for asthma in primary care: cross sectional survey", *BMJ* (Clinical research ed.), 322: 7294 (5 de maio de 2001), pp. 1098–100. DOI:10.1136/bmj.322.7294.1098

2 Dimitri Poddighe et al., "Non-allergic rhinitis in children: Epidemiological aspects, pathological features, diagnostic methodology and clinical management", *World Journal of Methodology*, 6: 4 (26 de dezembro de 2016), pp. 200–13. DOI: 10.5662/wjm.v6.i4.200

3 "The latest data on air quality and health where you live and around the globe", State of Global Air 2020 report. https://www.stateofglobalair.org.

4 Marlijn L. Noback et al., "Climate-related variation of the human nasal cavity", *American Journal of Physical Anthropology*, 145: 4 (agosto de 2011), pp.599–614. DOI:10.1002/ajpa.21523

5 H. J. Schünemann et al., "Pulmonary function is a long-term predictor of mortality in the general population: 29-year follow-up of the Buffalo Health Study", *Chest*, 118: 3 (setembro de 2000), pp. 656–64. DOI: 10.1378/chest.118.3.656

6 Brian K. Rundle et al., "Contagious yawning and psychopathy", *Personality and Individual Differences*, 86 (novembro de 2015), pp. 33–7. DOI: 10.1016/j.paid.2015.05.025

3 FECHE SUA BOCA E DIMINUA O RITMO

1 Alan Ruth, "The health benefits of nose breathing", *Nursing in General Practice* (janeiro de 2015), pp. 40–2.

2 S. Naftali et al., "The air-conditioning capacity of the human nose", *Annals of Biomedical Engineering*, 33 (abril de 2005), pp. 545–53. DOI: 10.1007/s10439-005-2513-4

3 Robin L. Rothenberg, *Restoring Prana: A Therapeutic Guide to Pranayama and Healing Through the Breath for Yoga Therapists, Yoga Teachers and Healthcare Practitioners* (Singing Dragon, 2019), p. 115.

4 M. H. Cottle, "Nasal breathing pressures and cardiopulmonary illness", *Eye, Ear, Nose and Throat Monthly*, 51: 9 (setembro de 1972), pp. 331–40. PMID: 5068888

5 "The Nobel Prize in Physiology or Medicine 1998", Nobel Prize Outreach AB 2022, boletim de imprensa de 12 de outubro de 1998. https://www.nobelprize.org/prizes/medicine/1998/7543-the-nobel-prize-in-physiology-or-medicine-1998/

6 Alexi Cohan, "Nitric oxide, a 'miracle molecule', could treat or even prevent coronavirus, top doctors say", *Boston Herald*, 26 de julho de 2020. https://www.bostonherald.com/2020/07/26/nitric-oxide-a-miraclemolecule-could-treat-or-even-prevent-coronavirus-top-doctors-say/

7 P. J. Barnes, "NO or no NO in asthma?" *Thorax*, 51: 2 (fevereiro de 1996), pp. 218–20. DOI: 10.1136/thx.51.2.218

8 Uppsala University, "Nitric oxide a possible treatment for COVID-19, study finds", ScienceDaily, 3 de outubro de 2020. https://www.sciencedaily.com/releases/2020/10/201002111724.htm

9 Dario Akaberi et al., "Mitigation of the replication of SARS-CoV-2 by nitric oxide in vitro", *Redox Biology*, 37: 101734 (outubro de 2020). DOI: 10.1016/j.redox.2020.101734

10 G. F. Karliczek et al., "Vasoconstriction following neuroleptanesthesia. Hemodynamic studies after open heart surgery", *Acta Anaesthesiologica Belgica*, 30 (1979), pp. 213–31.

11 K. Upadhyay-Dhungel and A. Sohal, "Physiology of nostril breathing exercises and its probable relation with nostril and cerebral dominance: A theoretical research on literature", *Janaki Medical College Journal of Medical Science*, 1: 1 (2003), pp. 38–47. DOI: 10.3126/jmcjms.v1i1.7885

12 Paramahansa Yogananda, *Autobiography of a Yogi* (Self-Realization Fellowship, 2006), p. 240.

13 Marc A. Russo et al., "The physiological effects of slow breathing in the healthy human", *Breathe*, 13: 4 (dezembro de 2017), pp. 298–309. DOI:10.1183/20734735.009817

14 I. M. Lin et al., "Breathing at a rate of 5.5 breaths per minute with equal inhalation-to-exhalation ratio increases heart rate variability", *International Journal of Psychophysiology*, 91: 3 (março de 2014), pp. 206–11. DOI:10.1016/j.ijpsycho.2013.12.006

15 Luciano Bernardi et al., "Effect of rosary prayer and yoga mantras on autonomic cardiovascular rhythms: comparative study", *BMJ*, 323: 7327 (dezembro de 2001), pp. 1446–9. DOI: 10.1136/bmj.323.7327.1446

16 Viktor Müller e Ulman Lindenberger, "Cardiac and respiratory patterns synchronize between persons during choir singing", *PLOS ONE*, 6:

9 (setembro de 2011). DOI: 10.1371/journal.pone.0024893

17 Entrevista com K. P. Buteyko, realizada em 1982, e publicada em *The Buteyko Method: An Experience of Use in Medicine* (Patriot Publishers, 1990). https://buteyko.ru/eng/interw.shtml

4 ESTRESSE-SE MENOS, DURMA MELHOR E ADMINISTRE A DOR

1 "Stressed nation: 74% of UK 'overwhelmed or unable to cope' at some point in the past year", Mental Health Foundation (2018). www.mentalhealth.org.uk/news/stressed-nation-74-uk-overwhelmed-or-unablecope-some-point-past-year

2 Maureen Connolly e Margot Slade, "The United States of Stress 2019", Everyday Health (23 de outubro de 2018). www.everydayhealth.com/wellness/united-states-ofstress/

3 S. W. Porges, "Orienting in a defensive world: mammalian modifications of our evolutionary heritage. A polyvagal theory", *Psychophysiology*, 32: 4 (julho de 1995), pp. 301–18. DOI: 10.1111/j.1469-8986.1995.tb01213.x

4 Swapna Bhaskar et al., "Prevalence of chronic insomnia in adult patients and its correlation with medical comorbidities", *Journal of Family Medicine and Primary Care*, 5: 4 (outubro–dezembro 2016), pp.780–4. DOI: 10.4103/2249-4863.201153

5 S. S. Campbell et al., "Alleviation of sleep maintenance insomnia with timed exposure to bright light", *Journal of the American Geriatrics Society*, 41: 8 (agosto de 1993), pp. 829–36. DOI: 10.1111/j.1532-5415.1993.tb06179.x\

6 "The science and practice of perfecting your sleep", podcast Huberman Lab com Dr. Matthew Walker (2 de agosto de 2021). https://hubermanlab.com/dr-matthew-walker-the-science-

-and-practice-of-perfecting-your-sleep/

7   Lizette Borelli, "A life hack for sleep: the 4-7-8 breathing exercise will supposedly put you to sleep in just 60 seconds", Medical Daily (5 de maio de 2015). https://www.medicaldaily.com/life-hack-sleep-4-7-8-breathing-exercise-will-supposedly-put-you-sleep-just-60-332122

8   Adam V. Benjafield et al., "Estimation of the global prevalence and burden of obstructive sleep apnoea: a literature-based analysis", *Lancet Respiratory Medicine*, 7: 8 (agosto de 2019), pp. 687–98. DOI: 10.1016/S2213-2600(19)30198-5

9   Volker Busch et al., "The effect of deep and slow breathing on pain perception, autonomic activity, and mood processing – an experimental study", Pain Medicine, 13: 2 (fevereiro de 2012), pp. 215–28. DOI: 10.1111/j.1526-4637.2011.01243.x

10 "Six ways to use your mind to control pain", Harvard Health Publishing, Harvard Medical School (abril de 2015). www.health.harvard.edu/mind-and-mood/6-ways-touse-your-mind-to-control-pain.

5   ENTENDA SUAS EMOÇÕES

1   Juan Murube, "Hypotheses on the development of psychoemotional tearing", *The Ocular Surface*, 7: 4 (outubro de 2009), pp. 171–5. DOI: 10.1016/S1542-0124(12)70184-2

2   Asmir Gračanin et al., "Is crying a self-soothing behavior?" *Frontiers in Psychology* (publicação online em 28 de maio de 2014). DOI: 10.3389/fpsyg.2014.00502

3   Anja J. Laan et al., "Individual differences in adult crying: the role of attachment styles", *Social Behavior and Personality*, 40: 3 (abril de 2012), pp. 453–71. DOI: 10.2224/sbp.2012.40.3.453

4   Candace Pert, *Molecules of Emotion: Why You Feel the Way You Feel* (Simon & Schuster, 1999).

5   Eileen Y. Chou et al., "Economic insecurity increases physical pain", *Psychological Science*, 27: 4 (abril de 2016), pp. 443–54. DOI: 10.1177/0956797615625640

6   Chadi G. Abdallah e Paul Geha, "Chronic pain and chronic stress: two sides of the same coin?" *Chronic Stress* (publicação online em 8 de junho de 2017). DOI: 10.1177/2470547017704763

7   Lauri Nummenmaa et al., "Bodily maps of emotions", *Proceedings of the National Academy of Sciences*, 111: 2 (janeiro de 2014), pp. 646–51. DOI: 10.1073/pnas.1321664111

8   Candace Pert, *Everything You Need to Know to Feel Go(o)d* (Hay House, 2007).

6   LIBERE O TRAUMA E REPROGRAME SUA MENTE

1   "Gabor Mate – Trauma is not what happens to you, it is what happens inside you", vídeo do YouTube do canal Skoll Foundation (23 de julho de 2021). https://www.youtube.com/watch?v=nmJOuTAk09g

2   Caso esteja interessado em aprender mais sobre o trabalho de Leonard Orr, recomendo a leitura de *Rebirthing in the New Age* [Renasicmento na Nova Era, em tradução livre] ou Manual para Profissionais de Renascimento: Como aprofundar o seu processo de Renascimento, guiar o processo de outras pessoas com maestria e ser um profissional de sucesso. Também pode visitar: https://www.rebirthingbreathwork.com/

8 ENCONTRE FLUXO, FOCO E ENERGIA

1   Mihaly Csikszentmihalyi, *Flow: The Psychology of Happiness* (Rider Books, 1990).

2 Susie Cranston e Scott Keller, "Increasing the 'meaning quotient' of work", *McKinsey Quarterly*, 1 (1º de janeiro de 2013), pp.48–59. https://www.mckinsey.com/business-functions/people-and-organizational-performance/our-insights/increasing-the-meaning-quotient-of-work

3 Chris Parnin e Spencer Rugaber, "Resumption strategies for interrupted programming tasks", *Software Quality Journal*, 19 (2011), pp. 5–34. DOI: DOI 10.1007/s11219-010-9104-9

4 John Hall, "The biggest culprit behind your lagging productivity: you", Forbes (3 de maio de2020). https://www.forbes.com/sites/johnhall/2020/05/03/the-biggest-culprit-behind-your-lagging-productivityyou/?sh=40a54ee97625

5 De *Destructive Emotions: How Can We Overcome Them? A Scientific Dialogue with the Dalai Lama* por Daniel Goleman © 2003 Mind and Life Institute (Bantam, 2004).

6 Sarah Kate McGowan e Evelyn Behar, "A preliminary investigation of stimulus control training for worry: effects on anxiety and insomnia", *Behavior Modification*, 37: 1 (janeiro de 2013), pp.90–112. DOI: 10.1177/0145445512455661; T. D. Borkovec et al., "Stimulus control applications to the treatment of worry", *Behaviour Research and Therapy*, 21: 3 (1983), pp.247–51. DOI: 10.1016/0005-7967(83)90206-1

7 Colette R. Hirsch et al., "Approaching cognitive behaviour therapy for generalized anxiety disorder from a cognitive process perspective", *Frontiers in Psychiatry*, 10 (2019), p.796. DOI: 10.3389/fpsyt.2019.00796

8 "Protect your brain from stress", Harvard Health Publishing, Harvard Medical School (15 de fevereiro de 2021). https://www.health.harvard.edu/mind-and-mood/protect=-your-brain-from-stress#:~:text=%22A%20life%20without%20stress%20is,for%20healthier%20responses%20to%20stress

9 Graham Wallas, *The Art of Thought* (Harcourt, Brace & Co., 1926).

10 "Study: 80% of people grab smartphone within 15 minutes of waking", CBS Philly (12 de abril de 2013). https://philadelphia.cbslocal.com/2013/04/12/study-80-of-people-grab-smartphone-within-15-minutes-of-waking/

11 Scott Barry Kaufman and Carolyn Gregoire, *Wired to Create: Unraveling the Mysteries of the Creative Mind* (Vermilion, 2016).

12 Alexandre Heeren et al., "Assessing public speaking fear with the short form of the Personal Report of Confidence as a Speaker scale: confirmatory fator analyses among a French-speaking community sample", *Neuropsychiatric Disease and Treatment*, 9 (2013), pp. 609–18. DOI: 10.2147/NDT.S43097

13 *"My Life Is My Message": Gandhi's Life in His Own Words* (Navajivan Publishing House, 1983). Texto completo disponível online: https://www.mkgandhi.org/own_wrds/own_wrds.htm

9 MELHORE SUA CONDIÇÃO FÍSICA

1 Matt Slater, "Olympics cycling: marginal gains underpin Team GB dominance", BBC Sport (8 de agosto de 2012). https://www.bbc.co.uk/sport/olympics/19174302

2 "Breathing for optimal sports performance", vídeo do YouTube do canal Breathpod (18 de fevereiro de 2020). https://www.youtube.com/watch?v=MGkuxFY0lyQ

3 George Dallam et al., "Effect of nasal versus oral breathing on VO2 max and physiological economy in recreational runners following an extended period spent using nasally restricted breathing", *International Journal of*

Kinesiology and Sports Science, 6: 22 (abril de 2018), pp. 22–9. DOI: 10.7575/aiac.ijkss.v.6n.2p.22

4 J. W. Dickinson et al., "Impact of changes in the IOC-MC asthma criteria: a British perspective", *Thorax*, 60 (agosto de 2005), pp.629–32. DOI: 10.1136/thx.2004.037499

5 R. Khajotia, "Exercise-induced asthma: fresh insights and an overview", *Malaysian Family Physician*, 3: 1 (abril de 2008), pp.21–4. PMID: 25606107

6 Patrick McKeown, *The Oxygen Advantage: The Simple, Scientifically Proven Breathing Technique That Will Revolutionise Your Health and Fitness* (Piatkus, 2015).

7 R. Shturman-Ellstein et al., "The beneficial effect of nasal breathing on exercise-induced bronchoconstriction", *The American Review of Respiratory Disease*, 118: 1 (julho de 1978), pp. 65–73. DOI: 10.1164/arrd.1978.118.1.65

8 "Profiles: Emil Zátopek", Running Past. http://www.runningpast.com/emil_zatopek.htm

9 Pascal Mollard et al., "Validity of arterialized earlobe blood gases at rest and exercise in normoxia and hypoxia", Respiratory Physiology and Neurobiology, 172: 3 (julho de 2010), pp. 179–83. DOI: 10.1016/j.resp.2010.05.017.

10 Charly Fornasier-Santos et al., "Repeatedsprint training in hypoxia induced by voluntary hypoventilation improves running repeatedsprint ability in rugby players", *European Journal of Sport Science*, 18: 4 (maio de 2018), pp. 504–12. DOI: 10.1080/17461391.2018.1431312.

11 Teng Ma et al., "Hypoxia and stem cell-based engineering of mesenchymal tissues", *Biotechnology Progress*, 25: 1 (fevereiro de 2009), pp. 32–42. DOI: 10.1002/btpr.128

12 Prakash Chintamani Malshe, "Nisshesha rechaka pranayama offers benefits through brief intermittent hypoxia", *Ayu*, 32: 4 (outubro–dezembro de 2011), pp. 451–7. DOI: 10.4103/0974-8520.96114

13 Toshinori Ozaki e Akira Nakagawara, "Role of p53 in cell death and human cancers", *Cancers*, 3: 1 (março de 2011), pp. 994–1013. DOI: 10.3390/cancers3010994

14 "Cancer Classification", National Cancer Institute: SEER Training Modules. https://training.seer.cancer.gov/disease/categories/classification.html#:~:text=Carcinomas%2C%20malignancies%20of%20epithelial%20tissue,such%20as%20the%20gastrointestinal%20tract

15 Mary Mohrin et al., "Stem cell aging: a mitochondrial UPR-mediated metabolic checkpoint regulates hematopoietic stem cell aging", *Science*, 347: 6228 (março de 2015), pp. 1374–7. DOI: 10.1126/science.aaa2361

16 Thomas Benjamin *Stoker, Parkinson's Disease: Pathogenesis and Clinical Aspects* (Codon Publications, 2018), Capítulo 9: 'Stem Cell Treatments for Parkinson's Disease'. https://www.ncbi.nlm.nih.gov/books/NBK536728/

17 Katharina Lust e Joachim Wittbrodt, "Hold your breath!", eLife, 4: e12523 (dezembro de 2015). DOI:10.7554/eLife.12523

18 Matthijs Kox et al., "Voluntary activation of the sympathetic nervous system and attenuation of the innate immune response in humans", *Proceedings of the National Academy of Sciences of the United States of America*, 111: 20 (maio de 2014), pp. 7379–84. DOI: 10.1073/pnas.1322174111

19 Matthijs Kox et al., "The influence of concentration/meditation on autonomic nervous system activity and the innate immune response: a case study", *Psychosomatic Medicine*, 74:

5 (junho de 2012), pp. 489–94. DOI: 10.1097/PSY.0b013e3182583c6d; "Concentration/Meditation as a novel means to limit inflammation: a randomized controlled pilot study", patrocinado pelo Radboud University Medical Center (junho de 2013). https://clinicaltrials.gov/ct2/show/NCT01835457; Matthijs Kox et al., "Voluntary activation of the sympathetic nervous system and attenuation of the innate immune response in humans", *Proceedings of the National Academy of Sciences of the United States of America*, 111: 20 (maio de 2014), pp. 7379–84. DOI: 10.1073/pnas.1322174111

20 E. Schagatay et al., "Underwater working times in two groups of traditional apnea divers in Asia: the Ama and the Bajau", *Diving and Hyperbaric Medicine*, 41: 1 (março de 2011), pp. 27–30. PMID: 21560982.

10 ACESSE ESTADOS TRANSCENDENTES

1 Caso esteja interessado em explorar mais o trabalho de Stanislav Grof, pode encontrar uma lista de livros em seu site: https://www.stangrof.com/index.php/books. Em especial recomendo a leitura de: *Respiração Holotrópica: Uma nova Abordagem de Autoexploração e Terapia, A Psicologia do Futuro: Lições de Investigação Moderna Sobre a Consciência* e *The Cosmic Game: Explorations of the Frontiers of Human Consciousness* [O Jogo Cósmico: Explorações das Fronteiras da Consciência Humana, em tradução livre]. Adicionalmente, o podcast *The Tim Ferriss Show*, episódio 347: "Stan Grof, Lessons from ~4,500 LSD Sessions and Beyond", também é excelente.

2 Xueling Zhu et al., "Rumination and default mode network subsystems connectivity in first-episode, drug-naive young patients with major depressive disorder", *Scientific Reports*, 7, 43105 (fevereiro de 2017). DOI: 10.1038/srep43105

3 Michael Pollan, *How to Change Your Mind: The New Science of Psychedelics* (Penguin Books, 2019).

4 Seungnam Son et al., "Relationship between hyperventilation-induced electroencephalographic changes and PCO2 level", *Journal of Epilepsy Research*, 2: 1 (março de 2012), pp.5–9. DOI: 10.14581/jer.12002; Irma Khachidze et al., "EEG response to hyperventilation in patients with CNS disorder", *General Internal Medicine and Clinical Innovations*, 5: 1 (fevereiro de 2020). DOI: 10.15761/GIMCI.1000188

5 Albert Tsao et al., "Integrating time from experience in the lateral entorhinal cortex", *Nature*, 561 (agosto de 2018), pp.57–62. DOI: 10.1038/s41586-018-0459-6

6 Christopher Timmermann et al., "Neural Correlates of the DMT experience assessed with multivariate EEG", *Scientific Reports*, 9, 16324 (novembro de 2019). DOI: 10.1038/s41598-019-51974-4

7 Rachel Schraer, "Psychedelic therapy could 'reset' depressed brain", BBC News (15 de março de 2021). https://www.bbc.co.uk/news/health-56373202

8 Attila Szabo et al., "The endogenous hallucinogen and trace amine N,N-Dimethyltryptamine (DMT) displays potent protective effects against hypoxia via sigma-1 receptor activation in human primary iPSC-derived cortical neurons and microglia-like immune cells", *Frontiers in Neuroscience*, 10: 423 (setembro de 2016). DOI: 10.3389/fnins.2016.00423

CONCLUSÃO

1 O blog da Tiff está disponível em: https://ittybittycancertittycommittee.tumblr.com/ [Conteúdo em inglês]

ÍNDICE

A

acupressão 166
adenosina 111
alcalose respiratória 92
Aloha 37
alto desempenho 215
ancestrais 21
apneia do sono 61
ar 40
  emissões tóxicas 40
  poluição do ar 40
  qualidade do ar 40
arquétipos respiratórios 45
  respiração caçada 54
  respiração caída 50
  respiração congelada 52
  respiração controlada 55
  respiração natural 56
  respiração pelo peito 46
  respiração perfeita 56
  respiração reversa 48
asma 60
ATP 17, 251
autoconfiança 214

B

baixo volume pulmonar 255
barriga 35
batimento cardíaco 35
Bíblia hebraica 279
Brahman 279
broncodilatador 69
brônquios 89
Buda 20

C

C55H104O6 251
caixa torácica 77
capacidade pulmonar 91
células 17
centro cardíaco 168
cérebro 70
  lado direito 70
  lado esquerdo 70
cérebro coletivo 219
cérebro primata 40
Christiaan Huygens 157
cianobactérias 89
Ciclo Nasal 69
ciclo regular de sono 110
ciclos respiratórios 52
ciclo virtuoso 215
circulação de oxigênio 67
comportamento 177
comportamento emocional 203
conexão mente-corpo 143
conexão social 201
controle 202
coração 89
crenças centrais 176, 177
criatividade 232
culpa 149
cura interior 283

D

depressão 280
desenvolvimento facial infantil 61
desenvolvimento mental 174
Deus Supremo 279

Índice / **303**

diafragma 74
digestivo 91
dimetiltriptamina 287
dióxido de carbono 88
DMT 287
doença cardíaca 60
Donna Fahri 45
Dra. Kerry Ressler 227
Dr. Konstantin Butekyo 93
Dr. Norman Rosenthal 10

E

ego 288
Emil Zápotek 255
Emoções complexas 203
emoções positivas: 279
emoções presas 157
energia 1, 16
  energia emocional vibratória 157
  energia vital 155
  qi 155
engajamento positivo consciente 103
equilíbrio simbiótico 89
eritropoetina 254
espirais emocionais 139
  espiral de emoções negativas 142
espiral negativa 202
espiritualidade 279
estabilidade 202
estado de espírito 25
estado de fluxo 215
estado emocional 1
  gatilhos 142
  reações emocionais 142
estado parassimpático. 24
estresse 20
  hormônios de estresse 21
eustresse 227
experiências negativas 19

expiração 161
expiração prolongada 101

F

física quântica 279
fita microporosa 114
fluxo 214
fluxo livre de energia 159
foco 214
Foco de Jedi 220
fôlego 91, 279
fracasso. 185
frequência corporal 156
funções executivas cerebrais 21
Fuzileiros Navais 242

G

Garganta 154
GEO 89
Gerald Weinberg 220
glicólise 245
glicose 17
glóbulos vermelhos 89
Gordura 251
Grande Evento de Oxidação 88

H

hemoglobina 89
hindu 85
hipoventilação voluntária 255
hipoventilatória 255
hipóxica 255

I

impulso simpático 230
Imunidade 261
imunológico 91

infância 183
infecções virais 69
insônia 109
insônia crônica 109
inspiração 161
integridade corporal 281
intenções 12
intercostais 228
iogues 282

J

jejum 283

K

kumbhaka 282

L

Lama Oser 221
lei da vibração 156
língua 61
longevidade 282
LSD 283
Luciano Pavarotti 240
luto 208

M

má digestão 60
Mandíbula 154
MAPA DE TENSÃO CORPORAL
153
maranasati 209
Matthieu Ricard 221
Medicina Tradicional Chinesa 155
meditação 283
Meditação Transcendental 197
medo da morte 209
memórias 19

mente 18
  consciente 18
  inconsciente 18
  subconsciente 18
metabolismo 109
Método Wim Hof 260
Mihaly Csikszentmihalyi 215
mol 278
moléculas 278
mudanças fisiológicas 261
multitarefa 220
músculo fibroso 74
músculo respiratório 74
músculos peitorais 76
músculos secundários 76
música 228

N

narina direita 225
narina esquerda 225
Narinas Alternadas 72
nariz 60
nasal 62
nervoso 91
nervo vago 104
  vaga dorsal 104
  vaga ventral 104
neuropeptídeos 143
níveis de dióxido de carbono 67
níveis menores de oxigênio 91

O

Ocidente 209
Ombros 154
ondas cerebrais 175
  ALFA 175
  BETA 175
  DELTA 175

Índice / **305**

THETA 175
Oprah Winfrey 276
órgãos digestivos 21
Otimize 30
óxido nítrico 69
oxigênio 17

P

padrões inconscientes 149
padrões respiratórios 45
pais/cuidadores 183
pânico 101
paz profunda 274
Peito e Coração 154
pensamentos repetidos 171
pericárdio 76
personalidade 26
pH equilibrado 91
Plexo solar e cinturão do medo 154
positividade tóxica 142
pressão atmosférica 278
primeira infância 174
processo criativo 232
  iluminação 232
  incubação 232
  preparação 232
  verificação 232
programação infantil 176
psicopatia 43
psiquê 203
pulmão 41
  funcionamento pulmonar 41
pulmões 89

Q

Quadris 154

R

reação de "bajulação" 181
reação de estresse 105
reação imunológica 260
Realidade Máxima 279
rede de modo padrão 284
reflexo de Moro 221
relógio biológico 109
renascimento 283
resfriados 91
resistência nasal 67
respiração 1, 17
  arquétipos respiratórios 45
  poder da respiração 1
respiração aeróbica 17
respiração anaeróbica 245
respiração bucal 60
respiração cantarolada 140
respiração com narinas
  alternadas 70
respiração da caixa 218
Respiração de Jedi 225
respiração do retângulo 265
respiração holotrópica 283
respiração infinita 172
respiração rítmica 262
retroalimentação 25
rinite crônica 39
RMP 284, 285
rotina de sono 110

S

sabedoria 203
sacos aéreos 89
samadhi 282
seios nasais 69

sensação de tempo 286
Serena Williams 214
seres sociais 286
sistema de ativação reticular 176
sistema de engajamento social 106
sistema linfático 76
sistema nervoso autônomo 18
  sistema nervoso parassimpático 20
  sistema nervoso simpático 19
SNA 19
sono 109
sonolência 112
sono profundo 287
Stanislav Grof 282
Steve Jobs 84
subconsciente 283
subestimulação 281
superestimulação 281
Sven Marquardt 65
Swami Rama 236

T

taxa cardíaca 216
tecidos moles 60
técnica de cantarolar 253
temperatura do corpo 278
terapia de,5 exposição 284
território espiritual 187
tolerância ao dióxido de carbono 91
toxina 261
transcendência 288

transtorno afetivo sazonal 195
traqueia 89
trauma 1, 165, 167
  curar o trauma 1
trauma de nascimento 186

U

Umbigo 154
Universo 274

V

Vagus 105
variabilidade de frequência
        cardíaca 86
vasodilatação 69
Vedas 85
viciados em drogas 283
vícios emocionais 149
viés de confirmação 176
viés negativo inconsciente 25
volume de ar 278

W

William Shakespeare 276
Wim Hof 261

Y

Yogananda 84

AGRADECIMENTOS

Jamais pensei que escreveria um livro ou que teria essa capacidade, então foi uma jornada de introspecção e uma verdadeira montanha-russa para mim. Este livro certamente não estaria em suas mãos sem uma tribo inteira de pessoas. Agradeço a todos meus professores, mentores, coaches, praticantes de respiração, instrutores, médicos, pesquisadores, gurus, iogues, guias, autores, amigos e torcedores que me apoiaram ao longo do caminho. Alguns estiveram intrinsecamente envolvidos, enquanto outros estiveram envolvidos, mesmo sem saber. Até mesmo você, agora, com o livro nas mãos, desempenhou seu papel — assim, muito obrigado.

Um profundo agradecimento a cada cliente que entrou pela minha porta e a todos que participaram dos meus eventos online ou presenciais. Aprendi e continuo aprendendo muito com todos vocês. Foi um prazer ajudá-los a superar seus desafios e seguir em frente com sua vida.

Saudações extraespeciais vão para:

Minha querida parceira Nova, que me acompanhou nesta jornada. Sou profundamente agradecido por seu apoio diário, seu companheirismo e por me mostrar novamente o que é o amor. Obrigado por sua paciência e por aguentar o "Stu do Livro", que às vezes esteve em uma estratosfera totalmente diferente e pior que a do "Stu do Aeroporto".

Harry Readhead — cara, não sei o que teria feito sem você. Sua energia pode ser sentida nestas páginas. Obrigado por me fazer pensar diferente, a ver o mundo sob novas perspectivas e por me inspirar a escrever. Você me ajudou além da conta ao longo desse processo e me manteve respirando calmamente o tempo todo.

Profundo agradecimento a Bev James. Obrigado por sempre estar ao meu lado, acreditando em mim e por não ter aceitado meu "Não consigo escrever um livro!" como resposta. E um agradecimento especial à brilhante equipe BJM também: Tom Wright, Morwenna Loughman, Serena Murphy e todo o pessoal, por suas opiniões, apoio e orientação. Também, a Amy Warren, que me ajudou a encontrar meu caminho ao escrever a abertura.

Obrigado à equipe de profissionais da HQ e da HarperCollins — editores Abigail Le Marquand-Brown, Laura Bayliss, Kate Fox e Mark Bolland por terem moldado o livro no que é sua forma atual. Os autores não podem ver todas as engrenagens da máquina que contribuem para que os livros cheguem às prateleiras, mas também sou muito grato a todos que fizeram sua parte nos bastidores. Obrigado por confiar em mim e por acreditar em minha visão.

Agradecimento enorme a Belle PR por seu amor e apoio e a Luxley PR por acreditar em mim e me ajudar a espalhar nossa mensagem aos quatro cantos.

Muito carinho a Harry Pearce e Protein Studios por me trazerem boas vibrações diariamente e me emprestarem seu depósito do Harry Potter para escrever o livro.

Obrigado a meu querido amigo Dr. Norm por sua mente brilhante e sua risada contagiosa, que sempre anima o ambiente. Foi seu encorajamento que me fez pesquisar mais profundamente esses incríveis ensinamentos ao longo de minha pesquisa. Sinto-me extremamente sortudo por ter seu apoio.

Grande agradecimento a David Johnson e Tom Sharp por suas mentes criativas e liderança inspiradora, e a toda a equipe da Accept and Proceed.

E, por fim, um agradecimento especial a meus pais, Neil e Joyce Sandeman. Vocês sempre acreditaram em mim, me apoiaram e me encorajaram a acreditar também. Amo vocês e o ketchup na parede.

EDITORA ALAÚDE

CONHEÇA OUTROS LIVROS

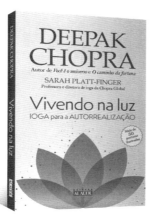

ALCANCE SEU POTENCIAL MAIS ELEVADO E UMA COMPREENSÃO MAIS PROFUNDA DE SI MESMO.

Com insights sobre inteligência social e emocional, o poder da atenção, consciência corporal, respiração, plenitude e transcendência — e com dezenas de ilustrações das posturas da ioga —, *Vivendo na luz* é um guia para você construir um futuro brilhante e esclarecedor.

Ioga

Meditação

SE FOSSE FAZER APENAS UMA COISA PARA TRANSFORMAR SUA SAÚDE, O QUE SERIA?

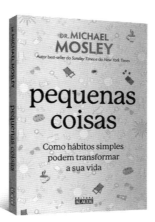

Todos queremos maneiras rápidas e fáceis de melhorar nossa saúde, mas quando se trata de dieta, condicionamento físico e bem-estar, pode ser difícil separar os fatos dos modismos. Dr. Mosley traz à luz pequenas coisas que você pode introduzir em sua rotina diária que terão um grande impacto em sua saúde mental e física.

Transformação pessoal

Vida fitness

Todas as imagens são meramente ilustrativas.

Este livro foi impresso nas oficinas gráficas da Editora Vozes Ltda.,
Rua Frei Luís, 100 – Petrópolis, RJ.